高等院校数字化融媒体特色教材

护理学专业创新人才培养系列教材

疼痛护理学

主　编　童莺歌　田素明

副主编　刘冬华　赵　云　刘敏君

　　　　陈佳佳　董明芬　李云霞

ZHEJIANG UNIVERSITY PRESS
浙江大学出版社

高等院校数字化融媒体特色教材
护理学专业创新人才培养系列教材
出 版 说 明

2016年3月公布的《中华人民共和国经济和社会发展第十三个五年规划纲要》专门用一章来系统阐述推进"健康中国"建设的重大决策部署,提出全面深化医药卫生体制改革、健全全民医疗保障体系、提升基层医疗卫生服务能力、加强重大疾病预防和基本公共卫生服务、加强妇幼卫生保健及生育服务、完善医疗服务体系等,这就需要一大批高素质、创新型、能力强、知识结构立体化、能胜任各种医疗卫生保健任务、在各类各层次健康服务机构工作的护理专业人才作为支撑,对高等院校护理专业人才培养改革提出了内容广泛的研究课题。同时,也使护理学专业的学生具有广阔的就业前景。

为了满足"十三五"时期社会对高素质护理专业人才的需求,在相关部门的协助和支持下,编委会在调研各兄弟院校、各级医疗卫生机构的基础上,并充分领会教育部、国家卫生计生委相关文件精神,同时结合护理学专业教学特点、综合的知识结构、前沿的健康理念、开放的工作场景和丰富的知识体系,认识到迫切需要组织编写一套适应"健康中国"建设需要、适应医疗卫生事业发展、能够反映社会对护理专业人才培养质量要求的规划教材,将教师多年教学成果进行总结、出版,切实提高护理学的教学质量,为学生胜任一线工作夯实基础。

本系列教材的编写特色如下:

1. 指导思想。本系列教材是一套理论基础扎实,以实践能力培养为核心,以创新型护理专业人才培养所必需的知识体系为要素,吸收现代医学发展的最新成果。

2. 编写目标。以培养具有良好的敬业精神和职业道德、扎实的临床基本技能、较强的实践能力的护理专业人才为目标。

3. 能力培养。 注重建立以学生为主体、教师为主导的新型教学关系,促进学生从记忆型、模仿型向思考型、创新型转变。

4. 数字化融媒体。 知识点呈现深入浅出,表达形式活泼。利用"互联网＋"技术建设立方书教学平台,以嵌入二维码的纸质教材为载体,将教材、课堂、教学资源三者融合,实现线上线下结合的教学模式,读者只要用手机扫描"二维码",就可以随时随地学习和查阅,做到边学习、边操作,给人以形象生动、易学易懂的直观感受。

这套精心策划、认真组织编写和出版的系列教材得到了广大从事护理专业教学和研究的教师的大力支持,希望能对培养具有不断创新的能力、适应社会发展需要的复合型护理专业人才做出应有的贡献。

《护理学专业创新人才培养系列教材》编委会

序 一

It is a great privilege and honor to write the forward for Pain Management Nursing. Nursing by definition is a caring and compassionate profession. Inherent in that care and compassion is the obligation of every nurse to reduce pain and suffering. The editors have worked diligently to bring together scientific evidence and best nursing practice to guide and support all nurses.

为本书作序,我感到莫大荣幸。护理是一项照护、关爱他人的职业,其职业内涵规定了缓解患者的疼痛是每位护士的基本职责。本书的编写团队勤勉工作,向读者们呈现了疼痛护理领域的循证及最佳实践信息。本书的出版,将为疼痛护理实践提供指导,为临床护士提供支持。

The field of pain management is dynamic and growing with new knowledge. The editors and authors have put together a single source of useful and important information on the physiology, assessment, and management of pain. Chapters address pain in special populations, acute pain, chronic pain, and cancer pain. Updated information on assessing pain and opioid induced sedation and pain's impact on patients' emotional health and ability to perform basic daily activities is covered. Pharmacological and nonpharmacological interventions for treating pain are presented. As in all areas of nursing we continuously strive to improve the quality care we provide to patients experiencing pain. There is a chapter on quality improvement specific to pain management. The editors also included information on programs from outside of China that have had significant impact on pain management nursing. In the not too distant future, hospitals throughout China may have Pain Resource Nurse Programs and Advanced Practice Nurses, and I have witnessed the importance and value of both these for improving pain care. A comprehensive book such as this involves an incredible amount of work to ensure the material is accurate, up to date, and applicable at the point of care.

疼痛管理是一门充满活力的学科,并随着新知识的产生不断成长。本书的编写团队已经将解剖、评估和管理方面实用性强且十分重要的信息整合在一起。内容涵盖了特殊人群及急、慢性和癌症疼痛的管理,涉及了疼痛评估、阿片类药物引发的镇静反应、疼痛对患者心理健康及日常活动能力影响等,介绍了疼痛的药物和非药物干预措施。此外,和其他护理领域一样,疼痛护理也需要持续开展质量改进工作,因而本书专门设有一章阐述疼痛管理的质量改进。再者,本书还介绍了对中国疼痛护理产生较大影响的国外项目信息;我已经见证了疼痛资源护士项目及高级实践护士角色对提高疼痛管理质量的重要作用;相信在不久的将来，越来越多的中国医院会开展这些项目。总之，本书涉及面广，上述知识点都有详尽的阐述。编写团队为之付出了大量心血，以确保本书内容的准确性、新颖性及实用性。

I want to thank the editors and authors for their unwavering commitment to provide this invaluable resource for the nurses of China. This book is a critical tool and resource for nurses dedicated to improving the lives of people affected by pain.

在此，我向本书的编写团队表达我的谢意。他们通过不懈努力，为中国护士提供了宝贵的学习资源。对于有志于从事疼痛护理，希望通过护理改善疼痛人群生活质量的护士而言，本书是重要的工具及学习资源。

Helen N. Turner, DNP, APRN, PCNS-BC, AP-PMN, FAAN
Past President of the American Society for Pain Management Nursing
Clinical Nurse Specialist, Assistant Professor
Pediatric Pain Management Center, Anesthesiology & Peri-Operative Medicine
Doernbecher Children's Hospital/Oregon Health & Science University School of Nursing

序 二

　　人类力争免于疼痛伤害的历史与人类发展史一样悠久,但是将疼痛作为疾病,设立专科门诊,开展诊疗仅有 70 余年时间。1973 年,国际疼痛研究学会(International Association for the Study of Pain,IASP)成立,标志着疼痛医学已成为临床医学的一个新领域。1989年,中华疼痛研究会(Chinese Association for the Study of Pain, CASP)成立,极大地促进了疼痛医学在中国的发展。2007 年,卫生部 227 号文件规定:在《医疗机构诊疗科目名录》(卫医发〔1994〕第 27 号文附件 1)中增加一级诊疗科目"疼痛科",代码"27"。2011 年,卫生部要求在各级医疗机构开展规范化癌痛治疗示范病房创建活动。在强有力的政策支持下,经过广大疼痛医学专业人员的不懈努力,我国疼痛医学的基础研究和临床诊疗均有了突飞猛进的发展。

　　疼痛是患者就诊的最常见原因,亦是患者最常见的主诉。近年来,随着"免于疼痛是基本人权""疼痛是第五生命体征"以及"慢性疼痛是一种疾病"等理念的日益普及,创建"无痛医院"和提供"舒适化医疗服务"已成为各级医疗机构的努力方向。疼痛管理涉及临床多个学科,护理是多学科疼痛管理团队的重要成员,其工作内容包括疼痛评估、病情监测、疼痛治疗医嘱的执行、疗效评价以及患者和家属的健康教育等。疼痛护理工作是疼痛管理不可或缺的组成部分,没有高质量的疼痛护理,就没有高质量的疼痛管理。

　　综观国内,疼痛医学诊疗方面的专著和译著已有不少,而疼痛护理方面的书籍尚非常少见。童莺歌副教授、田素明医师及其他疼痛护理和诊疗专家在多年疼痛护理和诊疗的临床实践、教学及科研的基础上,参阅国内外疼痛护理的最新进展,精心编撰了《疼痛护理学》。本书共约 44 万字,分为 11 章,结合临床案例,系统且深入浅出地阐述了疼痛的解剖和生理、疼痛的评估、疼痛治疗的常用药物、疼痛的非药物治疗、疼痛与心理护理、急性疼痛的护理、慢性疼痛的诊疗与护理、癌症疼痛的护理、特殊人群的疼痛护理及疼痛护理质量管理等内容。本书不仅可以用作医学院校疼痛护理教学的教科书,更是广大护理工作者非常实用的临床疼痛护理工作的参考书。

　　通读本书,可以感受到编者们对疼痛护理学科的热爱,以及他们为此付出的巨大努力。本书是疼痛护理学方面不可多得的一本好书,它的出版和发行一定会极大地促进我国疼痛护理临床、教学及科研工作的进一步提升。

刘延青

liu yan qing

中华医学会疼痛学分会主任委员

序 三

It is with great pleasure that I introduce this valuable resource for Health Professionals written by Associate Professors Yingge Tong and Suming Tian. They have brought great experience of contemporary Pain Medicine practice gained through over a decade of close collaboration and educational exchange with Australian Pain Medicine colleagues, both in China and in Australia.

我感到很荣幸能向各位医务工作者介绍这本由童莺歌副教授和田素明医师主编的高品质专业书籍。他们两位在过去的十年间与澳大利亚的疼痛医学同道们有着紧密的合作及交流,他们无论在澳大利亚还是中国的当代疼痛医学领域,都称得上实践经验丰富。

The practice of Pain Medicine has flourished over the last decade. The advent of many new medications have revolutionized pain pharmacotherapy as well as reducing previously heavy reliance on opioids. Pain pharmacotherapy has also assumed a new role in juxtaposition to non pharmacological therapies with the result that patients are now more successfully managed with a biopsychosocial approach. Staff caring for hospital inpatients and outpatients are better able to enquire about pain intensity and interpret how function, sleep, mood and personal relationships can influence pain. In addition to this, health professionals from multiple disciplines are better able to assess pain and collaborate to provide more focused multidisciplinary assessments that form the basis for better pain management.

疼痛医学在过去的十年间得到了快速发展。许多新药的问世颠覆了疼痛的药物治疗方法,同时也降低了以往疼痛治疗过程中对阿片类药物的高度依赖性。当前,在疼痛的治疗中,非药物干预被提到了与药物干预同等重要的位置,生物、心理、社会干预方法在患者中也得到了更成功的应用。门诊及住院患者的照护者能更恰当地评估患者的疼痛强度,并更透彻地理解患者的功能状况、睡眠、情绪及人际关系对疼痛的影响。此外,多学科合作不仅有助于更好地评估患者的疼痛,而且有助于提供以多学科疼痛评估为基础的更好的疼痛管理。

Yingge Tong and Suming Tian's book has reflected all of these important advances in the assessment and management of patients affected by pain with the result that health professionals in China are now able to access up to date information. The 11 chapters cover anatomy, physiology, evaluation, pharmacotherapy, nonpharmacologic therapy as relates to nursing, as well as pain in the postoperative period, cancer and cancer related chronic setting.

由童莺歌和田素明主编的本书已囊括了疼痛评估和治疗领域的所有上述重要进展。阅读此书,有助于中国的医务人员获得最新的信息。本书共有 11 章,包括了与疼痛护理相关的解剖、生理、评估、药物治疗、非药物干预知识,以及术后疼痛、癌症和非癌症慢性疼痛的护理。

It is exciting to contemplate the impact that this modern resource will have for the practice of Pain Medicine in China, disseminating the wealth of experience of these dynamic Authors.

本书是中国疼痛护理实践的最新资源;通过本书,编写团队将与读者们分享他们在疼痛管理方面的丰富经验。考虑到本书将带给中国疼痛护理的积极影响,令人备受鼓舞。

Alex Konstantatos

Specialist Anaesthetist
Head of Pain Services
Alfred Hospital, Melbourne

Visiting Professor
University of Zhejiang
School of Medicine

Senior Lecturer
Monash University
School of Medicine, Nursing and Health Sciences

前　言

　　记得十年前,也就是在 2007 年 10 月,当医院任命我为"疼痛管理高级临床专科护士"时,我所做的第一件事情就是跑遍杭城的图书馆及各大书店(那时网购还不太便捷),寻找疼痛护理专业书籍。结果喜忧参半,我抱回了一摞疼痛医学专业书籍,却没有找到一本与疼痛护理相关的书。我只能借助阅读国外文献,打开通往专业之路的第一扇窗。至今我还能清晰地回忆起当年从 PubMed 上疯狂下载数百篇文献并如饥似渴地阅读它们的情景。那些年,由于现实工作的迫切需求,建立、编撰、完善护士疼痛知识培训资料及医院疼痛管理规章制度,是我必须面对的一个挑战。由于缺乏合适的参考用书,我们只能依据网络资料及散落于疼痛医学书籍中零星的疼痛护理内容,"拙妇"硬为"无米之炊"。2009 年和 2010 年,适逢去澳大利亚和美国之机,购回一叠好书。虽因此致行李超重,却甘之如饴,内心充满了得到好书的欣喜。2012 年 9 月,我转至杭州师范大学医学院任教,在疼痛护理临床实践的基础上,进一步拓展教学和科研思路。职业的变迁,令我对疼痛护理的热爱越发为甚。不过,内心却从未敢滋生出编书的念想。

　　真正萌生编书构想是在 3 年之前,和圈内人小聚,大家感慨国内适用的参考用书太少。感同身受之余,忽觉对专业的热爱应落实在促进优质疼痛护理的实践上。遂与一帮同道一拍即合,定下编书之约。3 年来,编书"工程"之浩大,任务之艰巨,远超最初的想象,其间书稿几近夭折,所幸一帮"痴人"凭着对专业的热爱,最终坚持了下来。

　　本书编写的指导思想为:体现疼痛护理学科特点,并秉承教材编写的"科学性、先进性、开放性、研究性、实践性"。在章节的设置上,本书突出了疼痛护理学科知识体系。第二至第六章涵盖了疼痛的解剖和生理基础、疼痛评估、镇痛药物、非药物治疗、疼痛与心理等通用基础知识;在此基础上,根据临床疼痛护理的情境,编写急性、慢性、癌症疼痛护理,特殊人群的疼痛护理及疼痛管理质量(第七、八、九、十、十一章)5 章。本书的另一特色为书中融入了编写团队多年的临床研究成果,如活动性疼痛评估、镇静反应程度评估、疼痛资源护士项目、疼痛管理质量评价等。此外,本书还引入了国外疼痛管理的最新理念和进展,如国外疼痛管理质量评审标准、疼痛护理专业的发展等。

　　本书主要为三类读者而写:第一类读者为广大的临床护理同仁。疼痛是门诊及住院患者最常见的不适症状,希望本书能成为广大护理工作者非常实用的参考用书。第二类读者为医学院校护理学专业学生。希望护生们通过系统地学习本书,初步具备疼痛护理的基础知识和技能。第三类读者为有志于从事疼痛护理教学的临床护士及护理专业教师。本书提供了 39 个微课教学视频,希望能成为疼痛护理教学人员有益的教学用书。

本书的编写,得到了长期从事疼痛诊疗工作的田素明医师及全体编写人员的辛勤付出及通力合作。《疼痛护理学》的出版,归功于全体编委。

此外,我们很荣幸地邀请到了中华医学会疼痛学分会主任委员刘延青教授、美国疼痛护理学会前任主席 Turner 教授和澳大利亚 Alfred 医院疼痛中心主任 Dr. Konstantatos 为本书作序。在此,向他们致以诚挚的谢意。

本书的编写得到了广大同仁的帮助和支持,浙江大学出版社的编辑也为此书的出版付出了辛勤的劳动,在此谨致以真诚的感谢。

由于自身专业能力和学术水平有限,书中难免有错误和疏漏之处,恳请广大读者谅解并惠予指正。

童莺歌

2017 年 10 月

目录 CONTENTS

第一章 绪 论

【学习目标】
1. 掌握疼痛的概念。
2. 掌握护士在疼痛管理中的角色和职责。
3. 掌握疼痛护理学的学习方法。
4. 熟悉疼痛护理学的发展历史。
5. 了解疼痛医学的发展历史。

国际疼痛研究学会(International Association for the Study of Pain，IASP)指出：疼痛是一种与组织损伤或潜在组织损伤相关的感觉、情感、认知和社会维度的痛苦体验。疼痛既是机体对周围环境的保护及防御性反应方式，又常是许多疾病的伴随症状。疼痛如果不能得到及时有效的处理，将会从身体、心理等多个方面影响患者的健康和疾病康复，导致其功能受限、生活质量降低、情绪低落，甚至产生心理问题，增加并发症和医疗成本。进入 21 世纪以来，对疼痛的治疗和护理已成为临床医疗服务的一项基本内容。接受疼痛的评估与治疗是患者的基本人权，医务人员必须予以尊重和重视。

本章将从疼痛医学的发展、疼痛护理学科的发展、护士在疼痛管理中的作用及疼痛护理学的学习方法四个部分进行阐述。

(童莺歌)

第一节 疼痛医学的发展

在人类发展的历史长河中，疼痛始终伴随着人们的生命活动，是一种人人都有过的感觉和体验，是最早被重视和探索的医学问题之一。

一、人类早期对疼痛的认知和实践

古代人类认为疼痛是触怒上帝神灵后所受到的惩罚(希腊)，是神的魔法所致(埃及)，是对人们各种欲望的磨难(佛教)等。当时，由于受到宗教和迷信的影响，人们求助于神灵、巫医或传教士，通过符咒或诵经等驱魔手段治病消痛。与此同时，人们在生活劳动实践中发现，在伤口上涂抹某些植物或服用某些草药可以止痛。在古代埃及、印度和中国，人们用大麻、曼陀罗草根或罂粟碱等止痛；秘鲁的土著居民用古卡叶汁涂于伤口止痛。除了应用药物，人们还发现抚摸、揉搓、压迫局部，冷冻或温热局部可以止痛。在西欧，人们还采用放血、

1

压迫肢体神经干等方法使某一部位失去知觉而止痛。随着对疼痛认识的逐步深入，在我国，著名医学家扁鹊提出了应用砭石、针灸、熨贴与按摩等方法进行疼痛治疗。古希腊希波克拉底认为脑是思想的中枢，也可能是感觉的中枢，并提出因4种体液（血液、黏液、胆汁和黑胆汁）的增减而产生疼痛的观点。我国《黄帝内经·素问》中提出阴阳失衡而产生疾病和疼痛的说法。《黄帝内经》中的论痛篇、风论篇、痹论篇等篇目都有涉及治疗疼痛的理论和方法，并沿用至今。罗马的盖伦通过对感觉的生理研究确定了中枢和周围神经的重要功能。三国时期的神医华佗发明了世界上最早的全身麻醉药物"麻沸散"，据《后汉书·华佗传》记载："以酒服麻沸散，刳破腹背，既醉无所觉，因刳破腹背，抽割积聚（肿块）。"

二、近代对疼痛医学的探索

随着解剖生理学研究的不断深入，Johannes Muller 于 1826 年提出了外周感觉器官感受刺激并将痛觉传导到中枢的理论，为疼痛的专一理论和集中理论奠定了基础。1858 年，Schiff 提出了专一理论，认为疼痛和触觉通过不同的传导途径独立传导。1874 年，Erd 提出了集中理论，认为任何刺激只要达到足够的强度都会引起疼痛；此时，疼痛的治疗也有了一定的进步，人们从安第斯山人经常咀嚼的古柯树叶中提取出了可卡因，此即最早的局麻药。1846 年，William T G Morton 在美国麻省总医院首次公开演示用乙醚进行全身麻醉。1884 年，Hall 首次将可卡因用作口腔手术的麻醉药。1885 年，Corning 将可卡因注入狗的蛛网膜下腔，从而开启了椎管内区域神经阻滞用于镇痛的先河。1905 年，普鲁卡因首次被合成，此后，用于镇痛的各种局麻药和全身性麻醉剂被陆续发现，并得到迅速推广。1928 年，Wohler 合成并使用水杨酸制剂。

三、现代疼痛医学的发展

（一）20 世纪疼痛医学的快速发展

1930 年，法国外科医生 Leriche 首次提出慢性疼痛是一种疾病，并发现了灼热痛及反射性交感神经萎缩症。1943 年，Livingston 根据某些特异神经机制试图解释疼痛的累加现象。1955 年，Weddell 和 Sinchlair 在 Nafe 理论的基础上进一步提出了模型理论，他们认为所有的神经末梢都是相似的，只是支配毛囊的神经细胞不同，痛觉是由非特异性感受器接受刺激而产生的一种感觉。1965 年，由 Melzack 和 Wall 提出的疼痛"闸门"理论，开创了疼痛医学发展的新时期，该理论几经修订，至今被广泛应用于临床。19 世纪 60 年代末，与慢性疼痛相关的研究逐渐增多，Merskey 和 Spear 的研究表明，神经症患者（尤其是歇斯底里症患者）的疼痛发生率高，而反应性抑郁和其他精神疾病患者的疼痛发生率较低。Merskey 和 Spear 以及后来的 Sternbach 提出重要观点——精神性疼痛与那些由躯体疾病所致的疼痛一样真实。精神病学家和心理学家的研究使人们认识到个性、文化、认知、心理、情感、动机、环境等因素对疼痛和疼痛行为的影响，并极大地促进了疼痛医学的发展。

随着现代医药学的发展，麻醉药物被广泛应用于止痛。Woodbridge、Ruth、Mandie、Rovenstine 及其他麻醉学者在控制疼痛中推广了诊断性及治疗性神经阻滞技术。1936 年，美国麻醉学教授 Rovenstine EA 在纽约大学 Belevue 医学中心创办了专门诊断及治疗疼痛的诊疗机构"Pain Clinic"，并在此后联合其他学科医师建立了多学科的疼痛治疗中心。随后世界各国都相继设立了疼痛门诊，开展疼痛治疗和教学科研工作，疼痛医学逐渐走上了专业化发展道路。近几十年来,随着社会伦理学和医学伦理学的发展,有关疼痛的基础和临床研究不断深入,新型镇痛药物被不断开发与研制,影像学和微创介入技术不断发展,一门专门研究疼痛的病因、机制、特征、诊断、治疗的新兴学科——疼痛医学——蓬勃发展起来。自 20世纪 90 年代以来,疼痛治疗工作逐渐得到普及。据美国疼痛学会(American Pain Society,APS)1991 年的调查可知,全美共有 299 所疼痛治疗机构,41 所多学科疼痛治疗中心;至1992 年,日本 82 所大学医学院的附属医院只有 3 所未设立疼痛治疗门诊。

为促进疼痛医学的信息交流和学术研究,1975 年,第一届 IASP 年会在意大利佛罗伦萨召开,IASP 把多个学科的医护人员联合起来,向疼痛发起"进攻"。IASP 并于该年创刊出版了 *Pain* 杂志。此后,IASP 每两年组织召开一次会议。1984 年,在荷兰鹿特丹召开了第一届国际疼痛治疗会议,出版了 *Pain Clinic* 杂志。同年,在日内瓦由世界卫生组织(WorldHealth Organization,WHO)召开了癌症疼痛综合治疗会议,在此期间及以后,大多数国家成立了疼痛学会并召开学术会议。在我国,1989 年召开了第一届东西方疼痛会议,成立了中华疼痛研究会(Chinese Association for the Study of Pain, CASP),1992 年正式更名为中华医学会疼痛学分会。1995 年,CASP 创刊了《中国疼痛医学杂志》,对我国疼痛医学医疗和科研质量的提高起到了促进作用。

(二)21 世纪疼痛医学的腾飞

21 世纪以来,脑功能核磁共振成像、正电子发射计算机断层扫描(PET-CT)、计算机辅助的神经电生理检查和中枢神经网络理论的发展,使得疼痛诊断从主要依靠患者主诉、询问病史和体格检查的经验模式转变为根据客观、数量化的检查结果进行客观、精准诊断的精准模式;射频神经调制和外周神经、脊髓和脑神经电刺激正逐渐成为神经病理性疼痛治疗的主流技术;射频(含等离子射频)、激光、臭氧、胶原酶、经皮椎体成形术和经皮椎间孔镜技术被广泛应用于脊柱和椎间盘相关疾病的诊治,使得相关疾病的治疗有了巨大的跨越式发展。2001 年,WHO 将慢性疼痛(持续超过 3 个月的疼痛)定义为一种疾病。2001 年,在亚太地区疼痛论坛上,提出了"消除疼痛是患者的基本权利"。2004 年,IASP 将每年的 10 月 11 日定为"世界镇痛日",CASP 将镇痛日所在的一周定为"中国镇痛周"。2004 年 10 月,中华医学会编著的《临床技术操作规范疼痛学分册》出版发行,为疼痛治疗规范化操作提供了依据。2007 年 1 月,中华医学会编著的《临床诊疗指南疼痛学分册》出版发行,为疼痛诊疗提供了规范依据;同年,我国卫生部发文建议二级以上医疗机构开展疼痛诊疗服务。2008 年,我国开始进行疼痛医师资格考试。2011 年,卫生部出台《三级综合医院评审标准实施细则》并在全国开展"癌痛规范化治疗示范病房"创建活动。

(田素明、王秀清)

第二节　疼痛护理学科的发展

一、国外疼痛护理学科的发展

20 世纪中后叶,随着疼痛医学的发展,疼痛护理学在国外也日益受到重视。美国在疼痛护理学科的创建和发展上走在世界前列,通过创建专业学术组织、实施疼痛资源护士(Pain Resource Nurse,PRN)项目、开展疼痛护理能力的认证及高级疼痛护理实践的认可等途径,促进了疼痛护理学科的发展。本部分将重点介绍美国疼痛护理学科的发展。

(一)专业学术组织的创建与工作开展

1974 年 IASP 成立,1977 年 APS 成立,但这些都是基于医生的学术组织。直到 1987 年,美国的疼痛护理先驱者才开始参与到疼痛学科书籍的编辑中,如《疼痛护理临床实践标准》和《老年患者疼痛管理临床指南》,为专业学术组织的建立播下了种子。至 1990 年,7 名注册护士一起创建了美国疼痛护理学会(American Society for Pain Management Nurses,ASPMN),并致力于开展护士培训、患者宣教、工作网络构建以及应用护理专业的科学证据、理论框架指导疼痛护理实践。

ASPMN 是疼痛护理领域公认的专家型学术组织,它发布立场声明(Position Statements)及临床指南,与其他专业组织协作,参与完善与疼痛相关的法规,并提供疼痛护理的教学和培训。2002 年,ASPMN 出版了《疼痛护理核心课程》(*Core Curriculum for Pain Management Nursing*),作为美国护士疼痛护理教学的经典教材,第三版已于 2017 年发行。2005 年,ASPMN 及美国护士学会(American Nurses Association,ANA)一起出版了《疼痛护理:实践范围和标准》(*Pain Management Nursing:Scope and Standards of Practice*),以指导临床护士的疼痛护理实践,最新版已于 2016 年发行。

(二)PRN 项目的实施

PRN 项目最早由美国希望之城国家医疗中心于 1992 年开始实施。PRN 指由床边护士兼任,在与其他医务人员、患者及家属的交流及传播信息的过程中,通过倡导优质疼痛护理、培训、宣教等行为,促进培养优质疼痛管理的护士。通常一个护理单元选拔 1 名床边护士兼任 PRN。PRN 项目包括 40 课时的理论和实践课程,以提高 PRN 的理论和实践水平;此外,PRN 项目还通过颁发培训证书、制定特殊身份牌、定期月会、RPN 主席定期疼痛查房和提供支持、专业资料发放、行政持续支持、PRN 间互相支持和建立工作网络等途径帮助 PRN 实现新的角色功能。调查发现,实施 PRN 项目后,不仅 PRN 的疼痛管理知识和态度得到了提高,床边护士和患者接受疼痛知识教育的时间也增加了,PRN 项目还赋能(Empower)于床边护士,使其对疼痛护理更具有责任心。此后,希望之城的 PRN 项目在全美得到了推广,多项研究证实了它的有效性。

研究者还追踪了从 2002 年开始实施的 PRN 项目的远期效果,发现 PRN 是促进医院疼痛管理质量提高的催化剂,她们通过将所学知识传授于同事,将循证护理信息常规化、广泛应用于临床实践,成为多学科疼痛管理小组的成员,倡导患者利益等途径,在倡导优质疼痛管理中发挥了关键作用。PRN 项目或类似模式已被美国之外(如加拿大、韩国)的医疗机构采纳,有效促进了医院疼痛管理质量的提高。

(三)美国疼痛护理的专业认证

2005 年,美国护士认证中心(American Nurses Credentialing Center,ANCC)开始在疼痛护理领域对护士的能力进行认证(Pain Management Certification)。注册护士在参与认证考试之前,必须完成规定的疼痛护理继续教育项目或参与 PRN 培训班学习。ANCC 疼痛管理认证考试(Pain Management Certification Exam)采取机考形式,题型为选择题,内容包括疼痛基本概念、治疗(药物和非药物干预)、评估、患者宣教,参考书目为《疼痛护理核心课程》。至今已有超过 1850 名注册护士通过了疼痛管理的认证考试。

此外,美国的医疗机构设有疼痛管理高级实践护士(Pain Management Advanced Practice Nurse)。她们须具有研究生学历(硕士或博士),聚焦于某个人群,如成人、儿童、妇女的疼痛管理,并具有执业资格证书(Certification of Competency to Practice)。如执业护士(Nurse Practitioner,NP)须具有由国家执业护士基地(National Organization of Nurse Practitioner Foundation,NONPF)颁发的执业资格证书,临床护理专家(Clinical Nurse Specialist,CNS)须具有由 ANCC 或美国护理学院协会(American Association of Colleges of Nursing,AACN)颁发的执业资格证书。疼痛管理高级实践护士的临床实践聚焦于疼痛管理,通过非侵入性(如药物和非药物治疗)或侵入性治疗方法(如硬膜外穿刺和神经阻滞)控制患者的疼痛。疼痛管理高级实践护士注重以多学科合作(与医师、物理治疗师和心理治疗师等其他学科专业人员一起合作)的方式开展疼痛管理。

在疼痛管理高级实践护士的基础上,2014 年 ASPMN 开展了同行评议的"高级护理公文包"项目(Advanced Practice Nurse Portfolio Program)。它是对高级实践疼痛管理护士(Advanced Practice-Pain Management Nurse,AP-PMN)的认可项目,而非认证项目,其目的是促进高级疼痛护理的卓越实践,鼓励持续的专业发展。候选人须具有研究生学历,通过 ANCC 的疼痛管理认证考试,且具有开展提升疼痛高级护理实践艺术和科学的专业活动能力,如参加疼痛管理高级实践的继续教育学习,参与或发起疼痛管理相关项目(如建立疼痛管理服务组织),开展疼痛护理的科研和教学等。目前,全美仅十余人通过了 ASPMN 的"高级护理公文包"项目,被认可为 AP-PMN。

二、我国疼痛护理学科的发展

(一)我国疼痛护理培训和教学的发展

我国疼痛护理学科从 20 世纪 90 年代中后期开始发展,早期主要关注疼痛错误理念的纠正和新理念的传播,例如,原来多数医务人员都认同"止痛药物尽量不用""有痛尽量熬"等错误观点,现国际医院联合委员会(Joint Commission International,JCI)倡导的疼痛管理理念已深入人心。

从 21 世纪初开始,疼痛护理继续教育培训班(继教班)逐渐在全国多地得到开展。北京、上海、杭州、成都、广州、贵阳、南京等地都已主办了国家级或省级的疼痛护理继教班。各地继教班的培训目标不尽相同,有的旨在疼痛管理理念的更新和疼痛护理知识新进展的普及,有的注重某个专科领域疼痛护理技能的培养,还有的注重疼痛护理临床带教技能的提高等。培训包括 2~3d 的授课,主要为讲座和专题讨论形式的面授课程。培训内容涉及疼痛基础理论、护士在疼痛管理中的作用、患者宣教、疼痛治疗、术后疼痛护理、癌症疼痛管理、姑息治疗中的疼痛控制、疼痛护理质量管理和疼痛护理科研等。培训的考核方式多样化,既有采取培训主办方自行设计的问卷进行调查,也有采用 Betty Ferrell 及 Margo McCaffery 编制、童莺歌翻译的"疼痛管理知识和态度的调查"(Knowledge and Attitudes Survey Regarding Pain,KASRP)问卷进行考核。培训课程结束后,由主办医院或学术机构向学员发放学分证书。调查显示,这种短期的理论知识学习与临床技能实践相结合的培训形式受到了学员的欢迎。

除了继教班,我国的一些护理院校也先后开设了疼痛护理学课程,如第二军医大学及杭州师范大学医学院开设了"疼痛护理学"课程,福建医科大学开设了针对包括护理在内的多个医学专业学生参与的跨学科疼痛管理课程。

(二)我国疼痛护理临床实践和科研的发展

虽然我国疼痛护理学科的发展起步较晚,但从 2011 年起,卫生部出台的《三级综合医院评审标准实施细则》将"疼痛治疗管理与持续改进"列入评审内容;同年,卫生部在全国开展"癌痛规范化治疗示范病房"创建活动,初步构建出癌性疼痛管理的评审标准。上述 2 项举措有力地推动了疼痛护理实践的规范化开展,促进医院在疼痛护理规章制度的建立、镇痛泵及纳洛酮等仪器设备和药品的配置、宣教栏及宣教手册等宣教资料的设计和发放等方面得到完善,在疼痛评估、治疗、患者宣教及知情同意告知、记录等实践环节得到规范。

近十年来,我国疼痛护理科研也得到了较大发展,研究主题涉及了疼痛评估、镇静反应程度评估、镇痛药物治疗的护理、非药物镇痛措施、疼痛护理记录、患者宣教、疼痛护理质量评价、疼痛护理骨干护士的组织形式、护士在职疼痛护理知识和技能的培训等。科学研究与疼痛护理的临床实践紧密结合,以课题研究解决临床疼痛护理实践问题,以研究成果指导和促进疼痛护理临床实践,有效地促进了疼痛护理学的快速发展。

（童莺歌）

第三节　护士在疼痛管理中的作用

疼痛管理是护理工作的基本内容之一,与所有的护士密切相关。循证研究表明护士在急慢性疼痛管理中发挥了关键作用,工作内容包括了疼痛评估、病情监测、疗效评价、患者及家属健康教育等。

一、护士是患者疼痛状态的主要评估者

护士每天守护在患者身边,往往最先了解患者疼痛及各种不适症状。首先,护士需应用可靠有效的疼痛评估工具,在患者的共同参与下,按照实践标准开展疼痛评估。对所有入院患者进行疼痛筛查;将疼痛评估作为系统评估的一部分,按照规定的时间间隔予以开展;同时,在患者新报告疼痛、预计疼痛发生时或当疼痛再次发生时评估疼痛。除了评估疼痛的强度外,还需评估疼痛的部位、性质、时间特点、使其加重或缓解的因素以及既往干预措施和效果。其次,对于那些失去自我报告能力的患者,护士须应用标准化的行为疼痛评估工具进行评估。此外,护士应个体化地评估患者的疼痛经历、表达疼痛的方式、文化背景及患者对疼痛进行自我管理的策略等。

二、护士是止痛措施的具体落实者

在临床工作中,护士是镇痛措施的执行者。护士遵医嘱给予患者止痛药物,并在给药后评估疗效和副反应。因而,护士须具有镇痛药物作用机制、适应证、禁忌证、副反应观察、处理及如何对患者及家属进行健康宣教的知识。

此外,护士还须具备非药物干预措施(如热敷、冷敷、分散注意力等)的知识和技能。护

士可在职权范围内运用非药物镇痛方法,减少或替代患者对止痛药物的需求。

三、护士是其他专业人员的协作者

疼痛管理是多学科协作的过程,外科医生、内科医生、麻醉科医生、疼痛科医生、护士、心理治疗师和理疗师等都是这个多学科团队的成员。护士是患者生理、心理、社会健康的看护者,在疼痛管理中与其他医务人员密切合作,为患者提供优质的服务。护士参与疼痛治疗方案的制订,通过病情观察为制订合理性、个性化的治疗方案提供可靠依据。

四、护士是疼痛患者及家属的教育者和指导者

研究表明,健康教育能对疼痛患者的健康状态、疼痛体验、认知及疼痛控制感觉产生积极影响。国外研究表明,对疼痛患者提供教育材料及进行电话随访,可帮助他们更深入地理解疼痛控制的方法,从而改善健康状况。此外,研究还表明,开展健康宣教可丰富患者的疼痛管理知识,减少其忍受疼痛的意愿及对药物副反应和成瘾的担忧。对癌症患者实施健康教育的研究表明,患者在干预后开始更多地承担起自己在疼痛管理中的责任。

护士是患者及家属健康宣教的主要实施者。通过教育和指导,让那些不愿意报告疼痛、害怕成瘾、担心副反应难以治疗的患者解除疑虑和担忧,使患者及家属主动参与疼痛管理过程,从而有效促进疼痛管理开展。

五、护士是患者权益的维护者

免除疼痛是患者的一项基本人权。护士是患者权益的维护者,需要鼓励患者主动报告疼痛,协助患者进行利弊分析,选择合适的镇痛措施;同时,护士应及时动态地监测镇痛效果和镇痛措施的安全性,使疼痛管理达到满意效果。此外,用安慰剂测试患者的疼痛是否真实存在有悖于医学伦理,护士要主动维护患者的权益。

(童莺歌、王秀清)

第四节 疼痛护理学的学习方法

疼痛护理学是一门实践性很强的学科,学习过程中应重视将疼痛护理学科的理论知识转化为临床实践能力。

一、以"以人为本"的整体护理理念为指导

人是心与身、精神与躯体的完整统一体。个体的身、心相互依存、相互影响、相互作用、相互联系和制约,不可分割。在学习疼痛护理学知识时,应领会这一基本的指导思想,并在疼痛护理实践中加以运用。

二、掌握基础理论

以课程学习大纲为指导,按照掌握、熟悉、了解三个能力层次掌握各个知识点,领悟学习

的重点和难点。系统地掌握疼痛的病理生理知识、疼痛评估、镇痛治疗的护理、患者宣教、疼痛护理质量改进等知识和技能,为患者提供最佳的护理服务。

三、理论联系实际

疼痛护理学学习的最终目标为改进及完善临床疼痛护理实践,只有把相关理论知识运用到实践中,才能指导和服务于临床。因而在教材学习的基础上,还应多进行案例分析的练习,以强化对理论知识的理解,提高理论知识的实际应用能力。

四、加强学科间的联合和协作

疼痛护理学是疼痛诊疗体系的重要组成部分,涉及多学科知识的融合、多科室的合作及多成员的协作。因此,在学习过程中要注重多学科知识的积累,加强与临床医师、心理治疗师、药剂师等不同学科专业人员的联系和合作,通过多学科团队与患者的密切配合,最终达到缓解和消除患者疼痛的目的。

五、发扬学术创新精神

疼痛护理学是一门新兴的学科,其专业化发展道路需要大家的共同努力。因此,要发扬学术民主,敢于提出新问题,研究新情况。在学习、研究和应用的过程中,要解放思想、大胆创新,从实际出发,实事求是地分析研究,概括新经验,总结出新理论,从而推动疼痛护理学科的发展。

小　结

疼痛是一种与组织损伤或潜在组织损伤相关的感觉、情感、认知和社会维度的痛苦体验。疼痛不仅是临床最常见的症状之一,更是一种疾病,从身体、精神、心理等多个方面影响患者的健康和疾病的康复。本章介绍了疼痛护理学的发展进程,指出护士在疼痛管理中的重要角色和职责,同时为学好该门课程提出了有效的学习方法。

(童莺歌、王秀清)

参考文献

[1] 赵继军.疼痛护理学[M].2版.北京:人民军医出版社,2010.

[2] 苏冬梅,范娇娥,刘广萍,等.实用疼痛护理学[M].武汉:湖北科学技术出版社,2000.

[3] 王彦军.疼痛微诊所[M].郑州:河南科学技术出版社,2014.

[4] 韩济生.疼痛学[M].北京:北京大学医学出版社,2012.

[5] 谭冠先,郑宝森,傅志俭,等.疼痛诊疗学[M].3版.北京:人民卫生出版社,2011.

[6] 童莺歌,叶志弘,章彩芳,等.运用格林模式促进疼痛资源护士职业行为发展的实践[J].中华护理杂志,2013,48(4):319-322.

[7] 童莺歌,刘敏君,叶爱芬,等.以疼痛资源护士为媒介的在职疼痛护理培训[J].中国实用护理杂志,2013,29(20):28-30.

[8] 陈易,童莺歌,郑敏华.护理学专业疼痛课程教学的研究进展[J].中华护理教育,2016,13(9):706-708.

[9] 刘俐,李芸,谢徐萍.疼痛科护理手册[M].北京:科学出版社,2015.

[10] 张元菊,赵继军,高丹凤,等.疼痛护理教育的发展研究[J].护理研究,2010,24(4):852-854.

[11] 李玉乐,吴欣娟,谢瑶洁,等.国内外疼痛的管理现状[J].护理管理杂志,2008,8(4):20-22.

[12] 成燕,童莺歌,刘敏君,等.术后活动性疼痛护理评估对疼痛管理质量的影响[J].中华护理杂志,2015,50(8):924-928.

[13] 童莺歌,成燕,郑红葵,等.四等级功能活动评分法的信效度和应用效果研究[J].护士进修杂志,2016,30(11):968-971.

[14] 童莺歌,成燕,刘冬华,等.术后疼痛护理评分与患者静息性及活动性疼痛自评结果的比较[J].护理学杂志,2015,30(6):15-18.

[15] 童莺歌,叶志弘,田素明,等.镇静反应程度评估法在患者自控镇痛疗法呼吸抑制监测中的应用[J].中华护理杂志,2010,45(11):969-971.

[16] 童莺歌,刘敏君,刘冬华,等.5所三级医院术后疼痛管理质量评价分析[J].中华医院管理杂志,2013,29(1):24-28.

[17] 童莺歌,叶志弘,章彩芳,等.运用格林模式促进疼痛资源护士职业行为发展的实践[J].中华护理杂志,2013,48(4):324-327.

[18] 陈佳佳,童莺歌,刘冬华.国内外5项疼痛管理质量评审标准的比较[J].护理学杂志,2016,31(11):56-60.

[19] Tong Y G, Konstantatos A H, Cai F Z, et al. A cross-sectional exploratory survey of knowledge, attitudes and daily self-reported pain assessment practice among nurses in Mainland China[J]. Pain Med,2013,14:1468-1476.

[20] 陈易,童莺歌,黄卫金.疼痛管理知识和态度调查问卷在我国的应用现状[J].护理研究,2017,31(13):1548-1552.

【练习题】

1.简述疼痛的概念。

2.简述护士在疼痛管理中的角色和职责。

第二章　疼痛的解剖和生理

【学习目标】

理论要点

1. 掌握疼痛的外周和中枢解剖的基本常识。

2. 掌握疼痛的外周和中枢传导及调制原理。

3. 了解"闸门"学说的基本机制和临床意义。

技能要点

1. 掌握疼痛分类的原则和常见的疼痛分类。

2. 了解常见的参与疼痛信号传导和调制的神经递质种类和主要作用。

【案例导入 2-1】

王某,女,76岁,左侧额面部突发成簇红色丘疹 1d,2d 后转为珍珠样疱疹,伴剧烈阵发性烧灼样刺痛,NRS 8～9 分。前往皮肤科就诊,诊断为急性带状疱疹,给予抗病毒、营养神经和局部外用药治疗,同时口服复方对乙酰氨基酚片(Ⅱ)(散利痛)止痛。因疼痛无缓解,给予曲马多缓释片 100mg,q12h,po,NRS 降至 5～6 分。2 周后,左额面部皮损愈合,疼痛仍维持 NRS 5～6 分。患者出院后继续口服塞来昔布和曲马多止痛,给予甲钴胺和维生素 B$_1$ 等营养神经治疗。1 月后疼痛逐渐加重,NRS 8～9 分,除了阵发性烧灼样刺痛外,还出现额面部麻木,阵发性痉挛样感觉和撕裂样疼痛。患者主诉,风吹到额面部都会诱发剧痛。针对该病例,作为一名护士,应该如何解释患者疼痛的变化趋势? 患者疼痛的演变过程意味着什么? 患者目前的疼痛诊断是什么?

第一节　疼痛的解剖

一、伤害性感受器和传入纤维

(一)背根节(Dorsal Root Ganglion, DRG)神经元

DRG 细胞是感觉传入的第一级神经元,胞体发出单个轴突在节内延伸一段长度后分为两支:一支为周围神经轴突,伸向外周组织,接受感觉信息,另一支为中枢轴突,将外周传入

的刺激信息送至脊髓背角,完成初级感觉信息的传递。

DRG 细胞依直径的大小分为三类,小细胞主要发出无髓鞘的 C 类轴突纤维,中等直径细胞发出有髓鞘的 Aδ 轴突纤维,大细胞主要发出有髓鞘的 Aβ 轴突纤维。以上三类细胞分别简称为 C、Aδ 和 Aβ 神经元。在生理状态下,将伤害性刺激转换成神经冲动的 Aδ 和 C 纤维的游离末梢被称为"伤害性感受器",它们在形态学上是游离神经末梢,广泛分布在皮肤、肌肉、关节和内脏器官,行使报警的功能,使机体避开伤害性刺激,防止组织受伤。在生理状态下有相当数量的 C 纤维对常规的伤害性刺激不产生反应,但在组织存在炎症时,可产生强烈的持续性反应。

(二)传入纤维

外周神经传入纤维可分为 4 类,Ⅰ类(Aα)是肌肉传入神经,直径为 $12\sim20\mu m$;Ⅱ类(Aβ)主要是皮肤传入神经,直径为 $6\sim12\mu m$;Ⅲ类(Aδ,直径 $2.5\mu m$)和Ⅳ类(C,直径为 $0.3\sim3\mu m$)在肌肉和皮肤中均有分布。在生理条件下,Ⅲ类(Aδ)和Ⅳ类(C)传入纤维传导外周组织的痛觉信息。

二、痛觉传导通路

痛觉传递系统包括三个主要成分:外周伤害性感受器至脊髓的外周传入系统、脊髓到脑干和丘脑的脊丘束以及丘脑至大脑皮层的传导系统。

伤害性感受器传入冲动在脊髓背角神经元初步整合后,由脊髓白质的腹外侧索(VLF)、背外侧索(DLF)和背柱(DC)传递到丘脑进行整合,最后到大脑皮层产生痛觉。在 VLF、DLF 和 DC 中,至少存在下述 8 个传递伤害性信息的神经束。

(一)脊髓丘脑束(脊丘束,STT)

脊髓背角痛觉神经元的轴突在脊髓同一节段交叉至对侧,终止于丘脑。脊髓丘脑束简称脊丘束,可分为新脊丘束和旧脊丘束。新脊丘束将疼痛中的痛觉情感成分传入到丘脑的特异核团(腹后外侧核、腹后内侧核及丘脑后核群);旧脊丘束将疼痛中的痛觉情感成分传入到丘脑的髓板内核群。脊丘束由背角非伤害性感受、特异伤害性感受和非特异伤害性感受三类神经元的轴突组成,主要经对侧腹外侧束投射到丘脑腹后外侧核(VPL)、丘脑腹后复合体(PO)、髓板内核群(CL)及中线下核(Submedius)。

(二)脊髓网状束(脊网束,SRT)

部分脊髓伤害性传入纤维在脊髓交叉至对侧,至脑干网状结构转换神经元,再上传至丘脑非特异核群,这些传导纤维被称为脊髓网状束,简称脊网束。脊网束主要由脊髓背角的Ⅴ、Ⅶ、Ⅷ、Ⅹ和少量Ⅰ层的神经元轴突组成,投射到延脑和脑桥网状结构(延脑中央核、延脑巨细胞核、网状大细胞核、外侧网状核、脑桥核的头端和尾部、旁巨细胞核和蓝斑下核等)。在Ⅶ和Ⅹ层的 SRT 细胞含有脑啡肽。脊网束神经元接受广泛的外周(包括皮肤、肌肉、关节、骨膜和内脏)传入纤维。

(三)脊髓中脑束(脊中脑束,SMT)

脊髓伤害性神经元传入纤维在脊髓交叉至对侧,至中脑网状结构核团转换神经元,再上传至丘脑特异和非特异核群。脊髓中脑束简称脊中脑束,投射到中脑的楔状核、旁鳃核、导水管周围灰质、丘间核、Darkschewitz 核、上丘深层、顶盖前核的前部和后部、红核、Edineger-Westphal 核和 Cajal 间隙核等。

(四)脊髓颈核束(脊颈束,SCT)

脊髓颈核束简称脊颈束,是指背角神经元—外侧颈核神经元—丘脑(VPL 和 PO)的传导束。SCT 神经元主要源于Ⅳ层(60%),其次也位于Ⅲ层(25%)和Ⅴ层(10%),轴突传导速度为 15~100m/s,在皮肤感觉快速传导中起主要作用。

(五)背柱突触后纤维束(PSDC)

脊髓伤害性神经元轴突经背柱向上传导,交叉到对侧后,投射到延脑的薄、楔束核,转换神经元后投射到丘脑。大部分 PSDC 神经元(77%)对轻触、压、伤害性机械和热刺激产生反应,属于非特异性伤害感受单位。仅有 6.7% 的 PSDC 神经元属于特异性伤害感受神经元。

(六)脊髓下丘脑束(SHT)

脊髓伤害性神经元传入纤维直接投射到同侧下丘脑,并交叉至对侧下丘脑,与边缘系统有密切的联系,在痛觉情感成分的信息加工中起重要作用。近年研究表明,在鼠和猴的脊髓中有大量的背角神经元直接投射到对侧下丘脑,被称为脊髓下丘脑束(Spinohypothalamic Tract,SHT)。它参与介导伤害性刺激引起的自主神经内分泌和情绪反应。90%的 SHT 神经元对伤害性刺激有反应,脊髓荐尾段的 SHT 神经元传递内脏的伤害性信息。下丘脑作为边缘系统的重要组成部分,在神经内分泌活动中发挥着特殊的作用。因此,SHT 神经元可能在应激状态的疼痛感受和痛觉情感成分的信息传递中起重要作用。

(七)脊髓旁臂杏仁束(SPAT)

SPAT 轴突经对侧背外侧束(DLF)—外侧束(LF)投射到中脑旁臂核,突触后二级神经元轴突再上行终止在杏仁核。SPAT 神经元接受来自皮肤、内脏、肌肉和关节的伤害性传入纤维,参与介导疼痛的情感反应。

(八)脊髓旁臂下丘脑束(SPHT)

SPHT 与 SPAT 同源,功能也相似。

三、疼痛整合中枢

(一)脊髓背角

脊髓背角由初级感觉传入末梢、脊髓中间神经元、脊髓投射神经元和脊髓上结构的下行纤维组成,是感觉信息传入的门户和初级整合中枢。

Rexed 根据神经的形状、大小、走向和密度,按罗马字母Ⅰ~Ⅹ将猫的脊髓灰质分为 10 层,研究证明这种分类也适用于其他动物。与感觉传入有关的主要是Ⅰ~Ⅶ层和Ⅹ层。

背根的有髓鞘和无髓鞘纤维进入脊髓时完全分开,有髓鞘大直径传入纤维进入脊髓背角走向中间,在背柱分为上升支和下降支,由此再分支进入背角。小直径有髓鞘 Aδ 和无髓鞘 C 纤维在脊髓背外侧进入背角,也分为上下支,跨越 1~2 个脊髓节段,这些纤维的大多数构成位于脊髓灰质背外侧边缘的李骚氏束(Lissauer's Tract)。Aδ 和 C 伤害性感受器细胞的传入轴突纤维由背根经李骚氏束进入背角,Aδ 传入纤维终止在脊髓背角的Ⅰ、Ⅴ、Ⅹ层,C 传入纤维终止在背角Ⅱ层的背部(Ⅱo)。传递非伤害性信息的 Aβ 传入纤维终止在Ⅲ~Ⅴ层。内脏传入纤维主要投射到脊髓Ⅰ、Ⅱo、Ⅴ和Ⅹ层,肌肉传入纤维主要在Ⅰ和Ⅴ层的外侧部。

1. Ⅰ层

Ⅰ层为覆盖在脊髓背角表面最薄的一层细胞,通常大约是一个细胞的厚度,在背角的最表面将背柱和背角胶质区分割开来,并且向外侧扩展,呈弧形从腹面卷曲在背角Ⅱ层的腹面,贯穿脊髓全长,荐骶和腰段最明显。Ⅰ层主要是传导高阈值机械感受器冲动的Aδ纤维。

2. Ⅱ层

Ⅱ层贯穿脊髓全长,骶、腰和第1颈髓等节段最为发达。由排列紧密的小细胞和纤维末梢组成的网状组织,在显微镜下呈透明状,被称为罗氏胶质细胞层(SG),其功能为参与兴奋性突触传递。伤害性传入纤维主要终止在SG,并与SG中间神经元、背角层(Ⅲ~Ⅴ)投射神经元的树突和脑干下行纤维形成局部神经网络。SG有丰富的经典递质、神经肽及受体,它是伤害性信息传入的第一站,是脊髓中神经结构和化学组成最复杂的区域,因此,SG层是痛觉调制的关键部位。

3. Ⅲ层

Ⅲ层贯穿脊髓全长,腰段最发达,胸段最小,由大量的有髓鞘纤维、投射神经元和类似Ⅱ层中的中间神经元组成,因此过去也将此层归于Ⅱ层(SG)。Ⅲ层细胞较大,形态多样,分布疏松,其树突和轴突分布更为广泛。部分脊颈束神经元和背柱突触后神经元分布在此层,它们的树突呈天线样走向,并在背部延伸到Ⅱ层接受初级传入C纤维的单突触联系。另一类锥体神经元的树突呈扇形分布,可直接与各种类型的初级传入形成突触,大部分传入纤维介导毛囊感受器和巴氏小体信息,也有小纤维终止在Ⅲ层。Ⅲ层神经元轴突除了投射到SG层、背角深层和邻近的白质,构成脊髓内的联系外,还有大量的轴突投射到延脑尾端的薄核、楔核和外侧颈核。

4. Ⅳ层

Ⅳ层是背角中相对厚的一层,由各种大小不同、形态各异的神经元组成。Ⅳ层细胞与SG细胞的轴突和初级传入形成突触。此外还有树突纵向分布的中央神经元和树突横向分布的神经元。大量脊颈束和脊丘束神经元胞体位于Ⅳ层,其轴突分别经前联合投射到对侧外侧颈核和丘脑,有些神经元轴突也到达背角的Ⅴ、Ⅵ和Ⅶ层等其他区域。

5. Ⅴ层

Ⅴ层是背角中内外走向最狭窄的部分,而在背部走向很厚,位于被称为背角"颈"部的区域。除胸段外,Ⅴ层分为外、内两区,外侧区约占1/3,内含较大的神经元(30~45μm),而内侧区含有许多密集排列的小神经元(8~10μm)。

6. Ⅵ层

Ⅵ层为背角的最底层,只存在于脊髓的颈、腰膨大处。来自脑的大量下行纤维和初级传入纤维终止在此层。Ⅵ层的大多数神经元可能属于脊髓内的固有系统。此外,此层也存在大量的投射神经元,其轴突投射到外侧颈核和丘脑。

7. Ⅶ层

Ⅶ层是脊髓灰质的中心部分,是一个不规则区域,脊髓不同节段形状也不同,在颈、腰膨大处延伸到脊髓腹角。Ⅶ层中有大量投射神经元、中间神经元和运动神经元存在,接受来自红核的下行纤维。投射神经元轴突上行至中脑和小脑。

8. Ⅷ和Ⅸ层

Ⅷ和Ⅸ层位于脊髓腹角,是运动神经元集中的区域。

9. X 层

X 层为围绕中央导水管周围的灰质,包括灰质联合,接受来自皮肤和内脏的会聚性伤害性传入纤维。

(二)丘脑与大脑皮层

感觉传入冲动通过几个传导束到达痛觉的高级中枢——丘脑,进行加工和整合。

1. 内侧丘脑核团

内侧丘脑核团主要包括髓板内核、丘脑中央下核(Nucleus Submedius,Sm)、腹内侧核(VM)和背内侧核(MD),主要参与介导伤害性感受和痛感觉的情绪—激动成分。内侧丘脑核团神经元的轴突广泛投射到大脑皮层,包括与情感有关的额皮层。它也接受与边缘系统和下丘脑有密切联系的网状结构的传入纤维。因此,这个与痛情绪反应有关的通路也被命名为旁中央系统。

2. 外侧丘脑核团

外侧丘脑核团包括腹后核群(PO)、丘脑网状核(Rt)和未定带(ZI),主要参与痛觉—鉴别方面的活动。

3. 大脑皮层

大脑皮层作为人类感觉整合的最高级中枢,接受各种感觉传入信息并进行加工,最终形成意识。在临床研究中,刺激患者皮层感觉 I 区很少报告有痛感,切除感觉 I 和 II 区,也未发现疼痛有明显改变,一般认为皮层感觉区在疼痛知觉中作用不大。目前,对于皮层哪些部位接受痛觉传入,如何进行信息整合达到知觉,知之甚少,尚无明确的结论。

四、痛觉调制系统

中枢神经系统内有一个以脑干中线结构为中心,由许多脑区组成的调制痛觉的下行抑制系统。它主要由中脑导水管周围灰质(PAG)、延脑头端腹内侧核群(中缝大核及邻近的网状结构)和一部分脑桥背侧部网状结构(蓝斑核群)的神经元组成,它们的轴突主要经脊髓背外侧束(DLF)下行,对脊髓背角痛觉信息传递产生抑制性调制,在脑干水平也抑制三叉神经痛敏神经元的活动。

(一)中脑导水管周围灰质(PAG)

PAG 位于中脑导水管周围,由形态类型和化学结构不同的细胞组成,主要接受来自额叶皮层、岛叶、杏仁、下丘脑、楔状核、脑桥网状核和蓝斑核的传入纤维,也接受直接来自脊髓的伤害性神经元传入。PAG 主要传出投射到前内侧蓝斑周围区的 Barrington 核;延脑头端腹内侧区(RVM)也有少量 PAG 直接到达脊髓背角。RVM 包括中缝大核(NRM)、网状巨细胞核(Rpg)及外侧网状核(LRN)。PAG 由两条通路对脊髓背角神经元产生下行调制,一条是 PAG—RVM—脊髓背角,另一条是 PAG—LRN—脊髓背角。腹外侧区是选择性镇痛区,而背部区更主要是在情绪和逃避反应中发挥作用。

(二)蓝斑核(LC)

蓝斑核主要接受 PAG 传入,其传出纤维可直接到达脊髓。LC 的下行抑制主要通过 LC 神经元轴突与脊髓背角神经元发挥直接作用,也可间接通过其终止在 PAG 的 LC 纤维激活调制神经元。

(三)背外侧脑桥中脑背盖(DLPT)

由靠近 PAG 腹外侧并与其有密切解剖联系的楔状核、蓝斑下核、旁臂核和 A7 区组成。楔状核接受脊髓背角Ⅰ层神经元传入,传出到延脑头端腹内侧区(RVM)。电刺激 DLPT 抑制伤害性脊髓反射和脊髓背角神经元的伤害性反应。临床研究证明,电刺激这个区可明显减轻患者的慢性痛。

(四)端腹内侧区(RVM)

端腹内侧区由中缝大核(NRM)和位于网状巨细胞核(Rgc)腹侧的邻近网状结构组成,主要接受来自 PAG 和楔状核的传入纤维,也接受前额皮层、下丘脑、杏仁核和纹状体的基底核传入纤维。RVM 传出纤维经脊髓背外侧束(DLF)终止在脊髓背角浅层和 V 层。

(五)延脑外侧网状核(LRN)

外侧网状核位于延脑尾部,接受 PAG 传入,其传出终止在脊髓背角。电刺激 LRN 或微量注射谷氨酸可选择性抑制背角神经元的伤害性反应和伤害性脊髓反射,损毁 LRN 大大减弱刺激 PAG 引起的背角神经元伤害性反应的抑制。

(六)网状巨细胞核(Rgc)

最近的研究提示,脑内除了存在痛觉调制的下行抑制系统外,还有与之并行的下行易化系统。网状巨细胞核(Rgc)下行易化系统可促进伤害性信号的上传,通常情况下,由于下行抑制系统激活所产生的效应大于易化系统,因此 Rgc 下行易化系统的效应往往被掩盖。

小　结

外周伤害性刺激发生后,外周伤害性感受器致敏,伤害性信号经传入纤维传入脊髓背角,经初步调制和整合后在脊髓内上传至丘脑,在丘脑内与多个核团和系统发生联系后上传至大脑皮层,在皮层中统合感知,形成疼痛的感觉。人体中既有自外周至中枢(自下而上的)的上行性疼痛传入系统,也有抑制或强化疼痛信号上传的调节系统(如疼痛下行抑制系统和疼痛下行易化系统)。

(任春光、田素明、乔世娜)

第二节　疼痛的生理及病理生理学

一、疼痛的分类

(一)急性疼痛(生理性痛)和慢性疼痛(病理性疼痛)

根据疼痛的病程及病理机制可以将疼痛分为急性疼痛和慢性疼痛。不同类型疼痛的诊断和治疗原则、适用诊疗技术和治疗目的是显著不同的。

1.急性疼痛(Acute Pain)

生理性痛由外周伤害性刺激引起,包括外周有髓鞘(Aδ)纤维介导的刺痛和外周无髓鞘(C)纤维介导的灼痛。生理性痛的定位因发生部位而异,浅表痛定位明确,由强刺激皮肤引起;深部痛定位模糊,源于肌肉、肌腱、骨膜和关节,内脏痛具有深部痛的特征。急性疼痛在伤害性刺激存在期间持续存在,伤害性刺激消失时疼痛消失。例如,外科手术后切口的疼痛会随着切口的愈合而缓解。一般来讲,急性疼痛具有报警作用,提醒人们躲避伤害,对伤害做出反应。但如果疼痛持续存在,疼痛的持续应激反应就会给机体带来全方位的伤害。在正常情况下,组织损伤会在1～3个月内愈合,因此急性疼痛持续时间通常不应超过1～3个月,临床上通常以1或3个月作为急慢性疼痛的分界线,持续时间小于1个月的被称为急性疼痛,持续时间超过3个月的称为慢性疼痛,介于1～3个月之间的被称为亚急性疼痛。

2.慢性疼痛(Chronic Pain)

临床上将持续3个月以上,并伴有感觉异常、痛觉过敏或触诱发痛的疼痛定义为慢性疼痛。引起疼痛的伤害性刺激已经停止,外周损伤或手术切口已经愈合,但疼痛依然存在,且持续3个月以上时被称为慢性疼痛。慢性疼痛的病理生理基础是神经系统的损伤、敏化和病理性重塑。慢性疼痛是病理性疼痛,对人体无任何生理作用,会给人体造成全方位的伤害,损害人体健康,降低生活质量。目前普遍认为慢性疼痛是一种疾病,亟需有效的管理和治疗。

(二)伤害性疼痛、神经病理性疼痛或混合性疼痛

按照疼痛的发生机制分类,疼痛可分为伤害性疼痛、神经病理性疼痛或混合性疼痛。区分不同类型的疼痛对于正确的诊断和有效的治疗非常重要。

1.伤害性疼痛

伤害性刺激和炎症刺激导致外周伤害性感受器致敏,伤害性刺激信号经传入神经纤维、脊髓、脊髓丘脑束、丘脑传至大脑皮层,产生疼痛感觉。在正常情况下,伤害性刺激持续存在,疼痛就持续存在;伤害性刺激停止,伤害性疼痛就会消失。伤害性疼痛多发生在组织损伤尚未愈合和修复期间,因此伤害性疼痛多数属于急性疼痛,表现为胀痛、钝痛、酸痛、牵扯样痛等。

2.神经病理性疼痛

由躯体感觉系统的损伤或疾病直接导致的疼痛称为神经病理性疼痛。神经病理性疼痛通常表现为阵发性电击样、针刺样、烧灼样或撕裂样疼痛,伴有病变神经支配区域的痛觉过敏(Hyperalgesia)、触诱发痛(Allodynia)、感觉异常或感觉缺失等症状。如果伤害性刺激长期存在或者中枢神经系统自身受到伤害,会造成神经系统病理性重塑和致敏,从而导致神经病理性疼痛的产生。其病程多超过3个月,且伴随中枢神经系统的病理性敏化和重塑,因此神经病理性疼痛多属慢性疼痛。

3.混合性疼痛

混合性疼痛通常指同一个体同时存在伤害性疼痛和神经病理性疼痛。

(三)按疼痛的部位分类

1.按疼痛来源部位分类

(1)躯体痛。躯体痛又可分为浅表痛和深部痛。浅表痛是由浅表(皮肤、皮下或黏膜)的痛觉感受器受到伤害性刺激引起的疼痛。深部痛是由肌肉、肌腱、筋膜、关节或骨骼的伤害性感受器受到伤害性刺激引起的疼痛。

(2)内脏痛。内脏痛指内脏受到牵拉、压迫、扭转或炎症刺激引起的定位不准确的隐痛、胀痛、牵拉痛或绞痛。内脏痛通常伴有牵涉痛,例如患胆囊炎时有右上腹痛的同时还会有右肩背部的牵涉痛。

(3)中枢痛。部分中枢神经系统疾病会伴随疼痛症状,如脑梗死、脑出血、脑肿瘤、脊髓空洞症或多发性硬化症等。中枢痛难以定位,在病变产生后当即或延迟数年出现疼痛,疼痛性质不固定,多表现为持续性刺痛或麻木,活动时加重,休息后缓解。

2.按解剖部位分类

按疼痛发生部位分为头部、颈部、胸背、腹部、盆腔、腰骶或四肢疼痛等。

二、疼痛的外周机制

(一)伤害性感受器的生理特性

伤害性信息由不同的外周初级传入纤维传导,有髓鞘 Aδ 纤维伤害性感受器传导的伤害性感受表现为刺痛(快痛),无髓鞘 C 纤维伤害性感受器传导的伤害性感受表现为灼痛(慢痛)。

1.内脏痛的病理生理

内脏痛很难用"伤害性感受器"概念解释,如内脏实体器官的破坏和内脏空腔脏器的穿孔并不总是产生疼痛。电生理研究未能在心脏、胃肠道、输尿管和生殖器官发现特异伤害性感受器。扩张肠和尿道产生疼痛时,表现为传入纤维发放频率增加,这些纤维对非痛刺激产生低频发放反应。冠状动脉阻塞和缓激肽激活心脏的感觉神经元时,内脏感觉传入纤维也对非伤害刺激(如血压升高)产生反应。目前尚不清楚强度编码原则是否适用于所有的健康内脏器官,但是已经清楚中枢神经系统能够抽取与痛有关的信息,可不通过特异伤害性感受器的发放而致痛。

2.关节及其他组织疼痛

在正常情况下许多对关节活动不产生反应的传入纤维,在关节炎症时产生不断发展的强烈的持续性冲动。在炎症发生前所有不产生反应的传入纤维,在炎症状态下变得对各类机械刺激异常敏感,这种敏感性的变化在炎症刺激后几小时发生。因此这类感受器起着炎症鉴别器的作用。在无损伤的正常组织中,一批数量稳定的伤害性感受器的"时间总和",可能在构成刺激强度增强的信号编码中起主要作用。在炎症组织中,由于寂静伤害性感受器的募集,产生更多的"空间总和",这种不断介入的新冲动可能参与促进脊髓痛敏神经元的可塑性变化。

(二)背根神经节(DRG)伤害性感受器神经元的离子通道

外周伤害性感受器的伤害性信号沿传入纤维传至背根神经节。背根神经节内伤害性信号的调制和传递通过神经细胞膜上一系列离子通道和特异性受体的参与完成。

1.钠离子(Na^+)通道

DRG 细胞的 Na^+ 通道可分为三种:TTX 敏感 Na^+ 通道(TTXs)、TTX 不敏感 Na^+ 通道(TTXr)以及 TTXs 和 TTXr 均敏感的双模式 Na^+ 通道。传导痛觉信息的 DRG 神经元主要表达 TTX 不敏感 Na^+ 通道(TTXr),因此,TTXr-Na^+ 电流在躯体伤害性感受器敏感效应中发挥主要作用。克隆成功的 TTXr 钠通道的 α 亚单位(α-SNS,也称 PN3)被认为是感觉神经元特异通道。它仅存在于外周神经系统,在小直径 DRG 神经元有高选择性表达。α-SNS在伤害性信息传递中起重要作用。据此,SNS 通道阻断剂有望成为新的外周镇痛药。

2.Ca^{2+} 通道

三种主要的 L、N、T 钙通道亚型在 DRG 神经元均有表达。

3. 钙激活的非选择性阳离子通道

DRG 神经元上有一种 Ca^{2+} 激活的非选择性阳离子通道(Calcium-activated Non-selective Cation Channel),对所有的阳离子无选择性地通透。非选择性阳离子通道有以下三个重要特征:

(1)非选择性阳离子通道的激活与胞内 Ca^{2+} 呈浓度依赖性,细胞内 Ca^{2+} 浓度受到膜通透性、泵、细胞器的释放和摄取及胞浆缓冲的影响。

(2)非选择性阳离子通道的激活依赖细胞内的 Ca^{2+} 浓度升高,胞外 Ca^{2+} 通过非选择性阳离子通道的激活进入细胞。

(3)非选择性阳离子通道无电压依赖性,在 $-120mV$ 到 $+80mV$ 范围内均能被激活,也不因胞内 Ca^{2+} 浓度升高而失活。因此,它的激活能引起持续的去极化。许多促进细胞内 Ca^{2+} 增加的化学物质,如 caffeine、IP_3、IP_4、毒蕈碱、嘌呤受体的激动剂、缓激肽及 Hg^{2+}、Ag^+、Cu^{2+}、Cs^+ 等,均有利于非选择性阳离子通道的激活。DRG 神经元的酸敏离子通道(ASIC)、辣椒素受体(VR1)和速激肽受体等,都属于非选择性阳离子通道。

4. K^+ 通道

电压激活的 K^+ 电流控制静息电位、动作电位的阈值和发放形式。在 DRG 初级感觉神经元中至少有 6 种电压门控的 K^+ 电流,包括 3 种快 K^+ 电流[即失活(Inactivating)电流]、3 种慢 K^+ 电流[即非失活(Noninactivating)电流],其中 5 种在伤害性感受器表达。

(1)快 K^+ 通道:是一种快的外向性 K^+ 电流(IA),快速产生,迅速失活。

(2)延迟整流 K^+ 通道[IK^+(D)]:在 Na^+ 电流完全激活和部分失活以后激活,主要形成动作电位的复极化时相,故称为"迟缓"整流 K^+ 电流,其功能是迅速终止动作电位。

(3)内向整流 K^+ 通道(IR):在炎症状态下,A 类纤维活动参与"触诱发痛"的产生。因此,IR 可能在"触诱发痛"的产生中发挥一定作用。

(4)Ca^{2+} 激活的 K^+ 通道[$IK(Ca^{2+})$]。

5. Ca^{2+} 激活的 Cl^- 通道

细胞内 Cl^- 离子增加时,由动作电位期间进入胞内的 Ca^{2+} 启动产生一个长达数百毫秒的后去极化电位。Ca^{2+} 激活的 Cl^- 通道的功能尚不清楚。

(三)外周组织的致痛和调制疼痛的化学信使

伤害性刺激引起外周组织释放和生成多种化学和细胞因子,参与激活和调制伤害性感受器和伤害性感受的传导与整合。

1. 组织损伤产物

缓激肽(BK)、前列腺素、5-羟色胺(5-HT)、组胺、乙酰胆碱、腺苷三磷酸、H^+ 和 K^+ 等。

2. 感觉神经末梢释放

谷氨酸、P 物质(SP)、钙降素基因相关肽(CGRP)、甘丙肽(Galanin)、胆囊收缩素(CCK)、生长抑素(SOM)和一氧化氮(NO)等。

3. 交感神经释放

神经肽 Y(NPY)、去甲肾上腺素、花生四烯酸代谢物等。

4. 免疫细胞产物

白细胞介素、阿片肽、激肽类等。

5.神经营养因子

6.血管因子

一氧化氮、激肽类或胺类等。

(四)DRG 神经元释放的与疼痛有关的化学物质及其受体

DRG 神经元含有氨基酸、单胺类和神经肽等 30 余种化学物质,其中速激肽和兴奋性氨基酸与痛觉信息传递密切相关,而抑制性氨基酸、阿片肽和单胺类参与初级传入痛觉的调制。

1.谷氨酸(Glut)

Glut 为最广泛存在的兴奋性氨基酸(EAA)递质,其受体可分为 NMDA 和非 NMDA 受体两大类。脊髓背角浅层传递伤害性信息的无髓鞘纤维传入末梢中含大量的谷氨酸,有些末梢中谷氨酸与 P 物质(SP)共存。大量的生理学和药理学研究证明,谷氨酸是初级感觉神经元传递伤害性信息的主要神经递质。临床研究也表明,脊髓鞘内给予 NMDA 受体拮抗剂氯胺酮,有明显的镇痛效应。

2.P 物质(SP)

有 20％左右的小神经元及少数中等大小的神经元呈 SP 免疫阳性。大量生理学和药理学研究表明,SP 是参与外周伤害性初级传入信息向脊髓背角神经元传递的主要神经递质之一。越来越多的证据提示 DRG 伤害性感受细胞存在的 SP 自身受体参与外周伤害性信息传递的调制。

3.辣椒素(Capsaicin)受体(VR1)

辣椒素是红辣椒中提取的一种选择性影响伤害性感受器神经元的神经毒。在皮肤和黏膜使用辣椒素引起灼烧痛,皮内低浓度的辣椒素引起机械和灼热痛过敏。

4.一氧化氮(NO)

初级传入释放的谷氨酸激活脊髓背角神经元的 NMDA 受体,刺激钙和钙调蛋白共同作用于一氧化氮合酶(NOS),使 L-精氨酸分解,产生 NO。NO 弥散到胞外,作为突触前末梢的逆行信使,激活鸟苷环化酶(GC),从而增加环化鸟苷酸 cGMP,参与调制脊髓伤害性信息的传递。cGMP 依赖蛋白激酶(cGKI)是 NO 和 cGMP 的主要靶效应器。大量 cGKI 在小和中等大小的 DRG 神经元表达。NO 是炎症环境的组成部分,炎症时 NO 从外周组织的内皮细胞、巨噬细胞和白细胞中释放。外周局部施加 NO 拮抗剂,可消除炎症引起的局部水肿,并明显减轻疼痛。相反地,关节腔内注射合成 NO 的前体精氨酸,则产生痛觉过敏。这些结果提示 NO 对伤害性感受器直接作用的可能性。

5.去甲肾上腺素(NA)

外周神经中约有 20％的无髓鞘纤维属于交感神经,NA 是该类神经纤维的神经递质。阻断某些患者的交感神经可以缓解慢性疼痛或痛觉过敏。灼痛患者局部注射 NA 后或刺激交感神经时可引起疼痛加重。正常情况下不会出现上述现象,但在组织伤害和炎症条件下NA 可以诱发或加重慢性疼痛或灼痛。

6.阿片肽及其受体

μ、δ、κ 受体在 DRG 神经元及其小直径的初级传入神经末梢上表达。55％的 DRG 神经元高度表达 μ 受体,20％以上的神经元高度表达 δ 受体,18％左右的神经元表达 κ 受体。吗啡激活无髓鞘初级传入上的阿片受体,通过 G 蛋白的作用增加 DRG 细胞的 K^+ 电流和降低

Ca^{2+}、Na^+电流,导致DRG伤害性感受器神经元的活动减弱,产生外周镇痛作用。外周炎症时,吗啡镇痛作用更强,因为炎症组织的T淋巴细胞、B淋巴细胞、单核细胞及巨噬细胞含有大量的β-内啡肽和脑啡肽及少量的强啡肽。在炎症发展过程中,阿片受体轴浆运输加快,神经末梢上的阿片受体密度增加。因此,在炎症组织局部给予阿片类药物,激活外周传入末梢上的μ、δ和κ受体,产生很强的镇痛作用。

7.γ-氨基丁酸(GABA)受体

脊髓伤害性初级传入末梢上有$GABA_a$和$GABA_b$受体,$GABA_a$受体激动剂可引起无髓鞘神经传入末梢兴奋,行使突触前抑制的功能,$GABA_b$受体激动剂选择性抑制背角神经元的伤害性反应。

(五)外周内源性致痛介质可能的作用机制

外周局部的致痛物质通过下述途径引起伤害性感受器的激活和敏感效应:

(1)伤害性刺激使细胞损伤导致K^+的释放及缓激肽、前列腺素的合成,K^+和缓激肽直接兴奋伤害性感受器的末梢,前列腺素增加末梢对K^+和缓激肽的敏感性。

(2)伤害性传入冲动从传入纤维分叉处传向另一末梢分支,在外周末梢引起P物质等化学物质的释放,从而引起血管舒张、组织水肿和缓激肽的积累。P物质还可刺激肥大细胞释放组胺,刺激血小板释放5-HT,提高伤害性感受器的敏感性。

(3)组胺和5-HT在胞外水平的升高,继发地激活邻近的伤害性感受器,从而造成在伤害性刺激停止后持久疼痛和痛觉过敏的产生。

(六)外周交感纤维活动与疼痛

在生理条件下,交感神经极少与感觉神经系统发生解剖上的直接联系,但当外周神经损伤或发生炎症时,通过交感—感觉偶联机制,交感神经就可以参与疼痛的调制。动物实验和临床研究均发现化学毁损或切除交感神经能明显减轻疼痛,这提示交感神经与初级感觉传入之间有密切的关系。神经损伤时,原本无交集的各种直径的轴突之间可形成直接耦合的假突触,通过神经递质介导的电化学反应传递信息,这就为交感神经直接与初级感觉神经元的耦合提供了基础。动物实验发现,坐骨神经损伤会导致交感纤维向有关的背根节长芽,DRG神经元被新生的去甲肾上腺素和P物质能交感纤维分支紧密包围。这种新长芽的去甲肾上腺能和P物质能交感纤维传出的活动,通过去甲肾上腺能α受体和P物质受体激活DRG感觉神经元,可能参与神经病理性疼痛的维持。另外,芽生的交感神经纤维释放的NA和P物质还可促进PGI_2的释放,从而导致渗出增加和缓激肽增加,最终导致磷脂酶A_2的释放,反过来增加PGI_1和PGI_2的释放,加剧炎症,导致痛觉过敏。

(七)伤害性感受器与神经病理性疼痛

炎症和神经损伤导致病理痛的神经基础不同,炎症痛的神经系统的感觉通道是完整的,炎症因子直接刺激伤害性化学感受器。神经病理痛状态下,部分外周感觉传入纤维缺损,因此,神经系统的特点是感觉通道的不完整性。

1.痛觉过敏与自发痛

外周神经损伤后,轴突长芽形成神经瘤。长芽的神经能自发放电,并对机械、热和化学刺激产生反应。在损伤后1~2周有髓鞘纤维的异位放电达到高潮,无髓鞘纤维的放电高峰在损伤后1个月左右。异位放电的产生可能源自损伤局部化学物质的刺激和新钠通道的激活,引起异位放电的化学物质也引起自发痛。异位放电也可在损伤纤维的细胞体产生,与神经瘤产生的自发活动相似。因此,异位放电在痛觉过敏(Hyperalgesia)形成中起重要作用。

2. Aβ 神经元的可塑性变化与触诱发痛的形成

触诱发痛(Allodynia)是指对健康组织不能致痛的刺激(如触摸)在炎症部位引起的疼痛,其产生机制还不完全清楚,比较明确的是 Aβ 初级感觉神经元起了关键作用。炎症刺激引起外周 Aβ 神经元化学解剖学的改变,原本不传导伤害性信息又不含 SP 的 Aβ 神经元转变为可以合成 SP 的神经元,其轴突向脊髓痛敏神经元生长新芽,与背角神经元形成新的突触。非伤害性传入冲动可触发和加强痛敏神经元的活动,使其反应阈值大大降低。而且,背根节 Aβ 神经元电特性也发生了明显变化,如炎症侧自发放电神经元的比例数和自发放电频率明显增高,被动和主动膜特性变化,外周感受野明显扩大,反应阈值降低等。因此,Aβ 神经元的可塑性变化在触诱发痛的产生中发挥重要作用。人体实验证明,在炎症状态下,C 纤维发放冲动无变化,但在电刺激正常情况下不传递伤害性信息的 Aβ 纤维,却产生疼痛。

三、疼痛的中枢机制

(一)脊髓背角是痛觉信息的"闸门"

1. 背角的化学解剖学

(1)神经递质和调质。脊髓背角由初级传入末梢、背角神经元和下行纤维末梢组成,背角浅层的轴突末梢和神经元集中了数十种神经递质或调质,如乙酰胆碱(Ach)、腺苷(ADNS)、蛙皮素(BMBS)、胆囊收缩素(CCK)、钙降素基因相关肽(CGRP)、脑啡肽(ENK)、孤啡肽(Orphanin)、神经紧张素(NT)、神经肽 Y(NPY)、甘丙肽(GALN)、γ-氨基丁酸(GABA)、谷氨酸(Glut)、甘氨酸(Gly)、促肾上腺皮质激素释放因子(CRF)、氟化抗磷酸酶(FRAP)、硫胺素单磷酸酶(TMP)和甲状腺释放因子(TRF)等。

(2)脊髓背角的受体。在脊髓背角浅层中存在十几种受体,包括速激肽 NK_1、NK_2 和 NK_3 受体,兴奋性氨基酸的 NMDA、AMPA、KA 和代谢性受体,阿片 μ、κ、δ 受体,孤啡肽受体(ORL_1),$GABA_a$、$GABA_b$ 受体,α_2 受体,SOM 受体,组胺受体以及 5-HT、Ach、CCK、Gly 和腺苷受体等。

2. 谷氨酸和 P 物质

(1)P 物质(SP)及其受体。SP 是缓激肽的一种,其受体为 NK_1,存在于 C 纤维和部分 Aβ 纤维中。传入纤维末梢中大而致密的囊泡含 P 物质。SP 免疫反应阳性的 C 纤维特异分布在脊髓背角浅层和李骚氏束。SP 及其受体可能是作为一种"鉴别窗口"起着衡量疼痛强度的作用,当刺激达到一定强度时,SP 及受体开始参与介导疼痛信号的传递。

(2)谷氨酸(Glut)及其受体。脊髓的传入神经末梢中含有大量的 Glut,在无髓鞘的 C 纤维中 Glut 与 P 物质共存,脊髓背角中间神经元也有大量的 Glut。Glut 受体分为代谢型和离子型两种。离子型受体又可分为非 NMDA 受体和 NMDA 受体。代谢型受体可分为 8 个亚型。伤害性刺激可明显增加 Glut 在脊髓背角的释放。蛛网膜下腔注射 NMDA 或非 NMDA 受体激动剂可造成实验动物痛觉过敏,注射拮抗药物可反转这种效应。

3. 痛觉传入在背角的加工

与其他感觉显著不同,痛觉有很大的变异性,伤害性信息的变异性在脊髓水平就开始产生。脊髓背角神经元对同一刺激的反应是不固定的,例如在正常情况下,非伤害性刺激不引起疼痛,也不引起背角痛敏神经元的活动,但在某些状态下,非痛刺激可增强背角痛敏神经元发放冲动,诱导疼痛的产生。

4.疼痛"闸门控制学说"的贡献和新的挑战

1965年,Melzack和Wall提出了解释痛觉传递和调制机制的"闸门控制学说"。该学说的核心是脊髓的节段性调制,背角胶质细胞层(SG)作为脊髓"闸门"调制外周传入冲动向脊髓背角神经元的传递。节段性调制的神经网络由初级传入A和C纤维、背角投射神经元(T细胞)和胶质区抑制性中间神经元(SG细胞)组成。A和C传入均激活T细胞活动,而对SG细胞的作用相反,最后是否产生疼痛,取决于T细胞的传出能力,即A类初级传入冲动与C类初级传入冲动在T细胞相互作用的最终平衡状态,A传入兴奋SG细胞,C传入抑制SG细胞的活动。因此,损伤引起C纤维紧张性活动,压抑抑制性SG细胞的活动,使闸门打开,C传入冲动大量进入脊髓背角。当诸如轻揉皮肤等刺激兴奋A传入时,SG细胞兴奋,从而关闭"闸门",抑制T细胞活动,减少或阻遏伤害性信息向中枢传递,使疼痛缓解。但是,生理学研究证明SG存在兴奋性和抑制性两类神经元,SG神经元与C传入纤维、投射神经元(T细胞)和其他SG中神经元形成突触联系。A传入激活SG细胞,可通过突触前抑制、前馈抑制和直接对投射细胞的突触后抑制产生节段性调制。为此,他们对这个学说进行了修正。以两类SG神经元取代了原模式图中的一个SG神经元,并且除突触前抑制机制外,增加了突触后抑制机制在脊髓痛觉信息传递调制中的重要作用,更强调了脑对脊髓的下行控制。新的改动无疑有利于对更多疼痛现象的解释。"闸门控制学说"模式见图2-1。

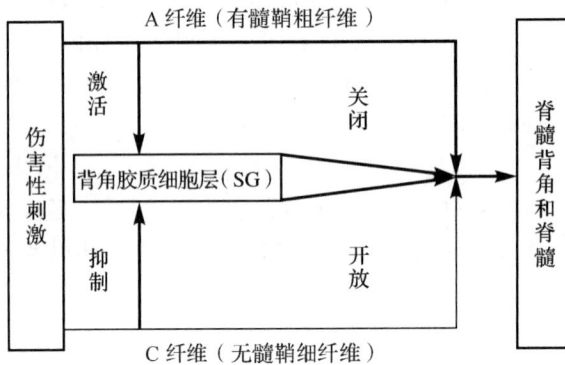

图2-1 "闸门控制学说"模式

"闸门控制学说"的实验基础是基于生理状态下脊髓痛觉信息突触传递机制的研究结果,对病理性痛觉过敏、触诱发痛和自发痛(包括幻肢痛)的解释仍然面临挑战。

(二)痛觉信息在高级中枢的整合

1.脑干对痛觉信息传递的下行调制

(1)下行抑制系统。①中脑导水管周围灰质(PAG)。PAG是内源性痛觉调制系统中起核心作用的重要结构。它在痛觉调制中的重要性不仅在于电刺激或微量注射吗啡于PAG本身可以引起强大的镇痛效应,更重要的是由激活更高级中枢所产生的镇痛效应也大都被证明是通过PAG实现的。吗啡、针刺镇痛,以及刺激间脑、前脑和边缘系统中的一些核团所产生的镇痛效应,都可被PAG内微量注射阿片受体拮抗剂纳洛酮所部分阻断,说明它们的镇痛作用至少部分是通过PAG实现的,并与内源性阿片肽的参与有关。电刺激PAG或

PAG 内注射吗啡的镇痛效应,是激活脊髓背外侧索(DLF)介导的下行抑制系统的结果。在切断 DLF 后,刺激 PAG 或注入微量吗啡所致的镇痛效应消失。许多资料表明 PAG 主要通过神经降压素和 5-HT 纤维投射激活其下一级痛觉调制中枢。②延髓头端腹内侧结构。起源于 PAG 的脑干下行抑制系统可抑制大多数经其他核团中继后到达脊髓的冲动。电刺激或微量注射兴奋性氨基酸(EEA)于 PAG,可使延髓头端腹外侧核(RVM)神经元产生以兴奋为主的反应。损毁或局麻 RVM,可阻断电刺激或微量注射 EAA 于 PAG 所诱发的下行抑制作用,这表明 RVM 是 PAG 下行抑制作用的重要结构。③蓝斑、蓝斑底核和外侧网状核。源于 PAG 的下行抑制作用,除主要经由 RVM 的 5-HT 递质系统介导外,还可经脑桥背外侧被盖的蓝斑、蓝斑底核和延髓尾端外侧网状核的 NE 神经系统作用于脊髓。伤害性刺激可明显提高蓝斑、蓝斑底核神经元的放电频率。电刺激或微量注射 EAA 于蓝斑、蓝斑底核,可产生明显的镇痛作用。

(2)脑干痛觉下行易化系统。基于电刺激 PAG、NRM 及 Rpg 对脊髓背角神经元和甩尾反射产生易化作用的实验,提出了"下行易化系统是一个不同于下行抑制系统而独立存在的功能系统"。①在 PAG 和 RVM 内均存在"停止"神经元和"启动"神经元。以短串脉冲刺激 PAG 可兴奋多数 RVM"启动"神经元和少数"停止"神经元,提示脑干对脊髓伤害性输入具有双向调节作用。由于抑制作用具有明显的量效关系,而易化作用则表现为"全"或"无"式,因此下行抑制作用可能掩盖了下行易化作用。②下行易化作用可能并非是下行抑制系统的去抑制,而是通过激活由脊髓 5-HT 受体介导的下行易化系统实现。有关下行易化系统的生理意义目前尚不十分清楚,脑干下行调制系统对脊髓伤害性输入的兴奋性影响可能在于通过激活负反馈环路以增强其下行抑制作用。另外,下行易化系统存在的意义在于该系统的激活能通过降低痛阈来提高机体对伤害性刺激的辨别、定位并作出恰当的反应,从而有助于机体免受伤害。

2.丘脑及边缘系统对痛觉信息的整合作用

任何感觉传入信号都必须到达大脑皮层才能进入意识领域。在到达大脑皮层之前,除嗅觉冲动之外,都必须通过丘脑。丘脑及边缘系统与情绪、行为、代谢、生长和神经内分泌等生理活动密切相关。疼痛信号上传至大脑皮层及疼痛下行性调制信号通过丘脑时,可与丘脑和边缘系统的其他神经核团发生关系,导致疼痛从一个单纯的感觉异常,变成了涉及心理、行为、神经内分泌、生长及代谢等多方面的复杂的症候群。例如,众多证据表明慢性疼痛和情绪障碍经常互为因果,相伴发病,部分学者提出将以疼痛为表现的躯体化形式障碍列为慢性疼痛的共病。临床上,众多慢性疼痛治疗的指南或专家共识均将抗抑郁药列为一线治疗药物。由于可以采用动物模型模拟人体,目前对疼痛的外周机制研究已较为深入,人类已对疼痛的外周机制有了较为系统的了解;但由于疼痛的丘脑调制的复杂性,加之动物实验难以模拟人类,关于丘脑以上水平的疼痛机制研究尚属起步阶段,众多未知领域尚待深入研究。

3.大脑皮层在痛觉过程中的作用

痛觉是一种主观体验,因此,在理论上,伤害性冲动必然将上升到大脑皮层,并在那里进入意识领域。但是,由于知觉研究技术上的限制,很难在人体上进行更深入的实验性研究,又没有理想的动物模型,因此迄今支持这种推断的实验证据仍十分有限。

4.脑内参与痛觉过程的神经递质

(1)5-羟色胺(5-HT)。5-HT 神经元在中枢神经系统内集中分布在脑干中缝核群,其传出纤维分上行和下行两部分,其下行部分是脑干痛觉下行调制系统的重要组成部分。

(2)去甲肾上腺素(NE)。脊髓背角Ⅰ、Ⅱ和Ⅴ层的 NE 纤维末梢主要来自脑桥背外侧被盖区的蓝斑、蓝斑底核和延髓尾端的 LRN。用 6-羟多巴(6-OHDA)损毁脊髓背角的 NE 神经末梢,可明显降低脊髓内 NE 的浓度,并产生痛觉过敏。鞘内注射 NE 能产生明显的镇痛作用,该作用可被酚妥拉明所阻断;鞘内注射酚妥拉明和育亨宾还可阻断脑刺激镇痛和侧脑室注射吗啡引起的镇痛作用,提示 NE 的镇痛作用主要由 α_2 受体介导。鉴于损毁蓝斑后,可乐定(α_2 受体激动剂)的镇痛作用明显增强而非减弱,提示 α_2 受体在脊髓主要通过突触后机制发挥作用。

(3)多巴胺(DA)。侧脑室注射小剂量 D_1 受体特异性拮抗剂 SCH23390 或大剂量 D_2 受体特异性拮抗剂多潘立酮(Domperidone)或硫苯酰胺(Sulpiride),均可产生镇痛效应,提示在不同的中枢部位,不同 DA 受体亚型介导的痛觉调制作用是不同的。

(4)γ-氨基丁酸(GABA)。GABA 在脑内的含量约比单胺类递质高出 1000 倍以上。脑内有 20%～40%的突触以 GABA 为递质。在 PAG 内大约有 40%的神经终末是 GABA 阳性终末,提示 GABA 是痛觉下行调制系统的重要神经递质。

(5)乙酰胆碱(Ach)。与 5-HT 和 NE 相比,Ach 在痛觉下行调制中的作用一直被人们所忽视。事实上,早在 1958 年,Chen 等已报道拟胆碱药的镇痛作用,并证明这种镇痛作用的部位在中枢而非外周。徐维等应用大鼠皮层 SI 区埋藏电极方法,刺激可使其甩尾阈升高,同侧脑室注入阿托品可翻转此作用,认为 Ach 参与皮层下行调节疼痛的作用。NRM 除接受来自 PAG 的 NT 和背缝核(DR)的 5-HT 纤维投射外,也接受来自脑桥被盖的 Ach 神经纤维。NRM 内微量注射烟碱能明显抑制大鼠甩尾反射和热板反射,该作用可被美加明(N 受体阻断剂)和哌吡草酮(M 受体阻断剂)所阻断,但不被纳洛酮阻断,提示其作用可能与内阿片肽无关。

(6)阿片肽。与痛觉调制关系最为密切的有内啡肽(END)、脑啡肽(ENK)、强啡肽(DYN)、内吗啡肽(EM)和孤啡肽(OFQ)。脑啡肽和强啡肽神经元胞体和末梢分布在下丘脑、杏仁核、PAG、RVM 和脊髓背角;β-内啡肽神经元胞体主要存在于弓状核和孤束核,其纤维终止于 PAG、LC 和脊髓;内吗啡肽神经元胞体也存在于 PAG、NRM 和脊髓;孤啡肽神经元在脑内的分布与脑啡肽和强啡肽神经元分布相平行,但极少共存,其纤维主要见于脊髓背角和侧角。

阿片受体主要有 μ、κ、δ 和 ORL_1 四型受体。在脑干下行调制系统中,PAG、DR、NRM、LC 和脊髓内都分布有上述四种类型的受体。阿片类药物微量注射到 PAG、RVM 和脊髓背角均可通过激活 μ、κ 和 δ 受体产生极强的镇痛作用。孤啡肽(OFQ)与 μ、κ 和 δ 受体的亲和力极低,在生理浓度下很难与它们结合,它主要通过激活 ORL_1 受体实现其对痛觉调制的作用。

(7)胆囊收缩素(CCK)。PAG 和 RVM 内分布有大量的 CCK 免疫阳性终末,并与脑啡肽免疫阳性终末有广泛的共存。脊髓背角Ⅰ、Ⅱ层存在大量的 CCK 受体,多数分布在初级传入纤维的突触前,与 μ 受体的分布非常相似。RVM 内微量注射 CCKB 受体激动剂可阻断系统或 PAG 内给予吗啡所引起的镇痛作用,而 CCKB 拮抗剂则可增强其镇痛作用,提示内源性 CCK 可能是吗啡镇痛的生理性拮抗剂。

小　结

疼痛的分类方法众多。根据病程不同,疼痛分为急性疼痛(疼痛持续时间小于 1 个月)、慢性疼痛(疼痛持续时间大于 3 个月,多为病理性疼痛)。依据不同的病理机制,疼痛可以分为伤害性疼痛、神经病理性疼痛和混合性疼痛。

在疼痛信号产生、传导、调制和整合感知的各个环节,多种神经递质和调质通过受体介导对疼痛信号进行调制,影响疼痛的感知和疼痛反应。

众多疼痛调制理论中,"闸门"学说能够解释绝大部分疼痛的外周机制,但疼痛的中枢机制尚不十分明了,有待进一步研究。

(田素明、任春光、王婷婷)

参考文献

[1] 刘延青,崔健君.实用疼痛学[M].北京:人民卫生出版社,2013.

[2] (美)Waldman S D.疼痛治疗技术:上下卷[M].倪家骧,孙海燕,译.北京:北京大学医学出版社,2011.

[3] Fishman S M, Ballantyne J C, Rathmell J P. Bonica's management of pain[M]. 4th ed. Philadelphia, PA: Lippincott Willianms and Wilkins,2010.

[4] Raj P P. Interventional pain management: image-guided procedures[M]. 2th ed. Philadelphia, PA: Saunders/Elsevier, 2008.

[5] 谭冠先.疼痛诊疗学[M].2 版.北京:人民卫生出版社,2008.

[6] Woolf C, Bennerr G, Doherry M, et al. Towards a mechanism-based classification of pain? [J]. Pain, 1998,77(3):227-229.

[7] Schoffnegger D, Ruscheweyh R J. Spread of excitation across modality borders in spinal dorsal horn of neuropathic rats[J]. Pain, 2008, 135(3):300-310.

[8] Woodbury C J, Kullmann F A, Mcilwrath S L, et al. Identity of myelinated cutaneous sensory neurons projecting to nocireceptive laminae following nerve injury in adult mice[J]. Journal of Comparative Neurology, 2008, 508(3):500-509.

[9] Hughes D I, Scott D T, Riddell J S, et al. Up-regulation of substance P in low-threshold myelinated afferents is not required for tactile allodynia in the chronic constriction injury and spinal nerve ligation models[J]. Journal of Neuroscience the Official Journal of the Society for Neuroscience, 2007,27(8): 2035-2044.

[10] Zamponi G W, Lewis R J, Todorovic S M, et al. Role of voltage calcium channels in ascending pain pathway[J]. Brain Research Reviews,2009,60(1):84-89.

[11] Davies A, Hendrich J, Van Minh A T, et al. Functional biology of the alpha(2)delta subunits of voltage-gated calcium channels[J]. Trends in Pharmacological Sciences, 2007, 28(5):220-228.

[12] Sabsovich I, Wei T, Guo T Z, et al. Effect of anti-NGF antibodies in a rat tibia fracture model of complex regional pain syndrome type I[J]. Pain, 2008, 138(1):47-60.

[13] Waxman S G. Channel, neuronal and clinical function in sodium channelopathies: from genotype to phenotype[J]. Nature Neuroscience, 2007,10(4):405-409.

[14] Wong G, Gavva N. Therapeutic potential of vanilloid receptor TRPV1 agonists and antagonists as analgesics: recent advances and setbacks[J]. Brain Res Rev, 2009, 60(1):267-277.

[15] Xu G Y, Shenoy M, Winston J H, et al. P2X receptor-mediated visceral hyperalgesia in a rat model of

chronic visceral hypersensitivity[J]. Gut, 2008, 57(9):1230-1237.

[16] Burnstock G. Physiology and pathophysiology of purinergic neurotransmission [J]. Physiological Reviews, 2007, 87(2):659-797.

[17] Pertovaara A. Noradrenergic pain modulation[J]. Progress in Neurobiology, 2006, 80(2):53-83.

[18] Hill R G, Oliver K R. Neuropeptide and kinin antagonists [J]. Handbook of Experimental Pharmacology, 2006, 177(177):181-216.

[19] Coggeshall R E. Fos, nociception and the dorsal horn[J]. Progress in Neurobiology, 2005, 77(5):299-352.

[20] Rodríguez-Moreno A, Sihra T S. Metabotropic actions of kainate receptors in the CNS[J]. Journal of Neurochemistry, 2007, 103(6):2121-2135.

[21] Gerber U, Gee C E, Benquet P. Metabotropic glutamate receptors: intracellular signaling pathways [J]. Current Opinion in Pharmacology, 2007, 7(1):56-61.

[22] Guo W, Wei F, Zou S, et al. Group I metabotropic glutamate receptor NMDA receptor coupling and signaling cascade mediate spinal dorsal horn NMDA receptor 2B tyrosine phosphorylation associated with inflammatory hyperalgesia[J]. Journal of Neuroscience the Official Journal of the Society for Neuroscience, 2004, 24(41):9161-9173.

[23] Buhler A V, Proudfit H K, Gebhart G F. Neurotensin-produced antinociception in the rostral ventromedial medulla is partially mediated by spinal cord norepinephrine[J]. Pain, 2008, 135(3):280-290.

[24] Ohara P T, Vit J P, Jasmin L. Cortical modulation of pain[J]. Cellular & Molecular Life Sciences Cmls, 2005, 62(1):44-52.

[25] Scholz J, Woolf C J. The neuropathic pain triad: neurons, immune cells and glia [J]. Nature Neuroscience, 2007, 10(11):1361-1368.

[26] Tracey I, Mantyh P W. The cerebral signature for pain perception and its modulation[J]. Neuron, 2007, 55(3):377-391.

[27] Hauck M, Lorenz J, Engel A K. Attention to painful stimulation enhances gamma-band activity and synchronization in human sensorimotor cortex[J]. Journal of Neuroscience the Official Journal of the Society for Neuroscience, 2007, 27(35):9270-9277.

❖❖

【练习题】

1. 简述疼痛的传导路径。

2. 简述疼痛的分类。

3. 简述参与疼痛外周调制的神经递质。

4. 简述急性疼痛演变为慢性疼痛的可能机制。

5. 简述"闸门"学说理论下疼痛传导与调控。

第三章　疼痛评估

【案例导入 3-1】

孙某,男,70岁,文盲,因右下腹疼痛 4d 加剧 1d 而急诊入院。在入院时,作为患者的主管护士,你该如何对其开展疼痛评估? 在其整个住院过程中,疼痛评估该如何开展?

研究表明,疼痛不是身体损伤程度的简单反应。感知疼痛的质和量,还取决于个体以往的经历和记忆、对疼痛的认识、心理状态、社会文化背景和宗教信仰等多个因素。因此,疼痛是受病理、生理、心理、文化背景和生活环境等诸多因素的影响,通过神经中枢对这些信息进行调整和处理,最终得出的主观感受。

疼痛评估是指在疼痛治疗前后及过程中,利用一定的方法测定患者的疼痛强度、类型、性质、部位等信息,为临床评判病情、制订治疗方案提供科学依据。疼痛的基本特性是主观性。不同患者在疼痛的表述和疼痛评估工具的应用上存在较大差异。因而,虽然疼痛被列为第五项生命体征,但它不像体温、脉搏、呼吸、血压一样,可通过客观的评估工具(如体温计、血压计等)及按照统一的测量方法进行测量。疼痛评估是一项较具挑战性的工作。

护士作为临床工作的一线人员,与患者接触最多,也最了解患者的不适。疼痛评估是护士的基本工作职责,具体包括:①对所有新入院或门诊就诊的患者进行疼痛筛查;②将疼痛评估作为系统评估的一部分,按照适当的时间间隔持续开展;③在患者新报告疼痛、预计疼痛发生或疼痛再次发生时评估疼痛;④对患者及家属进行疼痛评估宣教;⑤采用恰当的方式记录疼痛评估结果。

护士须掌握疼痛评估的知识和技能,才能准确、及时、全面地评估疼痛。本章将从疼痛评估的对象、方法和内容,疼痛强度评估工具、多维疼痛评估工具的选用及特殊人群的疼痛评估三个方面展开介绍。

(童莺歌)

第一节　疼痛评估的对象、方法和内容

一、疼痛评估的意义

美国著名疼痛护理教育专家 Ferrell 曾说过:"假如我们不能恰当地评估疼痛,将不能有效治疗疼痛。"疼痛评估是疼痛治疗的基础。恰当准确的疼痛评估是保证疼痛管理质量的前提。疼痛评估的意义可归纳为以下三个方面:①更准确地判定疼痛特征,便于制订恰当的治疗和护理方案;②评价治疗过程中及治疗前后疼痛强度和其他疼痛特征的变化情况,以及时调整治疗和护理方案;③疼痛评估的过程也是医护人员和患者交流及对其进行宣教的过程。

二、疼痛评估的对象

根据国际医院联合委员会(Joint Commission International,JCI)评审标准:"医疗机构应对所有患者进行疼痛筛查,并对存在疼痛的患者进行进一步评估"。因而,疼痛评估的对象包括所有门诊就诊和新入院的患者,此外,也包括因疾病、手术、创伤、分娩、有创治疗和操作等各种原因处于疼痛状态的患者。

三、疼痛评估的方法

(一)护患交流和观察

对于能够交流的患者,疼痛评估主要依靠医护人员的询问、观察以及患者的表述。

建立良好的护患关系对疼痛评估非常必要,有助于得到患者的积极配合。护士应以充满爱心和富有同情心的态度对待患者,通过交流使患者明白疼痛治疗的必要性,并使患者知道,医务人员有责任和能力帮助患者解决疼痛问题。慢性疼痛患者常处于疲劳、乏力、失眠、焦虑、抑郁状态,因此疼痛评估最好在患者处于较舒适的状态下进行,尽可能保持轻松愉快的气氛。尽量使用通俗易懂的语言,有规律地按照一定顺序询问患者,既可以避免遗漏,又可避免重复。此外,护士应鼓励患者在出现新的疼痛或疼痛发生变化时,主动向医务人员报告疼痛情况。

在疼痛评估过程中,充分信任患者的主诉非常重要。患者在主诉疼痛时会有许多不同的含义,表现方式也多种多样。因此,我们必须确切了解患者所主诉的疼痛的真实含义。此外,单纯将患者的行为表现或血压、脉搏等生命体征的变化作为疼痛强度的衡量指标并不恰当,有些时候,疼痛患者的行为表现与其主观感受并不一致;有些患者(尤其是慢性疼痛患者)在罹患疼痛时,其生命体征并不一定会出现明显的改变。

(二)体格检查和实验室检查

体格检查的目的是进一步评估言语交流和观察中发现的可疑症状,为诊断提供充分信息。

检查范围包括患者的意识、语言状态、识别物体能力、判断力和观察力、体温、脉搏、呼吸、血压、体位(自主体位、被动体位、强迫体位)、姿势(有无因疼痛出现特殊的姿势)、皮肤颜色、出汗状态、步态、脑神经检查、感觉功能、四肢肌力、肌张力、关节检查、深浅反射和病理反射检查等。体格检查应该有合理的计划和顺序,并要向患者解释检查的目的。在临床工作中,可结合患者的病史,对与主诉密切相关的部位和项目做重点检查。在检查疼痛部位时应提醒患者,以得到其理解和配合。

辅助检查的项目应从患者实际需要出发,有目的、系统地选择。疼痛微创治疗中常用的影像学检查方法有 X 线、造影、CT、MRI、ECT 等。

四、疼痛评估的要素

疼痛评估包括多个要素,其中疼痛部位、强度、性质和疼痛发生的时间特点是疼痛评估的 4 个基本要素。

(一)疼痛部位

通过与患者交谈,获得有关疼痛发生部位的信息。可通过患者的口头表达,或在身体上指出具体的疼痛部位,也可让患者在人形图上画出疼痛区域,以准确定位疼痛部位。此外,在评估疼痛部位时,应关注疼痛是局限于某一区域,还是弥散的、全身性疼痛?是否有牵涉痛或放射痛?疼痛部位是固定不变的,还是常常变化的?是深部疼痛,还是浅表疼痛?

(二)疼痛强度

疼痛强度指疼痛的严重程度,受个体体质、耐受力、心理状况、社会、文化和教育背景等因素的影响。不同个体对疼痛强度的感受不同。

将疼痛强度量化,更易于进行疼痛的动态评估及评价镇痛治疗效果。

(三)疼痛性质

患者对疼痛性质的描述是确定疼痛病因的重要参考。如针刺样疼痛、电击样疼痛、麻木、夜间痉挛或灼烧样疼痛多提示神经病理性疼痛。波动感或撞击感多提示血管病变。运动时出现锐痛常提示肌肉和骨骼的病变。内脏痛常被描述为绞痛、痉挛性痛、揪样痛、钝痛等。风湿性疼痛常被描述为酸胀痛、冷痛、钝痛或刀割样疼痛。为了便于患者更好地描述疼痛性质,我们将表达疼痛性质的常见词汇归纳于表 3-1。

表 3-1　描述疼痛性质的词汇

胀痛,肿痛	酸痛,酸胀痛,酸麻痛
绞痛,刀绞痛	刺痛,针刺痛,针扎痛
刀割痛,切割样痛	坠痛,下坠痛,坠胀痛
跳痛,搏动样痛	压痛,挤压痛,压样痛
钻心痛,揪心痛	痉挛痛,揪样痛
钝痛	放射痛,放散痛
蹿痛,游走样痛,转移样痛,牵拉痛,拉样痛	烧灼痛,火烧火燎痛,火辣辣痛,烧痛,热痛,灼痛
锐痛	撕痛,撕裂痛,撕拉痛
痒痛,麻痒痛	抽痛,抽搐痛,抽动痛
沉重样痛	麻痛,麻木痛,麻胀痛
牵涉痛	电击样痛
饥饿样痛	冷痛

(四)疼痛发生的时间特点

护士通过与患者交流,了解疼痛开始发生的时间、持续时长及疼痛发作的时间规律等特征,可为临床诊断提供有价值的线索。如疼痛是持续、长期的,还是间断、短暂、瞬时的? 是阵发,还是偶发的? 是定时、规律发生,具有周期性节律,还是不规律发生的? 是急剧发生,还是缓慢发生的?

疼痛发生的时间特征是行紧急处理或常规诊治的重要参考因素。一名疼痛迅速加重的患者,与另一名疼痛情况持续数年不变的患者相比,前者毫无疑问应引起护士的高度重视并需给予紧急处理。

(五)加重或减轻疼痛的因素

了解疼痛发生的诱因和缓解因素可为诊断疼痛提供线索。机械性因素(如行走、弯腰、举物品和运动等)或精神性因素(如焦虑、抑郁等)均有可能加重疼痛。

(六)既往的镇痛治疗史

在获取患者既往镇痛治疗史时,要重点了解哪些药物可以有效缓解疼痛,有哪些不良反应,患者能否耐受,患者是遵医嘱用药还是自行用药。患者既往对阿片类药物、非甾体类药物或抗惊厥类药物的治疗反应能影响医生对疼痛病因的判断。此外,了解患者既往治疗史及效果,如患者既往对物理治疗、小关节注射、硬膜外激素注射和脊柱推拿等治疗的反应,对当前的诊断和治疗具有参考价值。

(七)疼痛发生时的伴随症状和情绪改变

疼痛发生时的伴随症状,如恶心呕吐、大汗淋漓、颜面潮红、疼痛部位皮肤温度的变化等,常提示疼痛的原因和性质,为诊断提供线索。

剧烈的急性疼痛患者,几乎总伴有不同程度的惊慌、害怕、焦虑、不愉快、愤怒或烦躁等情绪。慢性疼痛患者可伴有疲倦、厌恶、沮丧、恐惧、畏惧或悲观等情绪,且在慢性剧烈疼痛患者中尤为常见。对于这类患者,需请心理或精神卫生专科医生会诊,并参与诊断和治疗。

(八)疼痛对日常生活的影响

了解疼痛对患者生活的干扰,对病情评估和治疗开展均有帮助。例如,疼痛造成患者失眠了吗? 患者因为疼痛丧失工作能力了吗? 疼痛使患者家庭的收入减少,而支出增加了吗? 疼痛使患者失去生活乐趣了吗? 疼痛是造成患者人际关系紧张的原因吗?

上文陈述了疼痛评估中常见的八大要素。在临床工作中,对于一些复杂的疼痛案例,疼痛评估的内容可能还不止于上述这些要素。而对于一些病情稳定、疼痛控制良好的患者,评估时重点关注疼痛部位、性质、强度、发生的时间特点等基本要素即可。表 3-2 罗列了疼痛评估的要素和对应的内容,护士可根据患者的具体情况,酌情开展评估。

表 3-2　疼痛护理评估的要素和内容

要　素	内　容
基本资料	患者的性别、年龄、职业、社会文化背景、心理特征、平常对疼痛的感受及耐受程度、家族史、婚姻史、感染史、肿瘤史、手术史及用药史
疼痛部位	疼痛的原发及继发部位
疼痛性质	疼痛是什么样的,如酸痛、刺痛
疼痛强度	疼痛最剧烈的程度、最轻的程度;当前的疼痛程度、过去 24h 平均疼痛程度等
疼痛发生的时间特点	疼痛开始时间、持续时间、变化和节律等时间特点
疼痛的伴随症状	当疼痛发作时,是否伴随出现恶心、呕吐及其他症状
疼痛对日常生活的影响	疼痛对患者深呼吸、咳嗽、活动、行走、睡眠和康复锻炼等功能状态,及患者的工作能力、人际关系等方面是否造成影响
其他相关因素	使疼痛加剧或缓解的因素,如弯腰、焦虑、恰当的体位安置 既往疼痛发生的状况、治疗过程、采取的药物和非药物镇痛措施及效果 疼痛发生时的情绪反应及应对方法 镇痛相关知识、观念、期望值等

(童莺歌、刘玉平、王丹)

第二节　自我报告型疼痛评估工具

体温、脉搏、呼吸、血压这四项生命体征可应用体温计、血压计等工具进行测量。作为第五项生命体征的疼痛也需借助特殊的工具得以衡量。疼痛评估工具分为自我报告型工具和行为评估工具。本节介绍的单维和多维疼痛评估工具,仅适用于具有交流能力(包括言语和非言语交流)的患者,故被称为患者自我报告型疼痛评估工具。单维疼痛评估工具仅被用来衡量疼痛强度,而多维疼痛评估工具除了测量疼痛强度,还可评估疼痛部位、性质、疼痛对患者的影响等内容。

一、常用的单维疼痛评估工具

(一)视觉模拟评分量表(Visual Analogue Scale,VAS)

在白纸上画一条长 10cm 的直线,两端分别标上"无痛"和"剧痛"(图 3-1),即构成了 VAS。患者根据所感受的疼痛程度,在直线上做一记号,从起点至记号处的距离也就是量化了的疼痛程度。VAS 具有较高的信效度。

```
0                                    10
无痛 ─────────────────────── 剧痛
```

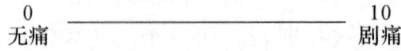

图 3-1　视觉模拟评分量表(VAS)

虽然 VAS 是一种简单有效的测量方法,但需要患者具有一定的抽象思维能力。此外,患者需要具备必要的感觉、运动及知觉能力,才能在线上做标记。因而,VAS 应用于老年人时应答不成功率较高。理解力欠缺(如儿童、老年或智力缺陷患者)、视力障碍及上肢活动能力受损的患者不适用本法。

目前 VAS 已经发展出很多改良版本,如 VAS 疼痛测量尺。尺的正面是无刻度的 10cm 长的滑道,上方有一个可以滑动的标定物,患者根据疼痛感受滑动标定物至相应的位置。尺的背面有具体的刻度,医务人员根据标定物的位置可以直接读出疼痛强度,增加了使用的便捷性。此外,垂直型 VAS 适用于抽象思维能力轻度受损的患者。

(二)数字评分量表(Numeric Rating Scale,NRS)

NRS 是在 VAS 基础上发展而来的,是 VAS 的一种数字直观的表达方法。NRS 由一条直线和"0—10" 11 个数字组成。"0"表示无痛,"10"表示剧痛,数字"1"到"9"表示疼痛程度的逐渐加重,由患者根据自身感受选择一个数字代表其疼痛程度(图 3-2)。NRS 较 VAS 更为直观,其使用方法更容易被患者理解。此外,垂直型 NRS 比水平型 NRS 更容易被老年患者理解。

NRS 具有较高信效度,可以用口述或向患者呈现工具的形式使用,使用便捷,临床应用较为广泛。NRS 与 VAS 的适用范围类似,不适用于理解力欠缺或智力有缺陷的患者。

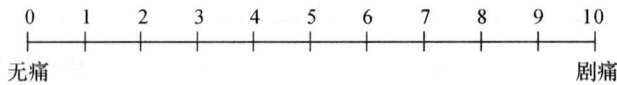

```
0  1  2  3  4  5  6  7  8  9  10
无痛                        剧痛
```

图 3-2　数字评分量表(NRS)

(三)词语分级量表(Verbal Rating Scale,VRS)

VRS 由形容疼痛的词语构成,常用的有 4 级、5 级和 6 级(表 3-3)。VRS 容易被患者理解,但低等级 VRS 精确度不够,有时患者很难找出与其疼痛强度相对应的词语。

表 3-3　常用的词语分级量表(VRS)

4 级	5 级	6 级
无痛	无痛	无痛
轻度痛	轻度痛	轻度痛
中度痛	中度痛	中度痛
剧痛	重度痛	重度痛
	剧痛	剧痛
		难以忍受的痛

(四)脸谱疼痛评定量表(Faces Pain Rating Scale,FPRS)

FPRS 由一系列表示痛苦表情的脸谱构成,由患者选择一张脸谱反映其感受的疼痛强度。最常见的有 Wong Backer 脸谱疼痛评定量表(Wong Backer Faces Pain Rating Scale, Wong Backer FPRS,图 3-3)和修订版脸谱疼痛评定量表(Revised Faces Pain Rating Scale,

R-FPRS,图 3-4),两者均由 6 种面部表情及数字构成,信效度良好。FPRS 对患者的读、写或表达能力的要求不高,患者易于掌握。

Wong Backer FPRS 由圆脸谱构成,多适用于 3 岁以上的儿童。R-FPRS 由长脸谱构成,与 Wong Backer FPRS 相比,其所含脸谱更接近正常人的表情,适用于 5~12 岁的儿童及成人。研究表明,在 R-FPRS、NRS、VRS 和 VAS 4 种评估方法中,R-FPRS 最适用于老年患者。

R-FPRS 的宣教用语为:这些面部表情代表疼痛的程度,最左边的面部表情代表无痛(指向最左),最右边的面部表情代表剧痛(指向最右)。因此,越往左边的面部表情代表疼痛越轻,越往右边的面部表情代表疼痛越剧烈(从左到右,逐一指着脸谱)。请指出哪个面部表情最能代表你的疼痛程度。

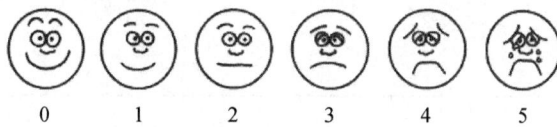

图 3-3　Wong Backer 脸谱疼痛评定量表(Wong Backer FPRS)

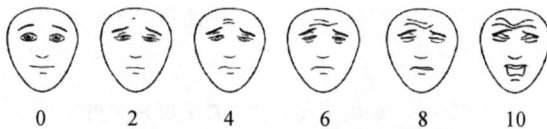

图 3-4　修订版脸谱疼痛评定量表(R-FPRS)

二、单维疼痛评估工具的使用方法

(一)单维疼痛评估工具的使用步骤

1. 向患者呈示疼痛评估工具并解释疼痛评估的目的

护士应根据患者的年龄、社会文化背景,向患者呈示某一种疼痛评估工具(如 NRS)。护患交流举例:"你好,这是评估疼痛强度的工具,我们借助它以了解你的疼痛剧烈程度。在你住院期间,护士会定期应用它询问你的疼痛情况。"

2. 向患者解释疼痛评估工具的构成和用法

NRS 的护患交流举例:"请看这个疼痛评估工具,0 表示无痛,10 表示剧痛。从左往右,数字越大表示疼痛越剧烈。请你在 0 至 10 这 11 个数字中选择一个数字表示你目前的疼痛情况。"若患者表示无法理解或不喜欢此工具,则更换成另一种工具(如将 NRS 换成 R-FPRS)。

3. 确认患者已掌握了疼痛评估工具的用法

若患者当前正经历疼痛,则请患者应用疼痛评估工具,对其当前的疼痛强度进行评分。若患者当前无疼痛的感受,则请患者应用疼痛评估工具,对其既往经历的疼痛强度进行评分。如果患者能够恰当地做出评分,表明他已掌握了该工具的用法。

护患交流举例:"请应用该评估工具,描述你目前的疼痛剧烈程度。"或"请运用该工具,描述你既往经历的疼痛剧烈程度。"

（二）单维疼痛评估工具的联合应用和记录

单维疼痛评估工具种类较多,临床应用时可将数种工具印在同一张宣传单页上,便于护士根据患者的社会文化背景及喜好,采用患者容易理解及擅长使用的工具。图3-5是NRS、6级VRS和R-FPRS联合应用的范例。

单维疼痛评估工具的记录方法:使用VAS时,记录从起点至记号处的距离长度,并在数字后标注度量单位(mm或cm)。使用0-10 NRS时,直接记录数字。使用Wong Backer FPRS和R-FPRS时,记录与脸谱所对应的"0、2、4、6、8、10"数值。使用6级VRS时,可将描述疼痛强度的6个词语对应记录为"0、2、4、6、8、10"数值,以与0-10 NRS、Wong Backer FPRS或R-FPRS的记录数值相对应。

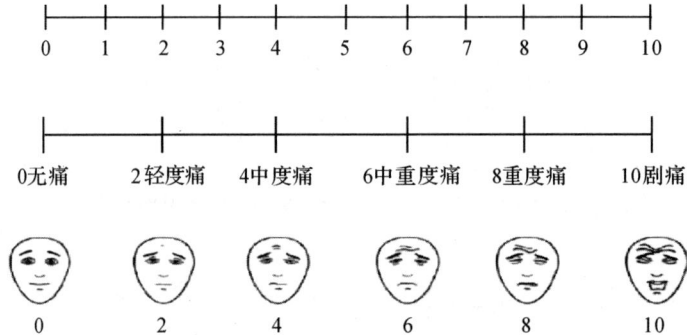

图3-5 单维疼痛评估工具的联合应用

三、多维疼痛评估工具

疼痛是复杂的主观感受,对个体的影响包括感觉、行为、认知、情感等多个方面。单维疼痛评估工具不能综合测量疼痛的多方面特征,因此,医务人员可借助多维疼痛评估工具对疼痛体验的组成部分,如疼痛性质、疼痛对日常生活的影响等内容进行评估。

在临床和科研中应用较广泛的多维疼痛评估工具有McGill疼痛问卷(McGill Pain Questionnaire,MPQ)、简式McGill疼痛问卷(Short-Form of McGill Pain Questionnaire,SF-MPQ)和简明疼痛评估量表(Brief Pain Inventory,BPI)。

（一）MPQ

MPQ由Melzack和Torgerson于1971年设计,表内附有78个描述各种疼痛的形容词,以强度递增的方式排列,分别为1—10组感觉类(Sensory)、11—15组情感类(Affective)、16组评价类(Evaluation)和17—20组非特异性类(Miscellaneous)四类。要求患者在每一组词中选出最适合描述自己痛觉的词,没有合适的词可以不选。

MPQ适用于科研或较为详细的疼痛信息调查工作。问卷中的词类比较抽象、复杂,有些患者难以理解,并且因为完成问卷耗时较长,临床应用具有一定局限性。1987年,Melzack在MPQ的基础上加以简化,并将VAS加入其中,形成了更为简便、实用的SF-MPQ。

（二）SF-MPQ

SF-MPQ(表3-4)由MPQ中的15个代表词组成,其中11个为感觉类,4个为情感类,每个词语都按照强度等级进行排序:"0"表示无痛,"1"表示轻度痛,"2"表示中度痛,"3"表示重度痛。此外,SF-MPQ 使用现在疼痛状况(Present Pain Intensity,PPI)和 VAS 测量疼痛强度。SF-MPQ 敏感度高、信效度好,评价结果与 MPQ 相关性高,适用于在更短的时间内对复杂疼痛(如癌症疼痛)病例进行评估。

表 3-4 简式 McGill 疼痛问卷(SF-MPQ)

A. 请评估过去一周中您的疼痛(在每行相应的分数后打钩)

PLEASE DESCRIBE YOUR PAIN DURING THE LAST WEEK(Check off one box per line)

	无痛 None	轻度痛 Mild	中度痛 Moderate	重度痛 Severe
1 跳痛(throbbing)	0□	1□	2□	3□
2 刺痛(shooting)	0□	1□	2□	3□
3 刀割痛(stabbing)	0□	1□	2□	3□
4 锐痛(sharp)	0□	1□	2□	3□
5 痉挛痛(cramping)	0□	1□	2□	3□
6 咬痛(gnawing)	0□	1□	2□	3□
7 烧灼痛(hot-burning)	0□	1□	2□	3□
8 酸痛(aching)	0□	1□	2□	3□
9 坠胀痛(heavy-like a weight)	0□	1□	2□	3□
10 触痛(tender)	0□	1□	2□	3□
11 劈裂痛(splitting)	0□	1□	2□	3□
12 疲惫耗竭感(tiring-exhausting)	0□	1□	2□	3□
13 病恹样(sickening)	0□	1□	2□	3□
14 恐惧感(fear-causing)	0□	1□	2□	3□
15 受惩罚感(punishing-cruel)	0□	1□	2□	3□

B. 请评估过去一周中您的疼痛

下面的这条线代表疼痛强度,从"无痛"到"剧痛",请在线上最能代表您过去一周疼痛强度的位置做标记。

PLEASE RATE YOUR PAIN DURING THE LAST WEEK

The following line represents pain of increasing intensity from "no pain" to "worst possible pain" . Place a vertical mark across the line in the position that best describes your pain during the last week.

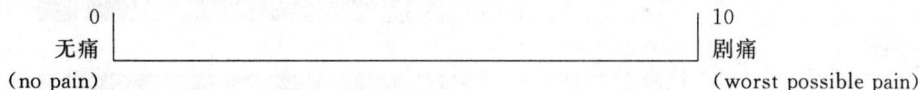

```
     0                                          10
   无痛 |_____| 剧痛
 (no pain)                            (worst possible pain)
```

C. 现在疼痛状况

PRESENT PAIN INTENSITY

0 □ 无痛(No pain)

1 □ 轻度痛(Mild)

2 □ 难受(Discomforting)

3 □ 痛苦烦躁(Distressing)

4 □ 可怕(Horrible)

5 □ 极度疼痛(Excruciating)

SF-MPQ 的应用案例：

王某，男，51 岁。3 月前曾因突发剧烈头部疼痛而急诊入院，经治疗后疼痛缓解，住院 1d 后出院。近 3 月，时有头部疼痛，今日至疼痛门诊就诊。护士使用 SF-MPQ 对其进行疼痛评估，结果如下：在过去 1 周，该患者感中度跳痛、咬痛，经历了重度的病恹样和恐惧感。当前患者感到痛苦烦躁。用 VAS 评估该患者过去 1 周的疼痛强度，患者指在 100mm 的 55mm 处。

（三）简式 McGill 疼痛问卷-2（Short-Form of McGill Pain Questionnaire-2，SF-MPQ-2）

近十年来神经病理性疼痛因其临床表现特殊、诊治难度大而受到较大关注。MPQ 因问世年代久远未包含神经病理性疼痛的评估条目，在应用于神经病理性疼痛的评估时有一定局限性。

2009 年，Dworkin 等在 SF-MPQ 基础上，增加了神经病理性疼痛评估的相关条目，并将"无痛—轻度痛—中度痛—重度痛"4 等级调整为"0—10"共 11 个等级，开发了一个可同时测量神经病理性和非神经病理性疼痛的评估工具 SF-MPQ-2。SF-MPQ-2 中有 6 个针对神经病理性疼痛的问题，能够对各种疼痛性质进行评估，适用于全面评估包括神经病理性疼痛在内的疼痛情况，既有助于临床诊断，制订治疗方案，评估治疗效果，也可用于科研工作。SF-MPQ-2 共包括 22 个条目，分为持续性疼痛、阵发性疼痛、神经病理性疼痛及疼痛对情绪的影响 4 个维度。

2013 年，中华医学会疼痛学分会将 SF-MPQ-2 汉化，并进行了信效度分析。中文版 SF-MPQ-2（表 3-5）的信效度较好，Cronbach's α 系数为 0.844，Guttman 分半系数为 0.791，共提取出 4 个公因子，累计方差贡献率为 52.631%；各条目的因子负荷在相应的公因子中都大于 0.40。

表 3-5　简式 McGill 疼痛问卷-2（SF-MPQ-2）

此问卷向您提供了一系列描述不同疼痛及相关症状性质的词汇。请在最能确切描述您过去一周能感觉到的每一种疼痛及相关症状强度的数字上划"×"。如果此词汇不能描述您的疼痛或相关症状，请选择 0。

1.跳痛

| 无 | 0 | 1 | 2 | 3 | 4 | 5 | 6 | 7 | 8 | 9 | 10 | 最剧烈 |

2.射击样疼痛（猛烈的冲击痛，类似弹弓射击痛）

| 无 | 0 | 1 | 2 | 3 | 4 | 5 | 6 | 7 | 8 | 9 | 10 | 最剧烈 |

3.刀割痛

| 无 | 0 | 1 | 2 | 3 | 4 | 5 | 6 | 7 | 8 | 9 | 10 | 最剧烈 |

4.尖锐痛

| 无 | 0 | 1 | 2 | 3 | 4 | 5 | 6 | 7 | 8 | 9 | 10 | 最剧烈 |

5.痉挛牵扯痛

| 无 | 0 | 1 | 2 | 3 | 4 | 5 | 6 | 7 | 8 | 9 | 10 | 最剧烈 |

6.持续性咬痛

| 无 | 0 | 1 | 2 | 3 | 4 | 5 | 6 | 7 | 8 | 9 | 10 | 最剧烈 |

7. 热灼痛

无 | 0 | 1 | 2 | 3 | 4 | 5 | 6 | 7 | 8 | 9 | 10 | 最剧烈

8. 酸痛

无 | 0 | 1 | 2 | 3 | 4 | 5 | 6 | 7 | 8 | 9 | 10 | 最剧烈

9. 坠痛

无 | 0 | 1 | 2 | 3 | 4 | 5 | 6 | 7 | 8 | 9 | 10 | 最剧烈

10. 轻压痛

无 | 0 | 1 | 2 | 3 | 4 | 5 | 6 | 7 | 8 | 9 | 10 | 最剧烈

11. 撕裂痛

无 | 0 | 1 | 2 | 3 | 4 | 5 | 6 | 7 | 8 | 9 | 10 | 最剧烈

12. 疲惫—无力

无 | 0 | 1 | 2 | 3 | 4 | 5 | 6 | 7 | 8 | 9 | 10 | 最剧烈

13. 令人厌恶的

无 | 0 | 1 | 2 | 3 | 4 | 5 | 6 | 7 | 8 | 9 | 10 | 最剧烈

14. 害怕

无 | 0 | 1 | 2 | 3 | 4 | 5 | 6 | 7 | 8 | 9 | 10 | 最剧烈

15. 折磨—惩罚感

无 | 0 | 1 | 2 | 3 | 4 | 5 | 6 | 7 | 8 | 9 | 10 | 最剧烈

16. 电击痛

无 | 0 | 1 | 2 | 3 | 4 | 5 | 6 | 7 | 8 | 9 | 10 | 最剧烈

17. 冷痛

无 | 0 | 1 | 2 | 3 | 4 | 5 | 6 | 7 | 8 | 9 | 10 | 最剧烈

18. 穿刺痛

无 | 0 | 1 | 2 | 3 | 4 | 5 | 6 | 7 | 8 | 9 | 10 | 最剧烈

19. 轻轻抚摸导致的疼痛

无 | 0 | 1 | 2 | 3 | 4 | 5 | 6 | 7 | 8 | 9 | 10 | 最剧烈

20. 瘙痒

无 | 0 | 1 | 2 | 3 | 4 | 5 | 6 | 7 | 8 | 9 | 10 | 最剧烈

21. 麻刺痛或针刺痛或蜇痛

无 | 0 | 1 | 2 | 3 | 4 | 5 | 6 | 7 | 8 | 9 | 10 | 最剧烈

22. 麻木

无 | 0 | 1 | 2 | 3 | 4 | 5 | 6 | 7 | 8 | 9 | 10 | 最剧烈

以下由医生填写：

总评分：＿＿＿＿＿＿＿＿＿＿

(四)BPI

1991 年,美国威斯康星大学医学院(University of Wisconsin Medical School)癌症照护症状评估合作中心的疼痛研究小组研发了简明疼痛评估量表(BPI),用于癌症疼痛评估。评估内容包含疼痛部位、强度,镇痛治疗方案及疗效,疼痛对生活、情绪的影响等,并含人形图记录疼痛部位。BPI 一般仅需 5～15min 即可完成评估,适用于各类人群,是一种快速多维的评估方法。

1996 年,我国学者 Xin Shelley Wang 汉化了 BPI,形成中文版简明疼痛评估量表(Chinese Version of the Brief Pain Inventory,BPI-C)(表 3-6),并进行了信效度检验。研究结果显示,BPI-C 具有良好的信效度,包含 2 个因子,分别是 4 个疼痛严重程度条目(表 3-6 中的条目 3~6)和 7 个疼痛干扰条目(表 3-6 中的条目 9),Cronbach's α 系数分别为 0.894、0.915。高丽萍等将 BPI-C 应用于癌症患者的疼痛评估,并对该量表的内在一致性和重测信度进行调研分析,结果显示,BPI-C 的 12 个条目(表 3-6 中的条目 1、2 和 7 不纳入分析)的 Cronbach's α 系数范围为 0.947~0.961,重测信度范围为 0.774~0.89。我国《癌症疼痛诊疗规范(2011 年版)》推荐使用 BPI 对癌症疼痛患者开展全面评估。

表 3-6 简明疼痛评估量表(BPI)

1.大多数人一生中都有过疼痛经历(如轻微头痛、扭伤后痛、牙痛)。除这些常见的疼痛外,现在您是否还感到有别的类型的疼痛? (1)是 (2)否

2.请您在下图中标出您的疼痛部位,并在疼痛最剧烈的部位以"×"标出。

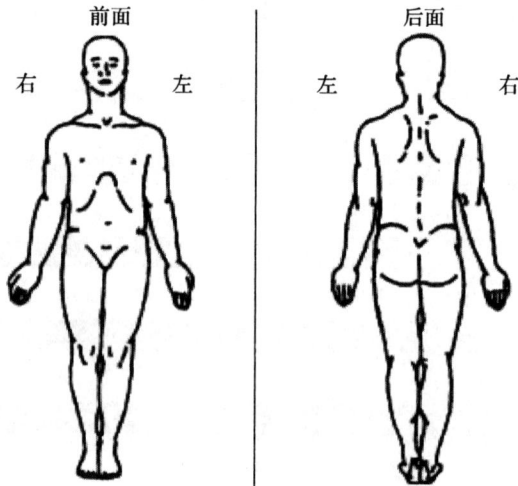

3.请选择下面的一个数字,以表示过去 24h 内您疼痛最剧烈的程度。

(无痛)0 1 2 3 4 5 6 7 8 9 10(剧痛)

4.请选择下面的一个数字,以表示过去 24h 内您疼痛最轻微的程度。

(无痛)0 1 2 3 4 5 6 7 8 9 10(剧痛)

5.请选择下面的一个数字,以表示过去 24h 内您疼痛的平均程度。

(无痛)0 1 2 3 4 5 6 7 8 9 10(剧痛)

6.请选择下面的一个数字,以表示您目前的疼痛程度。

(无痛)0 1 2 3 4 5 6 7 8 9 10(剧痛)

7.您希望接受何种药物或治疗控制您的疼痛?

_____

8.在过去的 24h 内,由于药物或治疗的作用,您的疼痛缓解了多少?请选择下面的一个百分数,以表示疼痛缓解的程度。

(无缓解)0 10% 20% 30% 40% 50% 60% 70% 80% 90% 100%(完全缓解)

9.请选择下面的一个数字,以表示过去 24h 内疼痛对您的影响。

(1)对日常生活的影响

（无影响）0　1　2　3　4　5　6　7　8　9　10（完全影响）

(2)对情绪的影响

（无影响）0　1　2　3　4　5　6　7　8　9　10（完全影响）

(3)对行走能力的影响

（无影响）0　1　2　3　4　5　6　7　8　9　10（完全影响）

(4)对日常工作的影响（包括外出工作和家务劳动）

（无影响）0　1　2　3　4　5　6　7　8　9　10（完全影响）

(5)对与他人关系的影响

（无影响）0　1　2　3　4　5　6　7　8　9　10（完全影响）

(6)对睡眠的影响

（无影响）0　1　2　3　4　5　6　7　8　9　10（完全影响）

(7)对生活兴趣的影响

（无影响）0　1　2　3　4　5　6　7　8　9　10（完全影响）

引自:中华人民共和国国家卫生和计划生育委员会.卫生部办公厅关于印发《癌症疼痛诊疗规范（2011年版）》的通知（卫办医政〔2011〕161号）[EB/OL].[2016-1-18].http://www.moh.gov.cn/mohyzs/s3585/201112/53838.shtml

BPI 的应用案例：

张大妈,57 岁,因壶腹部癌术后 4 年余,腹痛 1 年余,失眠加重 10d 入院。应用 BPI 对张大妈的疼痛进行评估,结果如下:排除常见的疼痛,如轻微头痛、扭伤后痛、牙痛,存在腹痛 1 年余;疼痛部位:右腹部和左背部;使用 NRS 测量过去 24h 张大妈疼痛最剧烈、最轻、平均和当前的疼痛程度分别是 6、3、5、5;入院后经曲马多和塞来昔布治疗,过去 24h 疼痛缓解了 50%;过去 24h 内,疼痛对患者日常生活、情绪、行走能力、日常工作、与他人关系、睡眠、生活兴趣等各方面产生了中重度影响。

（童莺歌、陈佳佳、柴玲）

第三节　行为疼痛评估工具

多项研究报道,新生儿、婴幼儿、缺乏语言表达能力的儿童、认知障碍者、言语表达能力衰退的老年人、意识不清的患者和危重症患者的疼痛经常被忽视,不能得到有效治疗。虽然疼痛评估的金标准是患者的主观陈述,但对于这些患者,我们无法通过言语或非言语交流的方式获取他们的陈述,因而无法应用患者自我报告型疼痛评估工具。

疼痛常常对个体的生理和心理造成影响,人们在疼痛时会出现一些行为变化,可间接地反映疼痛的程度。行为测定的主要观察内容有躯体行为（如患者求医用药行为）、功能损害（如疼痛使患者的运动和活动减少、患者出现保护性体位、睡眠状况受到影响、人际关系受到破坏等）、疼痛的表情（如面部表情扭曲、惊恐和呻吟等）。多项研究基于对疼痛行为的观察和分析,建立了行为疼痛评估工具,为临床评估特殊患者的疼痛提供了客观依据。本节将重点介绍适用于儿童、认知障碍和危重症患者的行为疼痛评估工具;但要注意,这些工具不适用于使用肌松药物、瘫痪及无行为反应能力的患者。

尽管疼痛的主观体验和行为常高度相关,但两者不能混为一谈,患者的心理状态往往可掩盖其行为表现。由于不同个体的疼痛行为表现具有较大差异,通过观察患者行为所得到的疼痛评分并不完全等同于患者的感受。因而,当患者具有交流能力(包括言语和非言语交流能力)时,医务人员应将患者的主诉作为最重要的疼痛评估依据。

一、儿童疼痛评估工具

研究表明,儿童受到反复或强烈的疼痛刺激会出现荷尔蒙分泌紊乱,造成机体结构和功能的改变,并且有可能持续到成人阶段。医务人员应重视对儿童的疼痛评估,以便更好地控制其疼痛。但由于儿童,尤其是婴幼儿缺乏表达能力,不能应用自我报告型疼痛评估工具,因此如何做好儿童的疼痛评估对医务人员来说是一项挑战。

国外学者开发了不少适用于不同年龄段儿童的行为疼痛评估工具,如新生儿疼痛量表、早产儿疼痛评估量表、新生儿术后疼痛评估量表、儿童疼痛观察评分量表、FLACC 量表等。但在我国得到汉化及信效度测定的工具仅有 FLACC 量表(Face, Legs, Activity, Cry, Consolability Behavioral Tool,FLACC),因而本节主要介绍 FLACC 量表。

1997 年,美国密歇根大学(University of Michigan)Merkel 等研发的适用于 0~7 岁儿童术后疼痛的 FLACC 量表,已在国外广泛应用,并显示具有较好信效度。该量表由面部表情(Facial Expression)、腿部动作(Legs)、活动(Activity)、哭(Crying)、安慰(Consolability)5 项与疼痛行为相关的条目组成。每个条目内容的评分有 0、1、2 三个等级,总分为 0~10 分,得分越高表示疼痛越严重,总分 1~3 分为轻度疼痛,4~6 分为中度疼痛,7~10 分为重度疼痛。

我国刘明等于 2012 年汉化 FLACC 量表,形成中文版 FLACC 量表(表 3-7),并将该量表应用于接受手术治疗的 6~33 月龄的唇腭裂患儿。研究显示,中文版 FLACC 量表具有良好信效度。评定者间信度较好,Cronbach's α 系数为 0.745,整份量表的重测相关系数为 0.946,各条目重测相关系数为 0.868~0.955;总体内容效度为 1.000,量表各条目的内容效度指数均为 1.000;共提取了 1 个公因子,累计贡献率为 50.723%。

表 3-7　中文版 FLACC 量表

条目	0 分	1 分	2 分
面部表情	表情自然、微笑	偶尔皱眉、面部扭歪、表情淡漠	下颌常颤抖或紧咬
腿部动作	自然体位、放松	紧张、不安静	腿踢动或僵直不动
活动	正常体位、活动自如	局促不安、来回动	身体屈曲、僵直或急剧扭动
哭	没有	呻吟、呜咽、偶尔叫喊	持续哭、哭声大,经常抱怨
安慰	舒适放松	需抚慰、搂抱或对话,分散注意力可使其安慰	很难抚慰或使其舒适

FLACC 量表的应用案例:

患儿,男,孕 35^{+1}周早产,因气促、呻吟 1h 入院,诊断为新生儿呼吸窘迫综合征。出生体重 1980g,Apgar 评分:出生后 1min 8 分,出生后 5min 9 分,出生后 10min 9 分。测得 T 36.5℃,HR 150 次/min,R 60 次/min,SpO$_2$ 95%。神清,反应欠佳,气促,两肺呼吸音粗,心律齐,心音有力。采集动脉血时,患儿时而皱眉、呜咽,露出痛苦表情;腿部不自然,处于紧张状态;身体来回动,同时通过轻拍胸腹部可以使其安静。使用FLACC量表评估患儿在采血期间的疼痛得分,结果如下:偶尔皱眉——1分;腿部不自然,处于紧张状态——1分;身体来回动——1分;呜咽——1分;轻拍胸腹部可以使其安静——1分。患儿FLACC量表总分:5分。

二、认知障碍患者的疼痛评估工具

研究显示,大约有50%的老年痴呆患者会经常出现疼痛。认知障碍患者由于感知障碍、记忆力下降、交流障碍等因素,很难对疼痛进行准确的自我报告,因而应用自我报告型评估工具存在困难。此外,对该患者群体使用自我报告型疼痛评估工具会导致评估结果的偏差,因而需要采用行为疼痛评估工具,通过医护人员观察患者的行为表现进行疼痛评估。国外自20世纪90年代以来先后开发了多种适用于认知障碍患者的行为疼痛评估工具,但在我国得到汉化及信效度测定的工具并不多。本节主要介绍两种已在我国得到汉化及信效度检测的工具,分别为晚期老年痴呆患者疼痛评估量表(Pain Assessment in Advanced Dementia Scale,PAINAD)和老年痴呆患者DOLOPLUS-2疼痛评估量表。

(一)PAINAD

2003年,美国学者Warden等人研制了适用于晚期老年痴呆患者的PAINAD。该量表由呼吸(Breathing)、负面的声音表达(Negative Vocalization)、面部表情(Facial Expression)、身体语言(Body Language)、可安抚程度(Consolability)5项与疼痛行为相关的条目组成。每项评分0~2分,总分为0~10分。总分越高说明患者的疼痛程度越剧烈。完成该量表的评分时间大约需要5min。

我国彭美慈等于2007年汉化PAINAD,形成中文版晚期老年痴呆患者疼痛评估量表(Chinese Pain Assessment in Advanced Dementia Scale,C-PAINAD)(表3-8)。C-PAINAD的Cronbach's α系数为0.66,属于可接受的范围。

表3-8　中文版晚期老年痴呆患者疼痛评估量表(C-PAINAD)

分数 条目	0	1	2	评分
呼吸	正常	偶尔呼吸困难/短时期的换气过度	呼吸困难兼发出吵闹声响/长时期的换气过度/谦恩-史妥克士二氏呼吸(Cheyne-Strokes respirations)	
负面的声音表达	没有	偶尔呻吟/低沉的声音,带有负面的语气	重复性的叫嚷/大声呻吟/哭泣	
面部表情	微笑或无表情	难过/恐惧/皱眉头	愁眉苦脸	
身体语言	轻松	绷紧/紧张步伐/坐立不安	僵硬/紧握拳头/膝盖提起/拉扯或推开/推撞	
可安抚程度	无需安抚	通过分散注意力或触摸、安慰,可安抚患者	通过分散注意力或触摸、安慰,也不可安抚患者	
观察时间约5min			总分:	

C-PAINAD 的应用案例:

张大爷,78 岁,骨关节炎、慢性腰痛和脑卒中病史 3 年,新近出现左膝关节处皮肤撕裂伤。不能与人有效交流,无法定位环境,但似乎能认出照顾他的妻子。当护士为他换药时,表现为偶发呼吸困难,呻吟,愁眉苦脸,试图把腿挪开,且拒绝护士对其开展被动关节活动。应用 C-PAINAD 评分结果如下:"呼吸"条目 1 分,"负面的声音表达"条目 1 分,"面部表情"条目 2 分,"身体语言"条目 2 分,"可安抚程度"条目 1 分,总分 7 分。

(二)老年痴呆患者 DOLOPLUS-2 疼痛评估量表

1995 年,法国和瑞士的老年病学专家小组对 DOLOPLUS 量表进行了修订,形成了 DOLOPLUS-2 疼痛评估量表。该量表的适用对象为中、重度老年痴呆患者,包括躯体反应(Somatic Reactions)、精神运动反应(Psychomotor Reactions)、心理社会反应(Psychosocial Reactions)3 个维度;下设 10 个条目,分别为躯体表现(Somatic Complaints)、静止时的保护性体位(Protective Body Postures Adopted at Rest)、对疼痛部位的保护(Protection of Sore Areas)、表情(Expression)、睡眠(Sleep Pattern)、洗漱/穿衣(Washing/Dressing)、活动性(Mobility)、交流(Communication)、社交生活(Social Life)、行为问题(Problems of Behaviour)。每个条目评分 0~3 分,总分 0~30 分,分值越大,表示存在疼痛相关的行为越多。评分≥5 分者,表示可能存在疼痛。

我国李茶香等于 2009 年汉化 DOLOPLUS-2 量表形成中文版 DOLOPLUS-2 量表(表 3-9)。其 Cronbach's α 系数为 0.813,分半信度为 0.777,与 VRS 评分有显著相关性,因子分析的方差贡献率为 61.274%,信效度良好。

表 3-9　中文版 DOLOPLUS-2 量表

躯体反应		分数
1.躯体表现	无躯体表现	0
	仅在询问时才有躯体表现	1
	偶尔不随意的躯体表现	2
	连续不随意的躯体表现	3
2.静止时的保护性体位	无保护性体位	0
	患者有时避免某种体位	1
	患者不断寻求保护性体位,并且有效	2
	患者不断寻求保护性体位,但无效	3
3.对疼痛部位的保护	无保护性动作	0
	有保护性动作但不干扰检查或护理	1
	有保护性动作并且抗拒检查或护理	2
	静止甚至无接触时,患者就采取保护性动作	3

续表

躯体反应		分数
4.表情	平时的表情	0
	接触时有痛苦表情	1
	未接触就有痛苦表情	2
	持续且异常木然的目光(无声、凝视、毫无表情)	3
5.睡眠	睡眠正常	0
	入睡困难	1
	频繁醒来(烦躁不安)	2
	失眠并影响正常生活	3
精神运动反应		
6.洗漱/穿衣	平时能力未受影响	0
	平时能力受轻微影响(小心翼翼但能完成)	1
	平时能力受严重影响(费力且不能完成)	2
	患者拒绝,洗漱/穿衣不能进行	3
7.活动性	平时的活动及能力无影响	0
	平时活动减少(患者避免某些运动,减少步行距离)	1
	平时的活动及能力减少(即使有人帮助,患者也减少了运动)	2
	患者拒绝活动,劝说无效	3
8.交流	无变化	0
	增加(患者异常要求他人的关注)	1
	减少(患者与外界隔绝)	2
	缺乏或拒绝任何形式的交流	3
9.社交生活	正常参加每项活动(吃饭、娱乐、治疗)	0
	仅在要求时才参加活动	1
	有时拒绝参加任何活动	2
	拒绝参加任何活动	3
10.行为问题	行为正常	0
	重复的反应性行为问题	1
	持久的反应性行为问题	2
	持久的行为问题(无任何外界刺激)	3

三、成人危重症患者的疼痛评估工具

研究证实,各种操作引起的不适及疼痛等是危重症患者的主要不良记忆之一。82%心脏术后患者称疼痛是其在 ICU 期间创伤性记忆的主要内容,且重度疼痛发生率为 49.5%。由于疾病治疗的需要,ICU 患者常处于机械通气或镇静状态,对这类患者进行疼痛评估时,常不能获得其主诉,宜使用行为疼痛评估工具。

目前国际上较为常用的成人危重症患者的客观疼痛评估工具包括行为疼痛量表(Behavioral Pain Scale,BPS)、重症监护疼痛观察工具(Critical-care Pain Observation Tool,CPOT)、非语言成人疼痛评估量表(Nonverbal Adult Pain Assessment Scale,NVPS)、非语言疼痛评估工具(Nonverbal Pain Assessment Tool,NPAT)等。Gelinas 等对成人危重症患者行为疼痛评估工具的系统评价显示,BPS 和 CPOT 是信效度较好、应用较广的客观疼痛评估工具,且已得到美国重症医学会(Society of Critical Care Medicine,SCCM)等多机构联合推出的临床实践指南的推荐使用。在我国,BPS 和 CPOT 也得到了汉化和信效度测定,并且已经在临床得到较广泛使用。本节就三种常用的成人危重症患者客观疼痛评估工具进行介绍。

(一)CPOT

2006 年,加拿大学者 Gelinas 等设计了 CPOT,该量表只有 1 个行为维度,包括 4 个测量条目,分别为面部表情、肢体活动、肌肉紧张度和通气依从性,每个条目根据患者的反应情况分别赋予 0~2 分。评估患者的疼痛程度时,将 4 个条目的得分相加,总分为 0~8 分,总分越高说明患者的疼痛越剧烈。

我国李青栋于 2012 年汉化了 CPOT(表 3-10),并证实其在气管插管危重症成人患者的疼痛评估中,具有良好的信度和效度,评分者间信度指标 Kappa 系数为 0.71,重测信度为 0.81~0.92,以 CPOT 评分>3 分为判定疼痛的临界值,敏感度为 75.4%,特异度为 64%。陈杰于 2015 年将 CPOT 应用于非气管插管患者中,结果显示量表的 Cronbach's α 系数为 0.903,评定者间信度为 0.864~0.986。

表 3-10　中文版重症监护疼痛观察工具(CPOT)

指　标	条　目	描　述	得分
1.面部表情	放松,自然	无肌肉紧张表现	0
	表情紧张	皱眉、眉毛下垂、眼窝紧缩、轻微的面肌收缩或其他改变(如操作中睁眼或流泪)	1
	痛苦的表情	出现上述所有面部运动,并有眼睛紧闭(可以表现为张口或紧咬气管插管)	2
2.肢体活动	没有活动或正常体位	根本不动或正常体位	0
	防卫活动	缓慢谨慎地移动,触摸或摩擦痛处,通过活动寻求关注	1
	烦躁不安	拉扯导管,试图坐起,肢体乱动或翻滚,不听指令,攻击医务人员,试图爬离床	2
3.肌肉紧张度	放松	对被动运动无抵抗	0
	紧张,僵硬	对被动运动有抵抗	1
	非常紧张或僵硬	强烈抵抗,无法完成被动运动	2

指 标	条 目	描 述	得分
4.机械通气的顺应性(插管患者)	耐受	无报警,通气顺畅	0
	咳嗽但可耐受	呛咳,可触发报警但自动停止报警	1
	人机对抗	不同步抵抗呼吸机,频繁引起报警	2
或者发声(拔管患者)	言语正常或不发声	说话音调正常或不发声	0
	叹息,呻吟	叹息,呻吟	1
	喊叫,啜泣	喊叫,啜泣	2
总分			

(二)BPS

BPS 由法国学者 Payen 等于 2001 年专为危重症患者的疼痛评估而研究设计。该量表只有 1 个行为维度,包括 3 个测量条目:面部表情、上肢活动和通气依从性。每个条目根据患者的反应情况分别赋予 1～4 分。评估患者的疼痛程度时,将 3 个条目的得分相加,总分为 3～12 分,总分越高说明患者的疼痛程度越剧烈。护士使用 BPS 完成疼痛评估约需要 2～5min。中国台湾 Chen 的研究表明,BPS 用于内科 ICU 气管插管患者的疼痛评估时可靠有效。

Payen 2001 版 BPS 的 3 个测量条目限制了其在非插管又不能主诉疼痛的患者中的使用。因此,Chanque 等对 Payen 版量表进行了发展,将"通气依从性"条目更换为"发声",另外两个条目保留不变,发展成为 BPS-NI(Behavioral Pain Scale-Non Intubated),使其适用于非气管插管患者。该量表中的每个条目同样根据患者的反应情况分别赋予 1～4 分。评估患者的疼痛程度时,将 3 个条目的得分相加,总分为 3～12 分,总分越高说明患者的疼痛越剧烈。

2015 年,我国张萍等将 Payen 2001 版 BPS 汉化为中文版 BPS(表 3-11),并进行了信效度测定。结果显示,中文版 BPS 的内容效度为 1,评分者间信度为 0.914,重测信度为 0.925,并具有良好的区分效度和效标效度。

表 3-11 中文版疼痛行为量表(BPS)

观察指标	描 述	评分
面部表情	表情放松	1
	部分紧绷(如皱眉)	2
	完全紧绷(如眼睛紧闭)	3
	面部扭曲	4
上肢活动	没有活动	1
	部分弯曲	2
	完全弯曲且手指弯曲	3
	持续回缩	4

续表

观察指标	描 述	评分
呼吸机的顺应性	耐受呼吸机	1
	咳嗽但耐受	2
	人机对抗	3
	无法控制通气	4
总分：		

BPS 的应用案例：

王大爷,67 岁,左侧基底节脑出血,BP 140/90mmHg,T 36.8℃,R 11 次/min,气管内插管,机械通气,意识清醒。护士为其翻身时,患者出现皱眉、呛咳等反应,左手握拳,呼吸机尚未出现报警状态。应用 BPS 评分结果如下:"面部表情"2 分,"上肢活动"3 分,"呼吸机的顺应性"1 分,总分 6 分。

（三）修订版成人非言语疼痛量表（Revised Adult Nonverbal Pain Scale，NVPS-R）

研究表明,疼痛程度与生理指标变化（心率、血压、呼吸、血氧饱和度、瞳孔大小等）存在某种有规律的联系。

NVPS 由 Odhner 等在 2003 年为气管插管和镇静的创伤患者的疼痛评估而设计。该量表包括 3 个行为条目（面部表情、活动运动、身体姿势）和 2 个生理指标条目（收缩压、心率和呼吸频率；皮肤、瞳孔反应、出汗、脸红、苍白）。但研究表明 NVPS 量表过多地依赖生理指标,在条目内容或条目设置方面存在问题。故 Wegman 等将原版 NVPS 量表中的生理指标（皮肤情况、瞳孔对光反射、面色）替换为呼吸情况（血氧饱和度、呼吸频率、呼吸机报警）,形成 NVPS-R。每个条目分别赋予 0~2 分,评估患者的疼痛程度时,将 5 个条目的得分相加,总分为 0~10 分,总分越高说明患者的疼痛越剧烈。

2014 年,天津医科大学张晶在硕士论文中将 NVPS-R 汉化为中文版 NVPS-R（表3-12）,并进行了信效度测定。但文献检索未见其在国内杂志上公开发表。研究结果显示:中文版 NVPS-R 具有良好的信效度,Cronbach's α 为 0.802,组内相关系数为 0.809~0.974,各条目与总分间的相关系数为 0.665~0.835；量表的内容效度比为 0.90；因子分析产生 1 个公因子,贡献率为 61.536%,各条目均有较高的因子负荷且前三个因子的累积贡献率超过 85%；量表评估值与标准值的相关系数为 0.911。

表 3-12　中文修订版成人非言语疼痛量表（NVPS-R）

项目	0 分	1 分	2 分
面部表情	表情自然/微笑	偶尔鬼脸表情,流泪,皱眉,皱额头	频繁鬼脸表情,流泪,皱眉,皱额头
活动运动	静卧,姿势正常	动作缓慢谨慎,通过动作寻求关注	不安、躁动和（或）退缩移动
保护动作	静卧,手指未指向身体某部分	紧绷,夹紧身体	僵直,僵硬

续表

项目	0分	1分	2分
生理指标	生命体征平稳	以下几点中任一项： · SBP＞20mmHg · HR＞20 次/min	以下几点中任一项： · SBP＞30mmHg · HR＞25 次/min
呼吸情况	RR/SpO₂ 平稳于基础值,适应呼吸机	RR＞基础值＋10 SpO₂ 降低 5% 机械通气中度不同步	RR＞基础值＋20 SpO₂ 降低 10% 机械通气严重不同步

注:心率(Heart Rate,HR);呼吸频度(Respiratory Rate,RR);收缩压(Systolic Blood Pressure,SBP);血氧饱和度(Pulse Oximetry,SpO₂)。

(黎晓艳、成燕、陈佳佳、童莺歌)

小　结

　　疼痛评估是每名护士都必须掌握的基本临床护理技能。本章第一节对疼痛评估的对象、方法和内容进行了陈述。第二节和第三节分别介绍了自我报告型疼痛评估工具和行为疼痛评估工具。虽然疼痛和体温、脉搏、呼吸、血压一起被列为五大生命体征,但因为疼痛的主观特性,对疼痛的评估和测量,较其他四项生命体征的测量更具挑战性。护理人员在扎实掌握疼痛评估的知识和技能的基础上,在临床工作中还需要根据患者的个体特征,恰当地运用评判性思维,才能较好地完成疼痛评估。

　　由于疼痛是个体的主观感受,患者的自我报告是疼痛评估的金标准。护士要鼓励患者主动叙述疼痛感受,积极参与疼痛评估。对于能够交流(包括言语和非语言交流)的患者,须应用自我报告型疼痛评估工具开展评估。单维疼痛评估工具(VAS、NRS、VRS 和 FPRS)用于测量疼痛的强度。在临床上,单维疼痛评估工具因其简单易用而最为常用。但是,由于疼痛是个体的一种多重体验,多维疼痛评估工具(如 SF-MPQ、BPI)可用于测量疼痛对患者的情感、日常生活、社会关系等多个方面的影响,但它们的使用比较复杂耗时。在临床实践中,应根据患者情况和应用环境,选择适用的多维疼痛评估工具。

　　通过观察面部表情、躯体动作等指标,可为评估患者是否经历疼痛及疼痛的剧烈程度提供线索。但是通过行为观察所得的评估结果,并不完全等同于患者的主观感受,且行为疼痛评估工具不适用于对疼痛无行为反应能力的患者。因而,只有在患者丧失交流能力(包括言语和非言语交流能)时,才考虑应用行为疼痛评估工具。此外,患者在疼痛时,可能会出现生理指标(如心率、呼吸、血压等)的变化,但生理指标的改变不是疼痛所特有的,它们可能是其他状况(如低血容量)的共有表现。生理指标评估法是疼痛评估最不敏感的方法,其可靠性低于患者自我报告法和行为观察法。

(一)与疼痛评估相关的注意事项

　　1.关于疼痛评估工具的选择标准

　　工欲善其事,必先利其器。随着疼痛医学的发展,当前可供选择的疼痛评估工具较多。在临床护理实践中,应选择合适的疼痛评估工具。疼痛评估工具的选择标准包括:①评估工具需具有良好的信效度,易被重复利用(如足够便宜,可一次性使用)或被多份复制。②可翻译成多种语言,适用于不同文化背景的患者。③能够轻易且快速地被患者理解,受到患者喜爱。④能够在短时间内完成评估,易于评分和记录。

2.对同一名患者在整个住院过程中,使用同一种自我报告型疼痛评估工具

为了避免反复宣教不同的工具用法使患者产生混淆,建议对具有交流能力的患者,在整个住院过程中使用同一种自我报告型疼痛评估工具。此外,由于疼痛管理是一个动态发展过程,使用同一种疼痛评估工具有利于更准确地比较前后镇痛效果。

3.在同一家医院范围内使用标准化的疼痛评估工具

应用标准化的疼痛评估工具是医护团队有效交流的基础,是镇痛治疗在不同部门间标准化及持续开展的保证。建议在医院内(包括急诊、门诊和住院)使用标准化的疼痛评估工具。医护人员在向患者宣教疼痛评估工具时,也应使用统一的宣教用语。

4.疼痛评估应持续、动态地开展

如同高血压患者动态测量血压和糖尿病患者动态监测血糖一样,疼痛评估也是动态、持续的过程。目前我国对于疼痛评估的频度尚无统一规定。有些医院将疼痛作为第五项生命体征,规定护士在每次评估患者时,都应关注患者的疼痛变化。疼痛评估的频度,应根据患者的疼痛剧烈程度、对疼痛的反应、所接受的镇痛方式及病情而定。在患者疼痛未得到良好控制时,护士应密切评估疼痛及镇痛治疗效果,直至疼痛得到有效控制。

在给予镇痛药物后,护士需根据给药途径和药物起效时间,决定疼痛再评估的时间。如考虑在非消化道途径给予镇痛药物后 30min,口服途径给予镇痛药物后 1h,再次进行疼痛评估。

(二)疼痛评估中的常见错误观念及修正(表3-13)

表3-13 疼痛评估中的常见错误观念及修正

错误观念	修正后的观念
医务人员是患者是否疼痛及疼痛剧烈程度的最佳评判者	患者是疼痛的主体。患者的主诉是疼痛评估的金标准
医务人员应该根据个人想法和信念判断患者的疼痛状态	不同医务人员有不同的镇痛理念和观点,这往往导致了不一致的疼痛评估以及不恰当的疼痛管理。将患者的主诉作为疼痛评估的金标准十分必要
医务人员必须相信患者的所有疼痛主诉	医务人员不必不加分析地相信患者的所有疼痛主诉,但必须接受和尊重患者的疼痛主诉并进行恰当的评估和治疗。医务人员有权表达个人意见,但这些意见不能指导专业临床实践
在不同个体之间,相似的伤害性刺激会产生类似的疼痛。不同个体的痛阈相同	目前缺少研究结果支持"统一痛阈"。不同个体之间,相似的刺激不会导致完全相同的疼痛。当一人感到中度疼痛时,另一人可能感受到剧烈疼痛
使用阿片类药物后,有必要再次评估患者的疼痛。如果患者在睡觉,没有必要叫醒他	睡觉并不意味着不痛。在镇痛干预被确定有效、安全之前,应该唤醒患者以进行疼痛的再评估。尤其在患者使用阿片类药物之后,我们要确定患者是"正常入睡"还是因为药物过量发生了过度镇静
VAS是临床疼痛评估的首选量表	对于具有言语交流能力和一定抽象思维能力的患者,NRS较VAS更佳,因为NRS更容易解释,测量和记录也更方便。VAS较NRS抽象,且要求患者具有上肢活动能力,因而不是临床疼痛评估的首选量表

续表

错误观念	修正后的观念
认知障碍的老年患者无法使用 NRS、FPRS、VRS 等进行疼痛评分	使用恰当的疼痛评估工具(如"0-5"6 等级 NRS)并且给予患者足够的时间接受交流信息并做出回应,部分认知障碍的老年患者能正确使用 NRS、FPRS、VRS 等疼痛评估工具
认知障碍患者,特别是不能自述疼痛的患者感受到的疼痛不如认知功能正常的患者剧烈	研究显示老年痴呆患者的疼痛传递和感知过程无异于常人,认知损害仅导致患者有关疼痛的自述减少
气管插管患者无法使用自我报告型疼痛评估工具	有些气管插管患者虽然无法进行口头主诉,但仍可以通过肢体动作(如点头、眨眼等)表达疼痛,因而他们可使用自我报告型疼痛评估工具

【知识链接】

案例一:安德鲁,男,25 岁,腹部术后 1d。当你走入他的病房时,他朝你微笑,然后继续和来访者们聊天及开玩笑。评估结果如下:BP 120/80mmHg,HR 80 次/min,R 18 次/min,在 0—10 的疼痛标尺上(0=无痛,10=剧痛)安德鲁给自己的疼痛评分为 8 分。你需要在病历上记录患者的疼痛评分。请你在疼痛评分标尺上圈出安德鲁的疼痛评分。

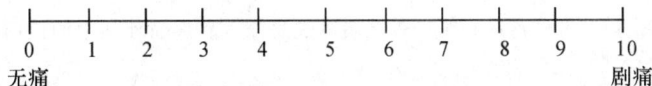

```
├──┼──┼──┼──┼──┼──┼──┼──┼──┼──┤
0   1   2   3   4   5   6   7   8   9   10
无痛                                    剧痛
```

案例二:罗布特,25 岁,男,腹部术后 1d。当你走进他的病房时,他正静静地躺在病床上休息,你注意到他在翻身时脸上浮现出痛苦的表情。评估结果如下:BP 120/80mmHg,HR 80 次/min,R 18 次/min,在 0—10 的疼痛标尺上(0=无痛,10=剧痛)罗布特给自己的疼痛评分为 8 分。你需要在病历上记录患者的疼痛评分。请你在疼痛评分标尺上圈出罗布特的疼痛评分。

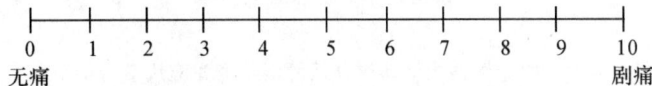

```
├──┼──┼──┼──┼──┼──┼──┼──┼──┼──┤
0   1   2   3   4   5   6   7   8   9   10
无痛                                    剧痛
```

这是有关疼痛评估的两个经典案例。研究表明,仅 38.97% 和 59.15% 的护士能正确回答上述两题。虽然很多护士明白"患者的自我报告是疼痛评估的金标准",但在临床工作中,他们在接受及记录患者的自我疼痛报告时,仍受到患者的行为、年龄、生命体征等多种因素的影响。

(童莺歌、陈易)

参考文献

[1] 童莺歌,叶志弘.浙江省 4 家三级医院护士疼痛管理知识和态度的调查与分析[J].护理与康复,2010,9(9):747-752.

[2] 童莺歌,叶志弘.《疼痛管理知识和态度的调查》问卷的汉化及应用测试研究[J].中国实用护理杂志,2010,26(4):66-68.

[3] 成燕,童莺歌,刘敏君,等.手术后患者活动性疼痛的护理评估现状[J].中国实用护理杂志,2015,31

（7）：481-485.

[4] 李荼香,刘雪琴. 中文版 Doloplus-2 量表用于老年痴呆患者疼痛评估的测试研究[J]. 护理学报,2009,16(3):11-14.

[5] 彭美慈,锺佩雯,梁颖琴,等.中文版晚期老年痴呆症疼痛评估量表的初步评价[J].中华护理杂志,2007,42(8):677-680.

[6] 张萍,夏黎瑶,刘慧.中文版疼痛行为量表的信效度研究[J].护理研究:上旬版,2015,29(3):884-885.

[7] 陈杰,杨晓红,路潜,等.中文版重症监护疼痛观察工具在非气管插管患者中应用的信效度研究[J].中华护理杂志,2015,50(9):1132-1136.

[8] 李青栋,万献尧.中文版 ICU 患者疼痛观察工具的修订应用及信效度检验[C].中华医学会第五次全国重症医学大会论文汇编,2011.

[9] 李君,冯艺,韩济生,等.中文版简版 McGill 疼痛问卷-2 的制定与多中心验证[J].中国疼痛医学杂志,2013,19(1):42-46.

[10] 高丽萍,陈典璇,韩富莲,等.中文版简明疼痛量表在癌症患者中内在一致性和重测信度分析[J].军医进修学院学报,2010,31(10):1009-1011.

[11] Wang X S, Mendoza T R, Gao S Z, et al. The Chinese version of the Brief Pain Inventory (BPI-C): its development and use in a study of cancer pain[J]. Pain, 1996, 67(2-3):407-416.

[12] 张晶.中文修订版成人非言语疼痛量表应用于危重症患者的研究[D].天津:天津医科大学,2014.

[13] 刘莹,刘天婧,王恩波.不同年龄段儿童疼痛评估工具的选择[J].中国疼痛医学杂志,2012,18(12):752-755.

[14] 刘明,陈利琴,郑佳丽.儿童疼痛行为量表在唇腭裂患儿术后疼痛评估中的应用及其信效度[J].解放军护理杂志,2012,29(13):20-22.

[15] 贺芳,李漓.新生儿疼痛评估进展[J].护理学报,2014,21(20):30-33.

[16] Tong Y G, Konstantatos A H, Cai F Z, at al. A cross-sectional exploratory survey of knowledge, attitudes and daily self-reported pain assessment practice among nurses in Mainland China[J]. Pain Med,2013,14(10):1468-1476.

[17] 成燕,童莺歌,刘敏君,等.术后活动性疼痛护理评估对疼痛管理质量的影响[J].中华护理杂志,2015,50(8):924-928.

[18] 童莺歌,刘敏君,刘冬华,等.5 所三级医院术后疼痛管理质量评价分析[J].中华医院管理杂志,2013,29(1):24-28.

[19] 童莺歌,成燕,郑红葵,等.四等级功能活动评分法的信效度和应用效果研究[J].护士进修杂志,2016,30(11):968-971.

[20] 陈佳佳,童莺歌,刘冬华.国内外 5 项疼痛管理质量评审标准的比较[J].护理学杂志,2016,31(11):56-60.

[21] 童莺歌,成燕,刘东华,等.术后疼痛护理评分与患者静息性及活动性疼痛自评结果的比较[J].护理学杂志,2015,30(6):15-18.

【练习题】

1.请简述疼痛评估的意义。

2.请以列表的形式简要回答疼痛评估的八大要素及各要素的内容。

3.请简述 FLACC 量表的内容、分级及适用对象。

4.请简述疼痛行为量表(BPS)的内容。

5.请简述疼痛评估的相关注意事项。

6.赵某,男,65岁,小学文化,胆总管切开探查取石术后1d。请患者坐起检查,他断然拒绝:"我连翻身都动不了,实在太痛了!"护士问患者:"0分代表无痛,10分代表剧痛,从0分到10分,你现在疼痛有几分?"患者一脸茫然。护士再次解释疼痛评估方法。家属听懂了,又用家乡话向他复述了一遍。患者说:"5分钟"。如果你是主管护士,请谈一下你的疼痛评估宣教策略。

【在线视频】

二维码 3-1　疼痛强度评估工具

二维码 3-2　多维疼痛评估工具

二维码 3-3　行为疼痛评估工具

二维码 3-4　一例疼痛评估个案的分享

二维码 3-5　护士疼痛评估循证护理实践问卷

第四章　疼痛治疗的常用药物

【学习目标】

理论要点

1. 了解常见疼痛治疗药物的分类。

2. 了解常用疼痛治疗药物的药理作用。

3. 了解常用疼痛治疗药物的适应证。

技能要点

1. 掌握常见疼痛治疗药物的用法和用量。

2. 了解常见疼痛治疗药物的不良反应和用药注意事项。

【案例导入 4-1】

　　患者,58 岁,男性,胰腺癌术后复发腹腔广泛转移(含胃壁转移),诉上腹部和腰背部疼痛,服用阿片类药物止痛效果不佳,且伴有头昏、恶心,患者拒绝使用阿片类药物。外科医生给予氟比洛芬酯注射液治疗后疼痛缓解明显。之后患者坚持要求持续使用氟比洛芬酯止痛治疗。用药 6 周后患者出现柏油样便,血红蛋白降低。胃镜检查发现胃大弯处有一肿瘤转移灶,局部溃疡出血。立即停用氟比洛芬酯,给予止血治疗后出血停止。改用阿片类药物止痛治疗,但止痛效果不佳,伴头昏和恶心呕吐。在患者强烈要求下,外科医生再次给予氟比洛芬酯止痛治疗。4 周后,患者突然出现上腹部剧烈疼痛和板状腹。针对这个病例,作为一名护士,分析该患者可能发生了什么情况? 应该采取哪些护理措施?

　　药物治疗是疼痛管理中最常用的干预措施。执行药物治疗医嘱及给药后进行病情观察和评估是护理工作的基本内容之一。护理人员必须充分具备镇痛药物知识,才能安全优质地开展药物治疗的护理工作。常用的镇痛治疗药物可分为解热抗炎镇痛药、阿片类药物、抗惊厥药、抗抑郁药、局部麻醉药和其他可用于疼痛治疗的药物。镇痛药物种类繁多,相关文献和资料浩如烟海,限于篇幅,本章除系统阐述各类镇痛药物的药理学机制外,对于具体的药物仅简要归纳其独特的药理学特点和临床用药注意事项,共性之处不再赘述。

（田素明）

第一节　解热抗炎镇痛药

一、解热抗炎镇痛药概述

解热抗炎镇痛药又名非甾体抗炎镇痛药（Non-Steroid Anti-Inflammatory Drugs，NSAIDs）。NSAIDs 主要通过抑制环氧化酶（COX 酶），从而抑制花生四烯酸转化为前列腺素（PG）和血栓素 A_2（TXA_2）。在炎症部位，前列腺素 I（PGI）使局部血管扩张导致组织充血肿胀，前列腺素 E（PGE）诱发局部痛觉敏化，导致炎症部位出现红肿热痛等症状。当 COX 酶被 NSAIDs 抑制后，PG 的合成减少，从而缓解红肿热痛等症状。

COX 酶有 COX-1 和 COX-2 两种同工酶。其中 COX-1 存在于胃壁、肾、血小板等组织和细胞内，参与相应器官的生理活动。例如，胃黏膜中的 COX-1 诱导合成的 PG 可促进胃壁血流，增加黏液和 HCO_3^- 分泌，从而保护胃黏膜不受胃液损伤并维持正常胃肠功能。既往认为，COX-2 仅在炎症和损伤时表达升高，只参与炎症和疼痛等病理过程，不参与正常生理活动的调节；近年的研究和临床证据显示，COX-2 诱导的 PG 也参与众多的生理过程。例如，血小板内的 COX-1 能诱导产生 TXA_2，使血小板聚集和血管收缩，可促进血栓的形成，其与 COX-2 诱导合成的具有抑制血小板凝聚作用的前列腺素 I_2（PGI_2）相互拮抗，协同保持人体出血与凝血的平衡；肾脏组织内同时具有 COX-1 和 COX-2，它们共同维护肾小球和肾小管的生理功能。

按照 NSAIDs 对 COX 酶的选择性作用，NSAIDs 分为三类：①非选择性 COX 抑制剂。对 COX-1 和 COX-2 的抑制能力无显著差别，如布洛芬、双氯芬酸钠和吲哚美辛等。②选择性 COX-2 抑制剂。在临床用药剂量下对 COX-1 无抑制或抑制能力较弱，对 COX-2 的抑制强度是 COX-1 的数十倍至数百倍，如塞来昔布、依托考昔或帕瑞昔布等。③选择性 COX-1 抑制剂。在临床用药剂量下对 COX-2 无抑制或抑制能力较弱，对 COX-1 的抑制强度是 COX-2 的数倍至数百倍。阿司匹林是典型选择性 COX-1 抑制剂，小剂量阿司匹林常用来预防血栓性疾病。

二、NSAIDs 的药理作用

（一）解热作用

NSAIDs 可使发热患者体温下降至正常，但不影响正常人体温。感染疾病或其他原因产生的内热源使体温调节中枢的 PG 合成及释放增加，PG 使体温调定点上移。身体通过增加产热和减少散热使体温升高，达到较高的体温调定点，使体温超过 37℃，出现发热现象。NSAIDs 可抑制丘脑体温调节中枢的 COX 酶，减少 PG 含量，使体温调定点恢复正常，从而使患者体温恢复正常。

（二）镇痛作用

组织损伤和炎症发生时炎症细胞聚集，炎性细胞内的 COX 酶诱导合成大量的 PG，并释放到组织间隙内。PG 激活外周伤害感受器，使其敏感性增加，伤害性信号经脊髓上传至丘脑和大脑皮层,在中枢整合产生疼痛感觉。NSAIDs通过抑制PG合成,抑制伤害性感受器的激活和敏化,发挥镇痛作用。

(三)抗炎、抗风湿作用

本类药物中除对乙酰氨基酚外,均有较强的抗炎、抗风湿作用。其机制是抑制PG的合成,减少PG对缓激肽等致炎介质的增敏作用,减轻红肿热痛等炎症症状。

(四)血小板聚集调节作用

非选择性COX抑制剂抑制COX-1,使TXA_2生成减少。TXA_2在体内能促进血小板聚集,因此非选择性COX抑制剂有较强的抑制血小板聚集的作用,可预防血栓形成。COX-2介导下生成的前列腺素I_2(PGI_2)可拮抗TXA_2的促血小板凝聚作用,生理状态下与COX-1诱导合成的TXA_2相互拮抗,维持着血小板凝聚功能的平衡。临床中使用COX-2抑制剂时,PGI_2合成减少,此时COX-1未受抑制,TXA_2的合成未减少,造成血小板聚集作用失衡,导致血小板处于高凝聚状态。高凝聚状态的血小板更易在血管内皮表面形成血栓,从而启动动脉血管内皮细胞损伤和动脉粥样硬化的进程,加速动脉粥样硬化,导致心脑血管意外事件发生率激增。选择性COX-1抑制剂可选择性抑制COX-1,使TXA_2合成减少,而此时COX-2未受抑制,COX-2诱导的PGI_2保持较高水平,血小板凝聚能力受到抑制。因此,临床上可使用小剂量选择性COX-1抑制剂(如阿司匹林)抑制TXA_2生成,预防血栓形成。

三、NSAIDs的不良反应

(一)胃肠道系统

胃肠道副反应为NSAIDs最常见的不良反应,包括胃部不适、疼痛或胀气等,严重者可出现胃溃疡、出血,甚至穿孔。

(二)呼吸系统

呼吸系统过敏反应较少见。阿司匹林和其他NSAIDs可导致支气管痉挛并引起哮喘发作或其他呼吸道过敏反应。导致呼吸系统过敏反应的危险因素包括支气管哮喘、花粉热、鼻息肉或慢性呼吸道感染。有其他物质过敏史的患者应用NSAIDs容易出现过敏反应。

(三)肝肾系统

与用药剂量大小有关,剂量越大,导致肝肾功能损伤的可能性越大。轻症者可见肝肾功能异常,严重者可出现肝肾功能衰竭。

(四)心血管系统

选择性COX-2抑制剂可抑制PGI_2的合成,促进血小板聚集,加速血栓形成和动脉粥样硬化进程。非选择性NSAIDs也有类似不良反应,但选择性COX-2抑制剂相关的血栓、心肌梗死和脑卒中等心血管不良事件发生率高于非选择性COX抑制剂。

(五)神经系统

不良反应少见,如头痛、头晕、失眠、眩晕等。

(六)血液系统

非选择性COX抑制剂可抑制血小板聚集功能,影响凝血功能。某些NSAIDs可诱发血小板减少、白细胞减少和再生障碍性贫血等不良反应。

(七)皮肤

偶有瘙痒或风疹等,罕见致命和严重的皮肤不良反应,例如剥脱性皮炎、Stevens-

Johnson 综合征(SJS)和中毒性表皮坏死溶解症(TEN)等。

四、NSAIDs 的禁忌证

(1)有活动性消化道溃疡或出血,或既往曾有溃疡/出血的患者。

(2)严重血液学异常的患者(有可能引起血小板功能障碍,并使其恶化)。

(3)严重肝功能损害的患者(有可能加剧肝功能损害)。

(4)严重肾功能损害的患者(会出现急性肾功能不全、肾病综合征等不良反应)。

(5)重度心力衰竭的患者(引起浮肿,循环体液量增加,增加心脏负担)。

(6)对 NSAIDs 成分有过敏反应病史的患者。

(7)服用阿司匹林或其他 NSAIDs 后诱发哮喘、荨麻疹或过敏反应的患者。

(8)妊娠后三分之一孕程患者。

(9)禁用于冠状动脉搭桥手术(CABG)患者的围手术期疼痛治疗。

五、NSAIDs 应用注意事项

(1)避免与其他 NSAIDs(包括选择性 COX-2 抑制剂)合并用药。

(2)尽可能在最短治疗时间内使用最低有效剂量,使不良反应降到最低。

(3)既往有胃肠道病史(溃疡性结肠炎和克罗恩病)的患者应谨慎使用 NSAIDs,以免使病情恶化。当患者服用 NSAIDs 发生胃肠道出血或溃疡时,应立即停药。

(4)所有的 NSAIDs(阿司匹林除外)均可能有引起严重心血管血栓性不良事件、心肌梗死和脑卒中的风险。与非选择性 COX 抑制剂相比,选择性 COX-2 抑制剂的心血管风险相对较大。所有 NSAIDs 均可导致新发高血压或使已有的高血压症状加重。此外,NSAIDs 可能会影响噻嗪类或髓袢利尿剂的疗效。有高血压和/或心力衰竭(如体液潴留和水肿)病史的患者应慎用。

(5)NSAIDs 可能引起致命的皮肤不良反应,例如剥脱性皮炎、Stevens-Johnson 综合征(SJS)和中毒性表皮坏死溶解症(TEN)。

(6)服用 NSAIDs 期间,有视觉障碍、头晕、眩晕、嗜睡或其他中枢神经系统紊乱的患者应当避免驾驶或操作机械。

(7)同时使用糖皮质激素类药物、抗凝药物、抗血小板药物或选择性 5-羟色胺再摄取抑制剂时,消化道溃疡和出血的风险会增加。

(8)双氯芬酸钠可加剧肝功能损害。长期服用本品时,应预防性监测肝脏功能。处于肝病活动期或肝功能恶化者,或有嗜酸粒细胞增多、皮疹等其他表现时,应停用 NSAIDs。使用双氯芬酸钠时,可在没有任何前驱症状情况下发生肝炎,肝卟啉症患者更应注意。

(9)体液潴留和浮肿与 NSAIDs 治疗存在关联。心肾功能不全、高血压病史、老年患者、接受利尿药或显著影响肾功能药物治疗的患者、细胞外容量不足的患者,用药时应特别小心。作为预防措施,上述患者使用 NSAIDs 时应监测肾功能。NSAIDs 造成的肾功能影响通常在停药后可恢复到治疗前状态。

(10)长期使用 NSAIDs 可抑制血小板凝聚(尤其是选择性 COX-1 抑制剂),凝血障碍的患者使用 NSAIDs 时应密切监护凝血功能。

(11)妊娠期前六个月内禁止使用 NSAIDs。妊娠最后三个月,由于其可能引起动脉导管、卵圆孔过早闭合和子宫收缩无力,更应禁用 NSAIDs。

(12)老年人,特别是身体虚弱和体重过低的患者应给予最低有效剂量。

阿司匹林

【适应证】

(1)抑制血小板聚集:用于抗凝,防治血栓性疾病。

(2)解热、镇痛:

①缓解轻度或中度疼痛,如头痛、偏头痛、牙痛、神经痛、肌肉痛及痛经等。

②缓解感冒引起的发热、咽喉痛。

③用于多种急慢性发热性疾病的解热治疗。

(3)抗炎、抗风湿:用于风湿热、风湿性关节炎、系统性红斑狼疮性关节炎和胸膜炎。

(4)儿科:用于皮肤黏膜淋巴结综合征的治疗。

【用法与用量】

(1)口服解热、镇痛:一次 0.3～0.6g,3 次/d,必要时每 4h 一次。

(2)抗炎、抗风湿:一次 0.3～0.6g,3～6 次/d,口服。

(3)抑制血小板聚集:75～150mg/次,1 次/d,急性心肌梗死或做血管重建手术时,开始用较高剂量(160～325mg/d)负荷量,以后改为常用的低剂量。

【注意事项】

使用阿司匹林时除了应注意 NSAIDs 共有的注意事项外还应注意:

(1)严重葡萄糖-6-磷酸脱氢酶(G-6-P-D)缺乏症患者,可致溶血或者溶血性贫血。

(2)低剂量阿司匹林减少尿酸的消除,诱发痛风。

对乙酰氨基酚

【适应证】

(1)用于中、重度发热的解热治疗。

(2)缓解轻、中度疼痛,如头痛、肌痛、关节痛等,为轻、中度骨关节炎的首选止痛药。

【用法与用量】

(1)成人 0.3～0.6g/次,3～4 次/d,口服,一日总量≤2g;解热治疗时间不超过 3d;镇痛治疗不超过 10d。

(2)儿童 10～15mg/(kg·次),每隔 4～6h 一次,或 1.5g/(m²·d),每隔 4～6h 1 次;12岁以下儿童每 24h 不超过 5 次量。儿童解热用药一般不超过 3d,镇痛疗程遵医嘱。

(3)骨关节炎:成人应用缓释片 0.35～0.65g/次,每隔 8h 一次。一日最大剂量不超过2g,疗程按医嘱。

【不良反应】

胃肠道副作用较其他 NSAIDs 轻,每日超过 4g 时有诱发坏死性肝炎可能,余同NSAIDs。

【注意事项】

对乙酰氨基酚常与其他药物组成复方,用药时要注意每日总量不超过 2.0g,以免过量。

吲哚美辛

【适应证】

用于缓解轻、中、重度风湿病的炎症疼痛、急性骨骼肌损伤、急性痛风性关节炎、痛经等疼痛,亦可用于高热的对症解热。

【用法与用量】

(1)抗风湿:25～50mg/次,2～3 次/d,餐后服用,每日≤150mg。关节炎患者如有持续性夜间疼痛或晨僵,可在睡前给予栓剂 50～100mg 塞肛。

(2)抗痛风:25～50mg/次,3 次/d,直至疼痛缓解。

(3)痛经:25mg/次,3 次/d。

(4)解热:12.5～25mg/次,一日不超过 3 次。

(5)成人直肠给药:50～100mg/d,睡前塞肛。

(6)口服与直肠联合用药:一日最大剂量 150～200mg。

【注意事项】

本品可导致角膜沉着及视网膜改变(包括黄斑病变),遇有视力模糊时应立即做眼科检查。由于本品的毒副反应较大,治疗关节炎已不作首选用药。

布洛芬

【适应证】

(1)各种慢性关节炎的关节肿痛症状。

(2)各种软组织风湿疼痛,如肩痛、腱鞘炎、滑囊炎、肌痛及运动后损伤性疼痛等。

(3)急性轻、中度疼痛,如手术、创伤后、劳损痛、牙痛、头痛等。

(4)有解热作用,可用于解热治疗。

【用法与用量】

(1)抗风湿:0.4～0.6g/次,3～4 次/d。

(2)轻中度疼痛:0.2～0.4g/次,每隔 4～6h 一次,一日最大剂量为 2.4g。

(3)儿童用药:12 岁以下儿童 5～10mg/(kg·次),3 次/d。

洛索洛芬

【适应证】

(1)类风湿关节炎、骨关节炎、反应性关节炎、强直性脊柱炎、肩周炎、颈肩腕综合征和牙痛等。

(2)手术、外伤后及拔牙后的镇痛。

(3)急性上呼吸道炎症的解热和镇痛治疗。

【用法与用量】

(1)针对适应证"(1)及(2)"时:60mg/次,3次/d。

(2)针对适应证"(3)"时:60mg/次,2次/d,一日最大剂量为180mg。

氟比洛芬酯

【适应证】

术后镇痛及癌痛的治疗。

【用法与用量】

(1)50～100mg,每隔8～12h一次,缓慢静脉注射(1min以上)。

(2)100～200mg/d,患者静脉自控镇痛(PCIA)。

【禁忌证】

正在使用依洛沙星、洛美沙星和诺氟沙星的患者禁用氟比洛芬酯。

双氯芬酸钠

【适应证】

(1)类风湿关节炎、骨关节炎、脊柱关节病、痛风性关节炎或风湿性关节炎等各种慢性关节炎的急性发作期或持续性关节肿痛症状的治疗。

(2)软组织风湿性疼痛,如肩痛、腱鞘炎、滑囊炎、肌痛及运动后损伤性疼痛等。

(3)急性轻、中度疼痛,如手术、创伤或劳损疼痛,原发性痛经,牙痛,头痛等。

【用法与用量】

(1)成人用于关节炎,25～50mg/次,3次/d。

(2)缓释剂型:成人用于关节炎,75～100mg/次,1～2次/d,一日最大剂量为150mg。

(3)儿童常用量:肠溶片,0.5～2mg/(kg·d),一日最大剂量为3mg/kg,分3次口服。

(4)栓剂:直肠给药,成人每次50mg,50～100mg/d。

(5)乳胶剂:外用,3次/d。

吡罗昔康(贴剂)

【适应证】

用于骨关节炎、腱鞘炎、肌痛、骨关节痛、外伤后及骨折后引起的疼痛。

【用法与用量】

贴剂:贴敷于患处,1贴/48h。沐浴或出汗后可予以更换,每天1贴。使用时请清洁并使患处干燥。将贴片的背面揭开,轻轻按压于患处。

【注意事项】

本品系透皮吸收,血药浓度较低,不良反应较少,可用于对NSAIDs相对禁忌的患者。

美洛昔康

【适应证】

骨关节炎症状加重时的短期治疗,类风湿关节炎和强直性脊柱炎的长期治疗。

【用法用量】

(1)治疗骨关节炎疼痛:7.5mg/次,1次/d,如症状无改善,可增至15mg/次,1次/d。

(2)治疗类风湿关节炎、强直性脊柱炎:15mg/次,1次/d。

(3)老年类风湿关节炎和强直性脊柱炎长期治疗的推荐剂量为7.5mg/d。

尼美舒利

【适应证】

可用于慢性关节炎症(如类风湿关节炎和骨关节炎等)、手术和急性创伤后的疼痛和炎症、耳鼻咽部炎症引起的疼痛、痛经、上呼吸道感染引起的发热等症状的治疗。

【用法与用量】

(1)成人0.05～0.1g/次,2次/d,餐后服用。按病情的轻重和患者的需要,可以增加到0.2g/次,2次/d。

(2)儿童常用剂量为5mg/(kg·d),分2至3次服用。

【注意事项】

用于婴幼儿和儿童可引起严重致死性不良反应,建议慎用。

塞来昔布(西乐葆)

【适应证】

用于缓解骨关节炎、类风湿关节炎、强直性脊柱炎的肿痛症状,也用于缓解手术前后、软组织创伤等的急性疼痛。

【用法与用量】

(1)骨关节炎:200mg/次,1次/d;如需要,可增至200mg/次,2次/d。儿童不推荐使用。

(2)类风湿关节炎及强直性脊柱炎:200mg/次,1～2次/d。儿童不推荐使用。

(3)急性疼痛:首次剂量400mg,之后根据需要,2次/d,200mg/次。

三、禁忌证

因系选择性COX-2抑制剂,胃肠道副作用轻微,胃肠道禁忌相对放宽。

帕瑞昔布(特耐)

【适应证】

帕瑞昔布是伐地昔布的前体药物,为选择性环氧化酶-2(COX-2)抑制剂,用于手术后疼痛的短期治疗。

【用法与用量】

(1)推荐剂量为 40mg 静脉注射或肌内注射给药,随后视需要间隔 6～12h 给予 20mg 或 40mg,每天总剂量不超过 80mg。疗程不超过 3d。

(2)对于体重低于 50kg 的老年患者,帕瑞昔布的初始剂量应减至常规推荐剂量的一半,且每日最高剂量应减至 40mg。

(3)轻度肝功能损伤的患者不必减量。中度肝功能损伤的患者应慎用,剂量应减至常规推荐剂量的一半,且每日最高剂量降至 40mg。严重肝功能损伤患者禁用。

【禁忌证】

禁用于冠状动脉搭桥、已确诊的缺血性心脏疾病,外周动脉血管和/或脑血管疾病患者的术后疼痛治疗。

【注意事项】

建议临床连续使用不超过 3d。

依托考昔

【适应证】

本品为选择性 COX-2 抑制剂,适用于治疗骨关节炎急慢性期的症状和体征,也可用于治疗急性痛风性关节炎。

【用法与用量】

(1)用于骨关节炎的治疗,30mg/d,疗效不佳时可增至 60mg/d,最长疗程 4 周。

(2)用于急性痛风性关节炎治疗,推荐剂量为 120mg/次,1 次/d,最长使用 8d。

(3)肝功能不全:轻度肝功能不全患者(Child-Pugh 评分 5～6)和中度肝功能不全患者(Child-Pugh 评分 7～9),使用剂量不应超过 60mg/d,也可以考虑每日 30mg 的剂量。重度肝功能不全者(Child-Pugh 评分＞9),目前尚无临床或药代动力学资料。

(4)晚期肾脏疾病(肌酐清除率＜30ml/min)的患者不推荐使用本品。对于轻度肾功能不全(肌酐清除率≥30ml/min)患者不需要调整剂量。

【禁忌证】

禁用于冠状动脉搭桥、已确诊的缺血性心脏疾病、外周动脉血管和/或脑血管疾病患者的疼痛治疗。

(楼国东、赵杰蓉、田素明)

第二节　阿片类镇痛药

阿片类镇痛药也称作麻醉性镇痛药,泛指天然、合成、半合成及具有吗啡样性能的药物。部分阿片受体激动—拮抗剂也具有一定的镇痛作用,因而也被归为阿片类镇痛药。

一、阿片类镇痛药分类

1.按来源和化学结构分类

(1)阿片生物碱,如吗啡、可待因和罂粟碱等。

(2)半合成吗啡样镇痛药,如双氢可待因、丁丙诺啡、氢吗啡酮和羟吗啡酮等。

(3)合成阿片类镇痛药,依据化学结构不同可分为以下四类:

①苯哌啶类,如芬太尼、舒芬太尼和阿芬太尼等;

②二苯甲烷类,如美沙酮、右丙氧芬;

③吗啡烷类,如左啡诺、布托啡诺;

④苯并吗啡烷类,如喷他佐辛、非那佐辛。

2.按镇痛强度分类

(1)弱阿片类,如可待因,用于轻、中度疼痛和癌性疼痛的治疗。

(2)强阿片类,如吗啡、哌替啶或芬太尼等,用于全身麻醉的诱导和维持、术后止痛以及中到重度癌性疼痛和慢性疼痛的治疗。

二、阿片类镇痛药的临床药理

阿片类镇痛药须透过血脑屏障进入中枢神经系统与阿片受体结合才能发挥止痛作用。止痛效应除与药物剂量、强度相关外,还取决于药物相对分子质量、离子化程度、脂溶性和蛋白结合力。脂溶性高、相对分子质量小的药物有较高的血脑屏障通过率。非离子化阿片药物的脂溶性比离子化阿片药物的脂溶性高,故非离子化阿片药物透过血脑屏障的比率高,速度快。因此,相较于脂溶性低的阿片药物,非离子化脂溶性高的阿片药物通常起效快,镇痛作用更强。

阿片类镇痛药作用于中枢神经组织内神经细胞上的阿片受体,选择性地抑制某些兴奋性神经冲动的传递,从而解除对疼痛的感受和伴随的心理行为反应。阿片类受体按其激动后产生的效应不同,可分为 μ、κ、δ 三种类型。μ 受体又可分为 μ_1 和 μ_2 两种亚型。其中 μ_1 受体与脊髓以上水平的中枢镇痛、欣快感和依赖性有关;μ_2 受体激动可引起呼吸抑制、心动过缓、胃肠道运动抑制和恶心呕吐。κ 受体激动可产生脊髓水平镇痛和轻度呼吸抑制。δ 受体激动可镇痛,引起血压下降、缩瞳、欣快感和调控 μ 受体活性。

本类药物中最常用的 μ 受体激动剂主要临床药理作用如下:

(1)通过模拟内源性抗痛物质脑啡肽的作用,激动 μ 受体产生强大的镇痛作用。对所有疼痛均有效,对持续性钝痛效果强于间断性锐痛和内脏绞痛。

(2)在镇痛的同时有明显的镇静作用,改善疼痛患者的紧张情绪。

(3)可抑制呼吸中枢,降低呼吸中枢对二氧化碳的敏感性,对呼吸中枢抑制程度为剂量依赖性,过大剂量可导致呼吸衰竭而死亡。

(4)抑制咳嗽中枢,产生镇咳作用。

(5)使肠道平滑肌张力增加而致便秘;使胆道、输尿管、支气管平滑肌张力增加。

(6)促进内源性组胺释放而导致外周血管扩张、血压下降,脑血管扩张、颅内压增高。

(7)有催吐、缩瞳等作用。

三、阿片类镇痛药的不良反应

(一)一般不良反应

(1)瞳孔缩到针尖样时,可出现视物模糊或复视。

(2)便秘。

(3)抗利尿作用以吗啡为明显,兼有输尿管痉挛时,可出现少尿、尿频、尿急、排尿困难。

(4)体位改变导致血压改变。

(5)中枢神经抑制,表现为嗜睡、幻觉、头痛等;伴口干、食欲缺乏、饮食无味等。

(6)恶心、呕吐,与胃肠道阿片受体激动及中枢呕吐化学感应带兴奋有关。

(7)组胺的释放可引起面颊潮红及多汗。

(8)肠道刺激和胆管痉挛可致腹痛。

(9)部分阿片受体激动剂(如喷他佐辛)可致紧张不安或难以入眠。

上述不良反应可分为短期(1~2周)耐受、中期耐受(数月以上)和长期耐受三种情况。头晕、嗜睡、恶心、呕吐、呼吸抑制、尿潴留等为短期耐受,在不显著增加剂量时不良反应自行消失;瞳孔缩小为中期耐受;便秘是一旦发生终身不耐受。

(二)少见但有危害的不良反应

(1)呼吸频率减慢、潮气量减少,提示呼吸抑制严重。有些阿片类药物可引起胸壁呼吸肌僵直,在大量、快速静脉注射时容易出现。

(2)中枢神经系统毒性表现,以惊厥、幻觉、耳鸣、震颤、动作不能自制等最为突出。

(3)中枢性抑制过度,神志模糊、抑郁、消沉、迟钝等为多见,小儿还可出现阵发性兴奋。

(4)促组胺释放,诱发荨麻疹、皮肤瘙痒、面红微肿、支气管痉挛、喉痉挛和喉水肿等。

(三)依赖和戒断反应

长期使用阿片类镇痛药可致生理上和心理上的依赖,平时不易察觉,突然停药时出现戒断症状。阿片类药物种类不同,戒断过程长短也存在差异。激动—拮抗药(如布托啡诺、喷他佐辛等)症状稍轻微;可待因和右丙氧芬等成瘾性较弱;强阿片类(哌替啶、芬太尼、吗啡等)成瘾则较为常见。轻度的戒断症状常有哈欠、喷嚏、流涕、出汗、食欲不振;中度的戒断症状有神经过敏、失眠、恶心呕吐、腹泻、全身疼痛、不明原因低热;严重时呈现激动不安、发抖、震颤、胃痉挛、心动过速、极度疲乏,终致虚脱。处理原则是用量递减,逐渐停药,或作特殊的戒毒处理。

四、阿片类镇痛药的禁忌证

(1)对本药或其他阿片类药物过敏。

(2)孕妇、哺乳期妇女、新生儿和婴儿。

(3)原因不明的疼痛。

(4)休克尚未控制。

(5)中毒性腹泻。

(6)炎性肠梗阻。

(7)通气不足、呼吸抑制。

(8)支气管哮喘。

(9)慢性阻塞性肺疾病。

(10)肺源性心脏病失代偿。

(11)颅内高压或颅脑损伤。

(12)甲状腺功能低下。

(13)肾上腺皮质功能不全。

(14)前列腺肥大、排尿困难。

(15)严重肝肾功能不全。

(16)正使用单胺氧化酶抑制剂或停用单氨氧化酶抑制剂 2～3 周内。

五、阿片类镇痛药的注意事项

1.以下情况慎用：

(1)有药物滥用史；

(2)颅内压升高；

(3)低血容量性低血压；

(4)胆道疾病或胰腺炎；

(5)老年人；

(6)严重肾衰竭；

(7)严重慢性阻塞性肺疾病；

(8)严重肺源性心脏病；

(9)严重支气管哮喘或呼吸抑制；

(10)婴幼儿。

2.未明确诊断的疼痛,尽可能暂不使用阿片类药物,以免掩盖病情,贻误诊断。

3.可干扰对脑脊液液压升高的病因诊断。

4.多数阿片类药物可引起胆管系的内压上升,可使血浆淀粉酶和脂肪酶升高。

5.对有癫痫病史的患者,吗啡可降低癫痫发作阈值。

6.阿片类药物可削弱驾驶和操作机械的能力。

7.缓、控释片必须整片吞服。

8.不经胃肠途径滥用口服药物有可能导致严重的不良反应,甚至死亡。

9.对于重度癌痛患者,吗啡使用量不受药典中吗啡极量的限制。

10.中毒时除呼吸循环支持外,还可静脉注射纳洛酮。

吗　啡

【适应证】

(1)吗啡为强效 μ 受体激动剂,适用于其他镇痛药无效的急性锐痛,如严重创伤、战伤、烧伤或晚期癌症等引发的疼痛。

(2)心肌梗死而血压尚正常者,可使患者镇静,并减轻患者心肺负担。

(3)用于心源性哮喘,可使肺水肿症状缓解。

(4)麻醉和手术前给药可保持患者镇静或轻度嗜睡。

(5)不能单独用于内脏绞痛,应与阿托品等有效解痉药合用。

(6)吗啡缓、控释片主要用于中、重度癌痛患者的镇痛。

【用法与用量】

1. 皮下、静脉或硬膜外腔注射

(1)成人常用量:5～15mg/次,15～40mg/d;极限量为20mg/次,60mg/d。

(2)静脉全身麻醉时不超过1mg/kg,不够时加用短效的本类镇痛药,以免延迟苏醒,致术后血压下降和长时间的呼吸抑制。

(3)手术后注入硬膜外间隙,成人自腰部硬膜外腔注入,一次极限量5mg,胸部硬膜外腔应减为2～3mg/次,按一定时间间隔可重复给药多次。注入蛛网膜下腔,一次0.1～0.3mg,原则上不再重复给药。

(4)重度癌痛患者,首次剂量范围较大,3～6次/d,以充分缓解癌痛。

2. 口服

(1)即释片剂:常用量5～15mg/次,15～60mg/d;极量30mg/次,100mg/d;重度癌痛患者首次剂量范围较大,3～6次/d。

(2)控缓释片剂:个体差异较大,需要先行滴定,滴定完成后,将所需阿片药物剂量转换为控缓释片剂的剂量。

【注意事项】

吗啡代谢产物中的吗啡-6-葡萄糖醛酸(M6G)具有镇痛和其他药理作用。长期使用吗啡,合并肾功能不全时,血中M6G浓度升高,可造成阿片类中毒反应。

哌替啶

【适应证】

通过激动中枢神经系统的μ及κ受体而产生镇痛、镇静作用。镇痛作用相当于吗啡的1/10～1/8。

(1)用于各种剧痛,如创伤性疼痛、手术后疼痛,用于内脏绞痛治疗时应与阿托品配伍应用。

(2)麻醉前用药、局麻与全身麻醉辅助用药等。麻醉前用药或人工冬眠时常与氯丙嗪、异丙嗪组成人工冬眠合剂应用。

(3)用于分娩镇痛时,须监测本品对新生儿的呼吸抑制作用。

(4)用于心源性哮喘,有利于肺水肿的消除。

(5)晚期重度癌痛患者不宜长期应用本品。

【用法与用量】

1. 注射液

(1)镇痛:成人肌内注射,25～100mg/次,100～400mg/d;极量150mg/次,600mg/d。成人静脉注射以0.3mg/(kg·次)为限。

(2)分娩镇痛:宫缩痛开始时肌内注射,25～50mg/次,每4～6h按需重复给药;极量以50～100mg/次为限。

(3)麻醉前用药:麻醉前30～60min肌内注射,按1.0～2.0mg/kg给药。麻醉维持中按

1.2mg/kg 计算,60～90min 后酌情追加用药;成人静滴 1mg/min。

(4)手术后镇痛:硬膜外间隙给药总用量按 2.1～2.5mg/(kg·d)为限。

(5)儿童基础麻醉:在静脉注射硫喷妥钠 3～5mg/kg 10～15min 后,追加哌替啶1mg/kg 和异丙嗪 0.5mg/kg,稀释至 10ml 缓慢静脉注射。

2.口服

成人 50～100mg/次,200～400mg/d;极量 150mg/次,600mg/d。儿童 1.0～1.5 mg/(kg·次)。

【注意事项】

哌替啶的代谢产物去甲哌替啶有中枢神经系统刺激作用,长期使用或者肾功能不全时,去甲哌替啶血药浓度升高,可导致患者惊厥和抽搐。哌替啶致胆道、支气管平滑肌张力增强的作用较吗啡弱,常与阿托品联合用药,缓解内脏绞痛。哌替啶有轻微的阿托品样作用,可使心率加快,支气管平滑肌松弛,可用于合并支气管哮喘患者的镇痛治疗。

芬太尼

【适应证】

芬太尼为强效 μ 受体激动剂镇痛药。

(1)用于麻醉前给药和麻醉诱导,并作为辅助用药与全麻或局麻药合用于各种麻醉。

(2)围手术期剧烈疼痛。

【用法与用量】

1.成人

(1)麻醉前用药:肌内或静脉注射 0.7～1.5μg/kg。

(2)全麻时初量:小手术按 1～2μg/kg;大手术按 2～4μg/kg。

(3)全麻同时吸入氧化亚氮按 1～2μg/kg。

(4)体外循环心脏手术时,按 20～30μg/kg 计算全量,每隔 30～60min 给予初量的一半或按 1～2μg/(kg·h)连续静滴。

(5)局部镇痛不全,作为辅助用药按 1.5～2μg/kg。

(6)实施静脉患者自控镇痛(PCIA)或硬膜外患者自控镇痛(PCEA)。

2.儿童镇痛

2 岁以下儿童尚无用药经验,2～12 岁按 2～3μg/kg 使用。

【注意事项】

肥胖患者应根据理想体重计算用量。由于本品分布半衰期很短,导致疗效很快消失,代谢消除半衰期较长,因此较易在脂肪和其他组织内蓄积,产生延迟性呼吸抑制。静脉注射过快可致呛咳甚至胸壁肌肉强直。

舒芬太尼

【适应证】

本品为强效 μ 受体激动剂镇痛药,用于围手术期的镇痛,亦可作为全麻用药。

【用法与用量】

1.用于复合全身麻醉诱导和维持镇痛

按 0.1～5.0μg/kg 静脉注射或滴注。2h 后或镇痛效应减弱时可按 0.15～0.7μg/kg 追加给药。

2.大剂量舒芬太尼全身麻醉

舒芬太尼用药总量可达 8～30μg/kg。

【注意事项】

肥胖患者应避免过量用药,应根据理想体重计算用量。静脉注射过快可致呛咳甚至胸壁肌肉强直。

瑞芬太尼

【适应证】

本品为 μ 阿片受体激动药,注射后起效迅速,1min 可达有效浓度,维持镇痛 5～10min。用于全麻诱导和术中维持镇痛。

【用法与用量】

1.麻醉诱导

与其他麻醉药(如丙泊酚、硫喷妥钠、咪达唑仑、笑气、七氟烷或氟烷等)合用,用于麻醉诱导。成人按 0.5～1μg/kg 持续静滴,也可按 0.5～1μg/kg 静注,静注时间应大于 60s。

2.麻醉维持

0.05～0.25μg/(kg·min),通过静脉输液通路微量电子输液泵泵入。

【禁忌证】

瑞芬太尼禁用于重症肌无力患者,禁止与血液制品同一输液通道输入。

【注意事项】

在推荐剂量下,静脉注射速度过快可致肌肉强直。单剂量注射时应缓慢给药,给药时间应不短于 60s。提前使用肌肉松弛药可防止肌肉强直的发生。出现危及生命的肌肉强直时,应给予迅速起效的神经肌肉阻断剂,同时立即中断输注。停止给药后 5～10min,本品的镇痛作用消失。需要持续镇痛的患者,应在瑞芬太尼止痛作用消失前给予适宜的衔接镇痛药。

羟考酮

【适应证】

通过激动中枢神经系统的 μ 及 κ 受体而产生镇痛、镇静作用。镇痛效能和时间与吗啡类似,用于缓解中度到重度疼痛。

【用法与用量】

1.口服用药

缓释片必须整片吞服,不得掰开、咀嚼或研磨。初始用药剂量5mg,每12h给予1次,继后,根据病情滴定剂量后转换为等效本品,个体差异较大。口服本品10mg相当于口服吗啡20mg。

2.静脉注射用药

与吗啡的剂量转换比例为1∶1,初始剂量为2～5mg,通过滴定给药获得最佳用药剂量,每4～6h用药一次,用于各种中到重度的急性疼痛。

【注意事项】

见阿片类药物注意事项。

美沙酮

【药理作用】

美沙酮为μ受体激动剂,药效与吗啡类似,具有镇痛作用,并可产生呼吸抑制、缩瞳、镇静等作用。与吗啡比较,美沙酮作用时间较长、不易产生耐受性、药物依赖性低。美沙酮常被用来作为脱毒治疗或阿片类药物耐受患者的镇痛治疗。

美沙酮口服吸收良好,服药后30min起效,4h血药浓度达高峰,作用持续24～36h,半衰期为15～18h,血浆蛋白结合率为85%～90%;主要在肝脏代谢,由肾脏及胆汁排泄,反复给药有蓄积作用。

【适应证】

(1)用于创伤、术后、癌症引起的重度疼痛的镇痛治疗,尤其适用于对阿片药物快速耐受患者的镇痛治疗。

(2)用于阿片类药物依赖患者的脱毒或替代治疗。

【用法与用量】

1.镇痛

(1)口服5～10 mg/次,2～3 次/d,或必要时肌内或皮下注射5～10mg/次。

(2)三角肌注射:血浆峰值高,起效较快。极限量:10mg/次,20mg/d。

2.用于阿片类药物依赖患者的脱毒治疗

阿片类药物依赖患者撤药后发生的急性戒断症状是一种"自限性障碍",如无严重并发症,大部分急性戒断症状经14～21d可达到不同程度缓解。撤药后4～6h会出现戒断症状(取决于所依赖药物的半衰期长短,海洛因一般为4～6h),48～72h戒断症状反应最为严重,此后,戒断症状逐渐减轻,14～21d后大部分急性戒断症状得到缓解或基本解除。具体表现为:阿片类药物采用美沙酮替代递减可减轻患者的戒断症状,并使其比较安全地度过急性戒断期。根据阿片类戒断症状特点,可采用2～3周美沙酮递减治疗方案。

3.用于阿片类药物依赖患者的替代维持治疗

阿片类药物依赖患者的替代维持治疗是为降低因滥用毒品(海洛因)导致的社会危害而采取的一种医学治疗措施。美沙酮维持治疗(MMT)的药理学目的是:避免出现戒断症状,减轻对毒品的渴求,预防重新滥用毒品。足量及个体化用药是决定治疗成败的关键因素。

【注意事项】

(1)本品可导致呼吸抑制,使用过量而中毒时可导致肺水肿,故呼吸功能不全者禁用。忌作麻醉前和麻醉中用药。美沙酮过量中毒时可应用纳洛酮注射剂抢救。

(2)对于阿片类药物依赖患者的脱毒治疗和替代维持治疗,应遵循不同的治疗原则。此外,根据患者药物依赖严重程度和生理状况进行个体化用药。

(3)由于反复慢性用药易致蓄积及个体差异,故应在连续用药过程中根据疗效和患者反应及时调整用量。

(4)西咪替丁可增强本品的镇痛作用,利福平、苯妥英钠可加快本品的代谢而诱发戒断反应,故服药期间慎用镇静、催眠药,禁忌饮酒。

(5)异烟肼、吩噻嗪类、尿液碱化剂可减少本品排泄,复合用药时需酌情减量。

(6)与抗高血压药合用可致血压快速下降,严重时可致晕厥。

丁丙诺啡

【适应证】

本品为 μ 及 κ 受体部分激动和拮抗剂,镇痛作用具有"封顶效应"。

(1)用于各类手术后疼痛、癌性疼痛、烧伤性疼痛、心绞痛、内脏疼痛和脉管炎引起的肢体痛等中、重度疼痛的镇痛治疗。

(2)用于阿片类药物依赖患者的脱毒治疗(仅限于舌下含片)。

【用法与用量】

1.镇痛治疗

肌内注射或缓慢静脉注射,0.15～0.3 mg/次;舌下含服0.2～0.8mg/次,每隔6～8h给药一次或按需给药。

2.脱毒治疗

个体化用药是对阿片类药物依赖患者脱毒治疗的重要原则,即根据药物依赖者的药物(海洛因)使用时间、频率、剂量、种类、复吸次数以及身高、体重、体质情况等综合因素,对不同个体制订不同的脱毒治疗方案。用药宜先从小剂量开始,如不能控制戒断症状,可以在4～6h后适当追加剂量。尽管国际临床试验报道丁丙诺啡用于海洛因依赖脱毒治疗应用剂量为4～16mg/d,但我国的临床试验表明,对于阿片类药物依赖患者的脱毒治疗,给药总量不宜超过8mg/d。对于完全停药后或在减量期间出现比较严重戒断症状的患者,可以酌情进行中药戒毒和其他对症治疗,一般不再继续或增加用量。

曲马多

【适应证】

本品为非选择性 μ、δ 和 κ 阿片受体完全激动剂,与 μ 受体亲和力最强,并对去甲肾上腺素和5-羟色胺再摄取有较弱抑制作用。与吗啡相比,盐酸曲马多在推荐的止痛剂量范围内无呼吸抑制作用,也不影响胃肠动力,对心血管系统的影响轻微。本品镇痛作用约为吗啡的1/10～1/6,用于中度至重度疼痛的镇痛治疗。

【用法与用量】

1. 口服

体重超过 25kg 的 1 岁以上儿童的服用剂量为 1～2mg/kg,14 岁以上青少年及成人中度疼痛患者,单次剂量为 50～100mg。通常初始剂量为 100mg,每日早晚各一次,如果止痛不满意,剂量可增加至每次 150mg 或 200mg,每日两次,每日最高剂量通常不超过 400mg。服用时应吞服,勿嚼碎。

2. 注射

(1)12 岁以上青少年及成人单次静脉注射 100mg(缓慢注射或稀释于输液中滴注)。

(2)皮下或肌内注射,单次剂量为 100mg,一般每日总量不超过 400mg。

【注意事项】

当用药剂量超过常规日用剂量上限时,癫痫发作的危险性可能增加。此外,本品不能缓解吗啡的戒断症状,不适合用作替代治疗药物。

可待因

【适应证】

本品为 μ 受体激动剂,镇痛效果部分源于其代谢产物吗啡。本品是强效中枢性镇咳药,镇咳作用起效快。本品镇咳作用为吗啡的 1/4,镇痛作用仅为吗啡的 1/12～1/7。

(1)镇咳,用于较剧的频繁干咳。

(2)镇痛,用于中度以上的疼痛。

(3)镇静,用于辅助局麻或全麻。

【用法与用量】

1. 治疗干咳

(1)成人及 12 岁以上青少年:口服或皮下注射,15～30mg/次,3～4 次/d 或 30～90mg/d;极量:100mg/次,250mg/d。

(2)5～12 岁儿童:7.5～15mg/次,3～4 次/d;1～5 岁儿童:3mg/次,3～4 次/d。

2. 缓解疼痛

12 岁以上青少年及成人:30～60mg/次,间隔 4h,最大剂量不超过 240mg/d。1～12 岁儿童:500μg/(kg·次),4～6 次/d。

布桂嗪

【药理作用】

布桂嗪为人工合成的中等强度非阿片类镇痛药,镇痛作用为吗啡的 1/3,但强于 NSAIDs,为氨基比林的 4～20 倍。与吗啡相比,本品不易成瘾,但容易产生耐受性。

【适应证】

用于偏头痛、三叉神经痛、牙痛、炎症性疼痛、神经痛、痛经、关节痛、外伤性疼痛、手术后疼痛、癌痛(属第二阶梯镇痛药)等。

【用法与用量】

成人可口服或肌内注射。口服后 10～30min 起效,皮下注射后 20min 作用达高峰,持续 3～6h。

1.口服

成人 30～60mg/次,3～4 次/d 或痛时服用。

2.儿童用药

1mg/(kg·次),皮下或肌内注射,1～2 次/d。

(田素明、何苗、楼国东)

第三节　其他用于镇痛治疗的药物

氯胺酮

【药理作用】

氯胺酮是一种具有镇痛作用的静脉麻醉药,可选择性抑制丘脑内侧核,阻滞脊髓网状结构束的上行传导,兴奋边缘系统。此外,氯胺酮对中枢神经系统中的阿片受体也有一定的亲和力。氯胺酮可以产生一种分离麻醉状态,其特征是:僵直状、浅镇静、遗忘与显著镇痛,并能使人进入梦境、出现幻觉。

氯胺酮起效快,静脉注射后 1min、肌内注射 5min 后血浆内药物浓度达峰值。患者苏醒迅速,可通过神经系统兴奋心血管系统,对呼吸的影响较轻。氯胺酮进入血液循环后大部分进入脑组织,然后再分布于全身组织中。主要在肝内转化成去甲氯胺酮,其作用强度约为氯胺酮的 1/5～1/3,这使得患者神志恢复后仍有较长时间的嗜睡状态。去甲氯胺酮再逐步代谢成无活性的化合物经肾排出,仅有 2.5% 的氯胺酮以原型经尿排出。重复给药时,自我诱发的酶性诱导能使患者对此药产生耐药性。

氯胺酮在静脉麻醉药中,镇痛效果良好,尤其是体表镇痛,且对循环系统有交感兴奋作用,对呼吸系统影响轻微;从这个意义上讲,氯胺酮明显优于硫喷妥钠、异丙酚等药;但缺点是麻醉中肌肉紧张、苏醒期有致幻等不良反应。

【适应证】

(1)如各种浅表、短小手术和诊断性检查的麻醉。

(2)基础麻醉,如对小儿、广泛烧伤或静脉穿刺困难者采用肌内注射实施基础麻醉。

(3)用于全身麻醉的诱导和维持。因为有支气管扩张作用,更适用于哮喘患者。

(4)用于神经阻滞麻醉或椎管内麻醉的辅助用药。

(5)用于阿片类药物快速耐受和阿片介导的痛觉过敏(OIH)的治疗。

【用法用量】

1.麻醉

基础麻醉时可用氯胺酮 4～6mg/kg 肌内注射或者 1～2mg/kg 静脉注射,维持 15～

30min。用于神经阻滞麻醉及椎管内麻醉的辅助用药,0.5～1mg/kg经静脉注射。

2.阿片类药物快速耐药和阿片类药物诱导的痛觉过敏的治疗

负荷剂量:0.1mg/kg,静脉注射(60s以上)。维持治疗:0.1～0.3mg/(kg·h),微量泵静脉注射。

【禁忌证】

严重高血压、动脉硬化、冠心病、心功能不全、肺心病、肺动脉高压、颅压或眼压过高者禁用。有癫痫、精神病史、甲状腺功能亢进及肾上腺嗜铬细胞瘤患者慎用。

【注意事项】

小剂量苯二氮䓬类药物可有效缓解氯胺酮相关的精神症状(幻觉和噩梦等)。

双氢麦角胺

【药理作用】

本品为α受体拮抗剂,作用类似于麦角碱,对血管运动中枢的抑制作用比麦角胺强,可降低血管紧张度,能缓解脑血管痉挛,并使血压下降,但对缩宫作用较弱。

【适应证】

用于偏头痛急性发作及血管性头痛。

【用法用量】

口服:1～3mg/次,2～3次/d。肌内注射:1～2mg/次,1～2次/d。

【不良反应】

常见不良反应为恶心、呕吐、腹泻、浮肿等。

【禁忌证】

(1)对麦角生物碱过敏者。

(2)周围血管疾病、心肌梗死、冠心病、未控制的高血压,持续低血压、休克,败血症患者。正使用其他血管收缩药或升压药者(可引起极度高血压),24h内使用过麦角类药、美西麦角、5-HT$_{1B/1D}$受体激动药(如舒马普坦)等患者,血管外科手术后患者。

(3)妊娠及哺乳期妇女,偏瘫性或基底动脉性偏头痛患者。

(4)严重肝功能不全者。

(5)严重肾功能不全者。

【注意事项】

对其他麦角碱药物曾产生过依赖性者,存在脑血管意外的危险因素者慎用。

舒马普坦

【药理作用】

舒马普坦能高度选择性激动血管5-HT$_{1B/1D}$受体,收缩颅内动脉,使血液重新分布,脑血流供应得以改善。血管5-HT$_{1B/1D}$受体在颈动脉循环中占优势,且药物的收缩作用集中在此循环内的动静脉吻合处,故能减轻硬脑膜中神经源性炎症,也有助于改善偏头痛。

71

【适应证】

用于成人有先兆或无先兆偏头痛的急性发作。

【用法用量】

单次口服的推荐剂量为 50mg,若服用 1 次后无效,不必再加服。如在首次服药后有效,但症状仍持续发作者可于 2h 后再加服 1 次。若服用后症状消失,但之后又复发,应待前次给药 24h 后方可再次用药。单次口服的最大推荐剂量为 100mg。24h 内的总剂量不得超过 200mg。

【不良反应】

急性心肌梗死、致命性心律失常(如心动过速、室颤)、冠状动脉痉挛、脑出血、蛛网膜下腔出血、脑梗死及胸、颈、喉、颌等部位的疼痛、紧缩感、压迫感、困重感等。少见不良反应有眩晕、倦怠、偏头痛、头痛、呕吐、唾液分泌减少等。少数患者可出现血压升高甚至高血压危象。偶见腹泻、胃痛、心悸、心源性晕厥、血压下降、癫痫发作、鼻窦炎、过敏性鼻炎、上呼吸道感染症状、呼吸困难等。诱发哮喘罕见。

【禁忌证】

(1)缺血性心脏病、缺血性脑血管病和缺血性外周血管病等疾病史及症状者。

(2)正在使用或 2 周内使用过单胺氧化酶抑制剂者。

(3)偏瘫所致头痛和椎基底动脉病变所致的头痛。

(4)24h 内用过任何麦角胺类药物或包含麦角胺的药物(如双氢麦角胺或二氢麦角新碱)的患者。本品亦不得与其他 5-HT$_{1B/1D}$ 受体激动剂并用。

(5)严重肝功能损害的患者。

(6)对舒马普坦过敏者。

(7)未经控制的高血压患者。

【注意事项】

(1)有潜在心脏病及其易感人群,肝肾功能不全者,用本品后出现过胸痛或有胸部紧迫感者,有癫痫病史或脑组织损伤者慎用。

(2)有冠心病风险因素者,首次使用应在医生的监护下进行。

(3)用药后不宜驾驶或操作机器。

(4)儿童、老年患者、妊娠及哺乳期妇女不推荐应用。

佐米曲普坦

【药理作用】

佐米曲普坦为选择性 5-HT$_{1B/1D}$ 受体激动剂。通过激动颅内血管(包括动静脉吻合处)和三叉神经系统交感神经上的 5-HT$_{1B/1D}$ 受体,引起颅内血管收缩并抑制前炎症神经肽的释放。

【适应证】

适用于伴有或不伴有先兆症状的偏头痛的急性期治疗。

【用法和用量】

口服:一次 2.5mg,再次发作偏头痛或偏头痛持续状态 2h 后可以重复使用(使用 2.5mg

未达到满意缓解效果的患者再次发作可以加量至 5mg),24h 内最大剂量不超过 10mg。

【不良反应】

常见恶心、头晕、嗜睡、无力、潮热感、口干。少数患者可出现感觉异常或感觉障碍,咽喉部、颈部、四肢及胸部出现沉重感、紧缩感或压榨感(心电图没有缺血改变的证据)。还可见肌痛、肌无力及感觉迟钝。

卡马西平

【药理作用】

本品为抗惊厥药和抗癫痫药。卡马西平的药理作用表现为抗惊厥、抗癫痫、抗神经病理性疼痛、抗躁狂—抑郁症、改善某些精神疾病的症状、抗中枢性尿崩症,产生这些作用的机制可能为:

(1)阻滞各种可兴奋细胞膜的 Na^+ 通道,能明显抑制异常高频放电的发生和扩散;

(2)抑制 T-型钙通道;

(3)增强中枢去甲肾上腺素能神经的活性;

(4)促进抗利尿激素(ADH)的分泌或提高效应器对 ADH 的敏感性。

【适应证】

用于治疗癫痫(部分性发作:复杂部分性发作、简单部分性发作和继发性全身发作;全身性发作:强直发作、阵挛发作、强直—阵挛发作)、躁狂症、三叉神经痛、神经源性尿崩症、糖尿病神经病变引起的疼痛,预防或治疗躁郁症;卡马西平是三叉神经痛的一线治疗药物。

【用法和用量】

1. 成人

(1)治疗癫痫初始剂量为每次 100～200mg,1～2 次/d,逐渐增加剂量至最佳疗效(通常为 400mg/d,2～3 次/d)。某些患者需增量至 1600mg/d,甚至 2000mg/d。

(2)躁狂症的治疗和躁郁症的预防治疗剂量为 400～1600mg/d,通常剂量为 400～600mg/d,分 2～3 次服用。

(3)三叉神经痛:初始剂量为 100mg/次,2～3 次/d,逐渐增加剂量至疼痛缓解(通常为 200mg/次,3～4 次/d)。

(4)乙醇戒断综合征:200mg/次,3～4 次/d。

(5)中枢性尿崩症:平均剂量 200mg/次,2～3 次/d。

(6)糖尿病神经病变引起的疼痛:平均剂量 200mg/次,2～4 次/d。

2. 儿童用药

总的剂量范围为 10～20mg/(kg·d),3～4 次/d。1 岁以下 100～200mg/d;1～5 岁 200～400mg/d;6～10 岁 400～600mg/d;11～15 岁 600～1000mg/d。维持量调整血药浓度为 4～12μg/ml。

【不良反应】

中枢神经系统的不良反应常见,表现为头晕、共济失调、嗜睡、视力模糊、复视、眼球震颤。少见的不良反应有 Stevens-Johnson 综合征、儿童行为障碍、严重腹泻、稀释性低钠血症或水中毒、中毒性表皮坏死溶解症、红斑狼疮样综合征。罕见的不良反应有腺体瘤或淋巴腺瘤、粒细胞减少、骨髓抑制、心律失常、房室传导阻滞、中枢神经毒性反应、过敏性肝炎、低血钙症等。

【禁忌证】

有本品或三环类抗抑郁药过敏、房室传导阻滞、血常规及血清铁严重异常、骨髓抑制等病史或急性间歇性卟啉症、严重肝功能不全患者禁用。本品可透过胎盘屏障,妊娠期妇女使用本品,可致胎儿脊柱裂等先天畸形,尤其在妊娠早期致畸作用更强,因而孕妇禁用。本品可通过乳汁分泌,乳汁中浓度约为血药浓度的60%,哺乳期妇女应禁用。

【注意事项】

(1)酒精中毒、冠状动脉硬化心脏病、肝脏疾病、肾脏疾病或尿潴留、糖尿病、青光眼、使用其他药物有血液系统不良反应史(本品诱发骨髓抑制的危险性增加)、ADH分泌异常或其他内分泌紊乱者慎用。

(2)老年人对本品较为敏感,可引起认知功能障碍、精神错乱、激动、不安、焦虑、房室传导阻滞或心动过缓,也可引起再生障碍性贫血。

(3)用药前、后及用药时应监测全血细胞计数(血小板、网织红细胞)及血清铁。在给药前检查一次,治疗开始后应经常复查,时间达2~3年。此外,还应定期复查尿常规、血尿素氮、肝功能、血药浓度及进行眼科检查(包括裂隙灯、眼底镜和眼压检查)。有条件者还应检查人体白细胞抗原等位基因。

加巴喷丁

【药理作用】

加巴喷丁抗惊厥作用的机制尚不明确。但动物试验提示,与其他上市的抗惊厥药物相似,加巴喷丁可抑制癫痫发作。小鼠和大鼠最大电休克试验、苯四唑癫痫发作试验以及其他动物试验(如遗传性癫痫模型等)结果提示,加巴喷丁具有抗癫痫作用,但这些癫痫模型与人体的相关性尚不清楚。

【适应证】

(1)疱疹感染后神经痛:用于成人疱疹后神经痛的治疗。

(2)癫痫:用于成人和12岁以上儿童伴或不伴继发性全身发作的部分性发作的辅助治疗。也可用于3~12岁儿童的部分性发作的辅助治疗。

【用法与用量】

(1)疱疹感染后神经痛:第一天一次性服用加巴喷丁0.3g;第二天服用0.6g,分两次服完;第三天服用0.9g,分三次服完。随后,根据缓解疼痛的需要,可逐渐增加剂量至每天1.8g,分三次服用。国外临床研究中,在每天1.8g至3.6g剂量范围内其疗效相当,每天超过1.8g的剂量未显示出更多益处。

(2)癫痫:加巴喷丁可与其他抗癫痫药物合用。加巴喷丁的给药途径为口服,分次给药(每日3次)。给药方法从初始低剂量逐渐递增至有效剂量。12岁以上患者:在给药第一天可采用每日1次,每次0.3g,第二天为每日2次,每次0.3g,第三天为每日3次,每次0.3g,之后维持此剂量服用。据国外文献报道,加巴喷丁的用药剂量可增至每日1.8g,还有部分患者在用药剂量达每日2.4g仍能耐受。每天2.4g以后剂量的安全性尚不确定。

(3)儿童用药:3～12岁患儿开始剂量为10～15mg/(kg·d),每日3次,在3d达到有效剂量。5岁以上患儿加巴喷丁的有效剂量为25～35mg/(kg·d),每日3次。

(4)用药时间节律、监测及药物相互作用:两次服药之间的间隔时间最长不能超过12h。为减少头晕、嗜睡等不良反应的发生,第一天用药可在睡前服用。加巴喷丁用药过程中无须监测血药浓度。由于加巴喷丁在药代动力学方面与其他常规抗癫痫药物之间无明显的相互作用,所以两类药物的联用不影响抗癫痫药物的血浆浓度。在治疗过程中,加巴喷丁的停药或新治疗方案的加入均需逐渐进行,时间最少为一周。

【不良反应】

1.用于疱疹感染后神经痛治疗的不良反应

(1)全身反应:衰弱、感染、头痛、意外外伤、腹痛。

(2)消化系统:腹泻、便秘、口干、恶心、呕吐、胃肠胀气。

(3)代谢和营养紊乱:体重增加、高血糖。

(4)神经系统:共济失调、思维异常、异常步态、感觉迟钝。

(5)呼吸系统:咽炎。

(6)皮肤和附属器官:皮疹。

(7)特殊感官:弱视、复视、结膜炎、中耳炎。

2.用于癫痫治疗的不良反应

最常见的不良反应为嗜睡、疲劳、眩晕、头痛、恶心、呕吐、体重增加、紧张、失眠、共济失调、眼球震颤、感觉异常及厌食。偶发的不良反应有衰弱、视觉障碍(弱视、复视)、关节脱臼、异常思维、健忘、口干、抑郁及情绪化倾向。

【禁忌证】

有加巴喷丁过敏史和急性胰腺炎患者禁用。

【注意事项】

(1)撤药可导致癫痫发作以及癫痫持续状态。抗癫痫药物突然停药可增加癫痫发作的频率,应逐渐减量。

(2)临床对照研究中,16%的患者出现了可能有临床意义的血糖波动(<3.3mmol/L或者≥7.8mmol/L,正常值范围为3.5～5.5mmol/L)。因此,糖尿病患者需经常监测血糖,如有必要,随时调整降糖药剂量。

(3)肾功能不全患者减量。

(4)曾有服用本品发生出血性胰腺炎的报告。因此,如出现胰腺炎的临床症状(持续性腹痛、恶心、反复呕吐),应立即停用本品,并全面进行体格和实验室检查。

(5)慢性胰腺炎患者,由医生权衡利弊,若获益明显大于风险,可在医生指导下使用。

(6)同时使用吗啡可致加巴喷丁的血药浓度升高。当患者出现嗜睡等中枢神经系统抑制现象,应适当减少加巴喷丁或吗啡的剂量。

(7)本品作用于中枢神经系统,可引起镇静、眩晕或类似症状。因此,即便按照规定剂量服用本品,也可使驾驶能力、操纵复杂机器的能力和在暴露环境中工作的能力受到损害,尤其在治疗初期、药物加量、更换药物或同时饮酒时。

小　结

常用的镇痛治疗药物可分为非甾体抗炎镇痛药、阿片类镇痛药和其他用于疼痛治疗的药物三类。本章在介绍各类镇痛药时,先对每一类镇痛药的作用机制、适应证、禁忌证、不良反应和用药注意事项进行总的概括阐述,在述及具体药物时省略本类药物的共性内容,重点介绍该药独特的适应证、禁忌证、临床用药方法、不良反应和用药注意事项。希望护理专业的学生或临床护理工作者在阅读本章后,能够进一步理解镇痛药物治疗的药理学原则,在执行医嘱和病情观察时能够结合具体镇痛药物的特点,更有针对性,从而进一步提高镇痛药物治疗和护理的安全性、有效性。

（田素明、楼国东、王凯峰）

参考文献

[1] 李德爱,张文彬,严敏.临床疼痛药物治疗学[M].北京:人民卫生出版社,2015.

[2] 陈新谦,金有豫,汤光.新编药物学[M].17 版.北京:人民卫生出版社,2011.

[3] 杨宝峰.药理学[M].8 版.北京:人民卫生出版社,2013.

[4] 李德爱.麻醉和精神药品使用管理手册[M].2 版.北京:人民卫生出版社,2012.

[5] 宋景贵,吴家冪,马存根.神经病学[M].北京:人民军医出版社,2009.

[6] 徐建国.疼痛药物治疗学[M].北京:人民卫生出版社,2007.

[7] 高崇荣,王家双.神经性疼痛诊疗学[M].郑州:郑州大学出版社,2006.

【练习题】

1. 请简述 NSAIDs 的作用机制。

2. 请简述 NSAIDs 的常见不良反应。

3. 请简述阿片类药物的分类。

4. 请简述何种情况下需慎用阿片类镇痛药。

5. 神经病理性疼痛常用治疗药物有哪些?

第五章　疼痛的非药物治疗

【学习目标】
1. 掌握各种非药物治疗的方法和护理要点。
2. 掌握冷疗、热疗的适应证和禁忌证。
3. 熟悉经皮神经电刺激疗法的操作方法。
4. 了解中医镇痛方法。

【案例导入5-1】

患者,女,65岁,全膝关节置换术后应用药物镇痛第2天,护士对其进行疼痛评分:静息痛2分,活动性疼痛4分。但患者仍自述膝关节处不适。作为患者的主管护士,你除了遵医嘱采取多种药物联合镇痛外,还可以采取哪些非药物镇痛治疗措施? 应用上述非药物镇痛治疗措施时的注意事项有哪些?

近年来,随着国内外疼痛控制方法的不断发展和完善,非药物干预措施在镇痛治疗中发挥着越来越重要的作用。本章将对音乐疗法、分散注意力疗法、意象法、经皮神经电刺激、冷热疗法及中医镇痛疗法的原理、应用等内容展开阐述。

(刘冬华)

第一节　非药物镇痛的基本知识

一、非药物镇痛治疗的作用

对于术后疼痛、癌症疼痛及疾病终末期的疼痛,应用止痛药物是缓解疼痛的主要方法。对于重度疼痛患者,多模式镇痛是其最佳的治疗方式。但对于轻度疼痛患者,有时仅运用非药物镇痛治疗即可缓解疼痛。放松疗法、冥想或深呼吸、心理疗法、物理疗法、经皮神经电刺激疗法和中医疗法等均属于疼痛的非药物治疗方法。

二、如何选择和使用非药物镇痛治疗方法

(一)在疼痛管理中联合应用药物治疗和非药物治疗方法

患者、家属和医务人员应达成在疼痛管理中联合应用药物和非药物镇痛措施的共识。在使用镇痛药物的基础上辅以非药物镇痛治疗,但非药物镇痛治疗不能替代镇痛剂。通常情况下,非药物镇痛治疗只适用于病因明确,且通过镇痛药物的使用可有效控制的疼痛类型。

如果非药物镇痛治疗的目标是减少或替代镇痛剂的使用,那么应循序渐进地减少镇痛药物的剂量。医护人员在临床运用非药物镇痛治疗方法时应向患者做好沟通解释,同时指导患者学会非药物镇痛治疗的措施及正确评估其有效性的方法。

(二)患者对非药物镇痛治疗的依从性

患者开展非药物镇痛治疗的意愿和依从性是影响镇痛治疗效果的关键因素。但即使患者既往有应用非药物镇痛措施失败的经历或对非药物镇痛治疗不感兴趣,医务人员也不能放弃,必要的解释会增加患者尝试非药物镇痛治疗措施的意愿。例如,运用放松疗法后,患者的疼痛并未得到有效缓解,此时医务人员可通过必要的解释,将放松疗法换成其他非药物镇痛治疗方法,以提高患者尝试的意愿。

(三)患者的喜好和应对方式

患者的喜好是选择非药物镇痛治疗措施的一个重要因素。部分患者希望尝试不同类型的非药物镇痛治疗措施,因而医务人员应鼓励患者根据自己的应对方式选择适合的非药物治疗措施。即使患者拒绝某种治疗措施,医务人员也应该尊重他们的选择。

例如,在一项针对 60~65 岁癌痛患者的研究中,医务人员向患者提供 5 种不同的非药物镇痛治疗措施:热疗、冷疗、推拿按摩/震动、分散注意力、冥想法。平均每位患者会用到 3 种不同的非药物镇痛措施,其中热疗和推拿按摩/震动被患者认为是最有效的方法,也是最受患者欢迎的方法,很少有患者会选择冷疗和冥想法。研究表明,焦虑的患者更容易接受物理性非药物镇痛治疗措施,喜欢热疗胜于冥想法。

若采取的非药物镇痛治疗措施不恰当或与患者既往采取的应对措施相矛盾,则有可能加重其疼痛,故医务人员应该先询问患者既往的非药物镇痛治疗史。例如,对处于疼痛中的儿童,因其注意力不易集中,采取分散注意力的方法比使其集中注意力更能缓解其疼痛。此外,关于有膝关节慢性疼痛的老年人的调查结果显示,患者愿意学习疼痛应对技巧,但他们会坚持自己最初认定的方法,且认为那些与他们认定的应对方式不同的干预措施是无效的。

(四)亲属的参与

有些非药物镇痛治疗措施患者不能独自完成,例如推拿按摩,就需要家人承担起照顾者的责任。家属或许会期待这样一个更能亲近家人的机会。可让患者及其家庭成员一起参与放松疗法,同时也给他们创造了一个相互分享的机会。如在分散注意力的方法中,患者和家属都会从观看家庭相册的回忆中获得愉悦的感受。是否有家属的陪伴和帮助是影响患者如何选择非药物镇痛治疗措施的一个重要因素。

(五)患者接受新知识的能力

例如冰袋的制作,仅需要廉价的塑料袋、酒精和水,便可代替昂贵的凝胶冰袋,且两者治疗效果相同。有些非药物镇痛治疗措施需要医务人员对患者及家属进行宣教,这就需要患

者及其家属有一定的知识接受能力。在治疗过程中,即使是非常简单的非药物镇痛治疗措施,医务人员都需向患者及家属提供详细的说明。

(胡亚丽、刘冬华、童莺歌)

第二节 音乐疗法

音乐疗法是一种能够增进身心健康的临床治疗方法。它以音乐为治疗工具,通过让患者倾听优美的音乐来缓解焦虑、紧张等不良情绪,从而提高患者对疼痛的耐受力,降低疼痛的强度。音乐疗法也可以结合其他方法使用,如与作业疗法、心理疗法或物理疗法结合在一起。音乐疗法的形式多种多样,内容丰富多彩,包括乐曲的演奏、表演、聆听和吟唱。在远古时代,人们采用祭祀用的乐曲或巫医用的歌舞来治疗疾病,当时音乐疗法已成为一种治疗疾病的方法。现代研究表明,音乐疗法不仅能够降低术后止痛药物的用量,还可以降低术中及术后的疼痛强度,治疗效果确切可靠。近些年来,随着医疗模式的转变及康复医学的迅速发展,整体化护理、优质护理及多元化护理的开展,音乐疗法在临床上得到了广泛的应用。

一、临床应用

可在慢性疼痛和癌症疼痛护理中心、术前等候区、门诊、手术室、重症监护病房、麻醉复苏室等护理单元播放背景音乐或患者应用耳机进行个人倾听,能提高其愉悦感受,缓解患者的疼痛。

二、注意事项

首先,应根据患者病情选择不同的音乐形式和种类。其次,结合患者的社会文化背景,尊重患者的喜好,选择镇痛效果最佳的音乐。再者,在音乐治疗过程中,不宜长时间使用同一首曲目,应当编辑一组在曲调、旋律、节奏等方面和谐一致的乐曲。

(胡亚丽、刘冬华、童莺歌)

第三节 分散注意力疗法

一、分散注意力疗法的相关概念

分散注意力疗法,又称分心止痛法,其本质是使患者的注意力从疼痛或伴发的不良情绪转移到其他刺激上,以抑制患者对疼痛的注意。其具体作用机制尚不明确,理论上认为,个体在某一时刻处理信息的能力是有限的,关注一件事情就会减少对另一件事情的关注。因此,如果一名疼痛患者注意力集中在其他感兴趣的感官输入(如看电视)上,就会减少对疼痛的注意,从而阻断条件刺激与反应之间的联系,使疼痛及焦虑、紧张情绪得到缓解。感官输入可以源自内心,也可以来自外部环境。前者包括回忆一些开心往事或是在心里哼歌、数数、心算、祈祷或在心底给自己打气等,而后者则包括听音乐、看电视、与朋友聊天或做一些娱乐消遣的活动等。

根据患者的参与方式,分散注意力疗法可以分为主动和被动两种。前者需要患者积极主动地参与某项活动,包括做游戏、阅读、唱歌等;后者无须患者主动参与,患者通过观察或接受某种刺激来减轻疼痛,如听音乐、看电视、抚摸等,多用于患者必须保持平静或安静的状态。

二、分散注意力策略类型

分散注意力策略可分为两种类型,一种是针对急性发作、持续时间较短的急性疼痛,另一种则是针对长期的慢性疼痛。

(一)针对急性疼痛的策略

这种策略适用于持续几分钟或短于一个小时的轻、中度疼痛患者。临床上主要运用于短暂的有创操作,如腰穿、骨穿、急诊清创缝合、外科拔管、局麻组织活检等。研究发现,在小儿静脉穿刺时,采用电脑播放动画故事的方法分散他们的注意力,能够降低操作带来的疼痛感;而让手外伤换药的患者听一听自己喜欢的歌曲,也能降低换药操作带来的疼痛。

生活中,人们为了避免去想或去做一些不愉快的事情,会在不知不觉中使用分散注意力的策略,比如看电视、听音乐或开展户外运动。同样,针对那些急性发作且持续时间较短的疼痛,引导者和患者可以视具体情形自行设计有效的分散注意力策略,具体如下:

(1)制订个体化分散注意力的策略。可以问一下患者以前是否学过分散注意力的相关策略,如果他从未学过,应先评估他的兴趣爱好,并以此着手;对于既往学习过或练习过分散注意力方法的患者,应进一步了解哪些方法能有效缓解他的疼痛,并建议患者继续采用该方法。

(2)分散注意力具体策略的制订应该视患者目前的体力及能力而定,最好不要超过他的能力范围,也不要过度消耗他的体力。

(3)如果疼痛加剧,可以考虑增加现行分散注意力策略的复杂度,比如原来只是单纯地听音乐,现在要求有节奏地打出节拍。但需要注意的是,在疼痛极其剧烈时,引导者可以考虑改用简单一点的分散注意力策略,因为这时的患者一般都会精力不济,注意力很难集中。

(4)试着采用视觉、听觉、嗅觉、触觉和运动觉等不同的感官形式。采用的感官形式越多,效果越好。

(5)强调节奏感。在播放音乐时,让患者随着音乐有节奏地拍打节拍;教会患者一些有节律性的呼吸;让患者有节奏地轻声数数或点头等。这样有助于患者的注意力尽可能地集中在分散注意力的刺激而非疼痛上。

(6)建议引导者向患者交代清楚分散注意力的具体操作内容,比如何时做、如何做等。

患者最好在疼痛发作前练习一下分散注意力的具体方法,并在疼痛开始或加重之前就开展,或者在疼痛发作后尽快开展,愈早开展效果愈好,否则可能会效果欠佳。分散注意力方法应在短时间内完成,不应持续开展数小时。在结束分散注意力疗法后,患者可能变得疲惫,感觉疼痛加重,因此建议在分散注意力过程中或之后及时使用止痛药物。

(二)针对慢性疼痛的策略

慢性疼痛患者大多长期置身于单调枯燥的环境中,他们往往被制止或缺乏能力开展日常活动,因此他们的感知输入水平一般低于常人,这可能会导致患者将更多的注意力集中在疼痛上,使得疼痛变得更为强烈而难忍,这样的环境也容易导致患者焦虑。

对于这类患者,首先要与他们充分交流,使其意识到自己正在被周围不利的环境影响,然后鼓励其燃起重获以前生活能力和质量的信心,进而根据自己的体力和能力尽可能去做一些以前日常生活中常做的事情,逐步积极地参加更多的活动,最终获得康复。医护人员需要特别提醒患者千万不要操之过急,如锻炼过度有可能会导致更剧烈的疼痛,甚至会延迟身体康复。对于那些因疼痛导致肢体运动功能完全丧失的患者或极其孤僻的患者,需要医务人员进行长期随访,并收集相关资料,为其定制系统的、多元化的分散注意力策略。

三、分散注意力疗法的操作方法

(一)获得患者的信任

语气真诚地告诉患者你相信他所说的一切,尤其要表达出你对他的疼痛经历感同身受。

(二)操作方法

告诉患者需要做什么,这样做有什么好处,并随之给出具体的建议。比如让患者大声地描述他眼前所能看到的一切,如挂画、电视、有图杂志等,越详细越好。又比如让患者在心里默默地哼歌或者大声背诵诗词、唱歌等,越投入越好。如果患者选择描述他所看到的东西时,医护人员可以让他选定其中一个物体,然后不断地问他相关问题,这样可以让他一直保持聊天思索的状态;如果患者选择默默地哼歌或者大声地唱歌,引导者可以让他一边唱歌一边跟着节奏打节拍。无论用哪一种方法,当患者觉得疼痛剧烈时,可以讲或唱得快一些,而疼痛得到缓解后可以适当放慢速度。

尽量选择在患者疼痛开始前执行此项操作,效果更佳。在疼痛产生后,只要患者同意,仍然随时可以利用分散注意力的策略来减轻疼痛。在分散注意力疗法开始之前,医护人员最好向在场的其他人员解释清楚你将要和患者做什么、为什么这么做、什么时候做等问题,这样不但可以降低患者因做一些与众不同的事情而可能产生的局促不安,同时可以避免周围其他人员(如患者家属或其他医护人员)的干扰。

四、注意事项

(一)分散注意力疗法结束后,不可中断药物治疗

分散注意力疗法结束后,患者的注意力又会重新回到疼痛上。因为分散注意力只是让疼痛变得可以忍受,但它依然存在,所以止痛药物治疗不可中断。

对分散注意力感兴趣并能理解操作方法的绝大多数成人或儿童患者都能从中获益。对参与分散注意力的患者有一些基本要求,比如要能够集中注意力、身体足够灵活(被动分散注意力时可不作要求)、有足够的精力等。

(二)并非所有患者都适合开展分散注意力疗法

分散注意力作为非药物镇痛治疗措施,具有无创、无副作用、简单方便和无须医嘱的特点,是护理人员可以独立提供的辅助性疼痛治疗措施。然而,有些特殊患者可能并不适合采用分散注意力疗法,如对刺激反应超敏者、偏头痛患者,分散注意力疗法可能会让这些患者

感觉更加不舒适；此外，因为重复进行分散注意力需要耗费大量的时间和精力，将会严重影响患者的生活质量，所以也不建议长期患中重度疼痛的患者采用。

（沈宏丹、刘冬华、章彩芳）

第四节　意象法

运用意象法缓解疼痛最早可追溯到数百年前，但直到 20 世纪后期才得到普及。意象法常与其他非药物镇痛治疗措施联合应用，如放松疗法等。目前意象法已经被广泛用于治疗癌症、高血压、痤疮、酗酒或关节炎等疾病，能有效缓解如抑郁、焦虑、恶心呕吐及癌痛、背痛或头痛等症状。

一、定　义

想象是人们经常使用的一种思维形式，运用个体的想象力来控制不适症状即为意象法。如想象疼痛不存在，疼痛就可以得以缓解。本节讲述的缓解疼痛的意象法，可被定义为运用个体的想象力提升感官想象，以降低疼痛强度或改变疼痛性质，或者想象一个愉快、更容易接受或无痛的画面来代替疼痛，从而达到缓解疼痛的目的。运用意象法缓解疼痛并不意味着疼痛是虚构的，所有的疼痛均是真实存在的，换句话说，意象法起到的是类似于止痛药物的作用。

二、实施技巧

意象法是模糊的，患者可以尽情发挥自己的想象力，只要能够缓解疼痛即可。例如，患者可以想象出一个关于抗生素的详尽画面：自己体内的细菌是非常脆弱的，而抗生素则是一支强大的军队，它们有着源源不断的数量和巨大的力量，一旦抗生素遇到了细菌，细菌将很快被摧毁，最终细菌越来越少，疾病得以治愈。患者根据具体情况进行个性化的想象，只要其本人接受且行之有效即可。

护士引导患者开展意象法缓解疼痛时，可遵循下列原则或采用下述技巧：

（1）如果患者不喜欢意象法或怀疑它的疗效，那么就不建议其使用它。

（2）信任患者关于疼痛的主观陈述。

（3）如果患者所表现出的疼痛比他所说的更为剧烈而又找不出原因时，需要考虑到也许患者正在关注自己的疼痛或一些伤害性的事情。可在与患者充分交流后建议他立刻停止这种关注。

（4）了解患者自行使用的意象法，采用其中积极有效的部分。

（5）意象的内容可以天马行空，有效即可。例如，患者可以把他的切口疼痛想象成一个红色的、热的、坚硬的圆圈，并努力使它变成一个粉粉的、凉凉的、软软的圆环，这样患者感受到的疼痛可能会减轻。

（6）避免不良的意象内容对患者的潜在不利影响。例如，温暖能促进末梢循环，而冰冷则可能抑制末梢循环。因此，如果建议患者想象冰冷的感觉，需要排除患者是否存在禁忌。

(7)可以建议患者根据其宗教或精神信仰开展意象法。

(8)建议患者根据其艺术特长和兴趣开展意象法。如音乐家可能更容易参与或创造听觉的想象,而画家则更容易参与或创造视觉的想象,品酒师则最能参与或创造感受味觉和嗅觉的想象。

(9)如果患者很难想象出一项具体方法来减轻他的痛苦,可以尝试想象预期结果,如想象疼痛缓解之后的状态。

(10)在引导患者开展意象法时,尽量使用温和的引导言语,如"也许……""如果你愿意,你可以……"或"你可能想……"等。

(11)循序渐进地开展意象法。如患者选择想象海滩日光浴获得温暖,可建议他从准备去海滩开始想象。

(12)意象法不能代替必要的止痛措施,因而需酌情提供其他必需的缓解疼痛的措施,如止痛药物等。

(13)告知医疗团队其他成员及家属患者在做什么,什么时候做,为什么要这么做,以取得他们的支持。

三、意象法的适用对象和禁忌者

(一)适用对象

意象法的适用对象:同意应用意象法或非传统的非药物镇痛治疗措施缓解疼痛的患者;能够专注于想象的患者;有如绘画、创作或表演等艺术能力的患者;有强烈的宗教信仰的患者;有使用其他非药物镇痛措施(如冥想)经历的患者等。

(二)禁忌者

伴有以下情况的患者不建议使用意象法:患者拒绝尝试意象法;有严重的情绪问题;有精神病史;无论出于何种原因,曾经出现过幻觉;没有时间和精力投入漫长的意象中;注意力不能集中等。此外,不建议在非专业人员引导下开展意象法。

(沈宏丹、刘冬华、童莺歌)

第五节 经皮神经电刺激

人类最初使用太阳照射、按摩、冰或者雪来缓解疼痛。随着时代的变化及科技的发展,一些刺激皮肤的方法,如振动器或电刺激被广泛应用于镇痛治疗。

一、经皮神经电刺激相关知识

(一)定义

经皮神经电刺激(Transcutaneous Electrical Nerve Stimulation,TENS)根据 20 世纪70 年代的闸门控制学说发展而来,借助特殊仪器,通过可控的低压电刺激作用于放置在人体皮肤上的电极,给患者带来酸酸麻麻的刺痛或振动的感觉,是治疗疼痛的无创性方法。

(二)TENS 的作用机制

TENS 缓解疼痛的机制尚不太清楚,闸门控制理论和内源性阿片肽释放理论是学术界采用较多的解释理论。

1.闸门控制理论

基本论点是:粗(A)纤维和细(C)纤维的传导都能激活脊髓后角的上行脑传递细胞(T细胞),但又同时与后角的胶质细胞(SG 细胞)形成突触联系。当粗纤维传导信号时,兴奋SG 细胞,使该细胞释放抑制递质,以突触前方式抑制 T 细胞的传导,形成闸门关闭效应。而细纤维传达则抑制 SG 细胞,使其失去对 T 细胞的突触前抑制,形成闸门开放效应,另外,在粗纤维传导之初,疼痛信号在进入闸门以前先经背索向高位中枢投射(快痛),中枢的调控机制在通过下行的控制系统作用于脊髓的闸门系统,也形成关闭效应。细纤维的传导使闸门开放,则形成慢性钝痛并持续增强。

2.内源性阿片肽释放理论

20 世纪 80 年代,我国著名的疼痛学专家韩济生及其科研团队基于动物实验的研究结果首次提出低频(2Hz)电针刺激可引起脑释放内啡肽、脊髓释放脑啡肽,高频(100Hz)电针刺激则能促进脊髓释放强啡肽,2/100Hz(疏密波)的刺激可使上述三种阿片肽同时释放,产生协同镇痛效果。

过度刺激或反刺激是经皮刺激的一种方式,可采用各种类型的中度到强烈的感官刺激,如冷、热、摩擦或按压。这些刺激都会引起疼痛,但可以通过一种疼痛的刺激来缓解另一种疼痛。

二、TENS 的临床应用及禁忌证

(一)临床应用

TENS 因其简单易用,无副作用,已在临床得到广泛应用。可用于急性创伤后疼痛、术后疼痛、肌肉骨骼性疼痛、周围血管功能不全、功能性腹痛、神经病理性疼痛、幻肢痛、癌症疼痛。TENS 具有以下作用:

(1)用其他容易被患者接受的感受替代疼痛,从而缓解疼痛,甚至消除疼痛。例如,将尖锐的疼痛转换为温暖的感觉。

(2)通过缓解肌肉痉挛减少疼痛,改善机体活动能力。

(3)通过帮助患者放松和缓解紧张情绪,转移患者对疼痛的注意力。

(二)禁忌证

(1)装有心脏起搏器的患者。

(2)四肢麻痹、有皮肤破损的危险、装有植入性药泵系统的患者。

(3)急性传染病、感染性疾病、发热、有出血倾向、神志不清、重要脏器功能不全的患者。

(4)孕期禁用,经期慎用。

(5)不愿意接受 TENS 或诊断不明的患者。

三、TENS 操作时的注意事项

(1)医护人员须具有 TENS 使用的相关资质。每台 TENS 仪器须具备操作指南。

(2)向患者及其家属发放健康宣教手册,并开展健康宣教。

(3)TENS 最常见的并发症是皮肤刺激反应和过敏反应,如由于电极凝胶或胶带引起的过敏反应。通常更换电极的位置或使用一些抗过敏的膏剂可以缓解症状。

(4)电极放置时的注意事项:

①禁止放置于心脏起搏器的位置,尤其是永久性心脏起搏器的位置。

②禁止放置于颈动脉窦表面(颈部和喉部的两侧),因其可能会引起迷走神经反射而引起低血压。

③禁止覆盖于眼睛上。

④脑血管疾病或癫痫症患者应在严密监测下使用,且尽量避免把电极放置在患者的头部和颈部。

⑤禁止放置于烧伤或开放性的伤口之上(电极可以放置于伤口附近)。

⑥避开受损的皮肤。

TENS 提供了一个治疗疼痛的可行性选择,且急性疼痛治疗效果较慢性疼痛更佳。成功应用 TENS 需要一定的技术以及医患双方的良好合作。虽然大量临床应用案例证实了TENS 的疗效,但尚无科学的对照研究证实其长期的疗效。

(彭竹竹、刘冬华、童莺歌)

第六节　冷疗法和热疗法

冷热疗法(Cold and Heat Therapy)通过利用低于或高于人体温度的物质作用于体表皮肤,引起皮肤和内脏器官血管的收缩或扩张,从而改变机体各系统体液循环和新陈代谢达到治疗目的。

冷热疗法常被用来缓解疼痛。在体表使用的冷疗或热疗常被用于缓解以下类型的疼痛:继发于病理情况的肌肉痉挛、关节僵硬、腰痛、肌肉疼痛。可根据患者情况选择其适用的冷热疗法。在无禁忌证的情况下,对于多种类型的疼痛,均可以交替应用冷热疗法。

一、冷疗法

利用低于体温、室温但高于 0℃的低温使机体发生一系列功能性改变而达到治疗目的的方法称为冷疗法。

(一)冷疗缓解疼痛的机制

(1)当冷穿透的深度足以降低肌肉温度时,通过降低肌梭的反应或使肌肉触发点失活而减少肌肉痉挛,缓解疼痛。

(2)通过反射性的血管收缩减轻局部充血,减少或防止血管出血。

(3)通过降低神经纤维和受体的温度而降低神经末梢敏感性及皮肤的敏感性。

(4)使毛细血管收缩,局部血流减少;通过降低细胞的新陈代谢和微生物的活力,从而限制炎症的扩散。常用于炎症的早期。

(5)使毛细血管通透性降低,渗出减少,从而减轻局部组织肿胀,缓解疼痛。

(6)如果冷疗的程度足够充分,能降低关节和肢体的僵硬感。

(7)当冷疗设备恰好放置在支配疼痛区域的浅神经的针刺点或触发点上,冷疗远端区域的疼痛感也会减轻。

(二)适应证

(1)继发于骨骼或神经系统病变的肌肉痉挛,如关节退行性病变、椎间盘病变、神经根刺激症状等。

(2)急性但创伤不严重的疼痛,如会阴部的急性手术创伤、轻微的运动损伤。在受伤后4至48h内推荐使用。

(3)外科术后疼痛,如髋关节、膝关节、肩关节、肌腱修复、骨移植或骨折术后,可防止术后疼痛或肿胀的发生。

(4)关节炎发作时的僵硬关节部位,类风湿关节炎发作的急性阶段。

(5)亚急性肌肉损伤,尤其是运动损伤的治疗性锻炼阶段。

(6)头痛、脑水肿。

(7)瘙痒。

(三)禁忌证

(1)血液循环障碍者。常见于大面积组织受损、休克、周围血管病变、动脉硬化、糖尿病、神经病变、水肿、雷诺现象或雷诺病患者等。冷疗可加重血液循环障碍,导致局部组织缺血、缺氧。

(2)组织破损或有开放性伤口处,慢性炎症或深部的化脓病灶。用冷疗使局部毛细血管收缩,血液循环不良,组织营养不良,影响伤口愈合及炎症吸收。

(3)对冷过敏者,冷疗可出现红斑、荨麻疹、关节疼痛和肌肉痉挛。

(4)慎用冷疗法的情况:昏迷、感觉异常、年老体弱、婴幼儿、关节疼痛、心脏病或哺乳期产妇胀奶等。

(5)冷疗的禁忌部位:枕后、耳郭、阴囊处,防止冻伤;心前区,防止引起反射性心率减慢;腹部,防止腹泻;足底,防止引起反射性末梢血管收缩而影响散热,或引起一过性冠状动脉收缩。

(四)常用方法

1.冷敷

(1)冰水冷敷。将毛巾浸入冰水后拧至半干,以不滴水为宜,敷于患部,每2～3min更换一次,持续15～20min。

(2)冰袋冷敷。将碎冰装入袋中,或使用冰冻的凝胶包,或使用化学冰袋,用干毛巾包裹冰袋敷于患部,可以较长时间保持冰袋温度,每次治疗时间20min到1h,每次治疗间隔时间3～4h,根据病情可每日施行2～3次或更多。冰袋要柔软,分量轻,贴合身体曲线,无渗漏。

(3)冷疗机治疗。冷疗机有不同大小、温度可调的冷疗头,治疗时将冷疗头置于患部,缓慢移动,每次10～15min。

2.冷压力疗法

采用水囊袖套式或腿(足)套式正压治疗仪,治疗时水囊中冷水循环,温度控制在5℃,压力60mmHg。关节术后早期治疗可以连续使用。

3.冰水浴

将患部直接浸入4～10℃的冰水中数秒,可浸入3～5次。

4.冷喷雾

冷空气治疗仪,喷射器吹患部数分钟至 10min;或将装有易汽化的冷冻剂的喷雾器,在距体表 2cm 处向患部喷射 5～20s,间歇 0.5～1min,重复数次。建议使用前阅读产品使用说明书。

5.冷热交替治疗

将肢体在冷水中浸泡 5min,再在热水中浸泡 5min,如此循环,分别在冷、热水中浸泡各 3 次,共 20～30min。

6.热/冰双功能设备

可借助易于控制且能够持续使用的热疗和冷疗的设备,施行局部冷疗或热疗。主要优点是恒温、冷热之间易于调节,对急性肌肉骨骼损伤和术后疼痛尤为有效。

(五)操作注意事项

(1)治疗结束后,常规检查皮肤及局部感觉情况。

(2)治疗时严格控制温度和时间,防止冻伤。如出现皮肤苍白、青紫或麻木感,应立即停止冷疗。注意保护正常皮肤。

(3)冷气雾喷射禁用于头面部,以免造成眼、鼻、呼吸道的损伤。

(4)如出现对冷过敏,如皮肤瘙痒、潮红、水肿、荨麻疹等症状时,应立即中止治疗。如出现心动过速、血压下降等现象时亦应立即中止治疗,并及时对症处理。

(5)防止化学冰袋破损,避免内容物刺激皮肤。

二、热疗法

利用各种热源将热传递到体内以治疗疾病的方法称为热疗法。

(一)热疗缓解疼痛的机制

(1)热疗通过增加局部血流、增强新陈代谢和白细胞的吞噬功能,促进浅表炎症的消散和局限。在炎症早期用热疗,可促进炎性渗出物的吸收和消散;在炎症后期用热疗,可促使白细胞释放蛋白溶解酶,溶解坏死组织,使炎症局限。

(2)热疗可降低痛觉神经的兴奋性,提高疼痛阈值;消除水肿,解除局部神经末梢的压力;松弛肌肉、肌腱和韧带组织,解除肌肉痉挛,从而缓解疼痛。

(3)热疗使血管舒张、血流量增大,从而减轻深部组织的充血。

(二)适应证

(1)继发于骨骼或神经系统病变的肌肉痉挛,如退行性骨关节病、椎间盘病变、神经根刺激症状等。

(2)一些常见的关节或软组织疼痛,如急性发作后的类风湿关节炎、浅表血栓性静脉炎、腰痛、网球肘的恢复阶段、腕管综合征或肌纤维鞘炎等引起的疼痛。

(3)肠胃不适与痉挛或肛门直肠疼痛。

(三)禁忌证

(1)未明确诊断的急性腹痛。热疗虽可减轻疼痛,但有时易掩盖病情真相。

(2)急性创伤、类风湿关节炎、急性滑囊炎、急性或亚急性肌肉损伤。热疗可能会加剧水肿。

(3)面部危险三角区的感染。该处血管丰富,与颅内海绵窦相通,热疗会使血管扩张,导致细菌和毒素进入血液循环,使炎症扩散,造成颅内感染和败血症。

(4)各种脏器出血、出血性疾病。热疗可使局部血管扩张、增加脏器的血流量和血管的通透性,从而加重出血。

(5)昏迷的患者。温度过高时患者不能及时报告,可能会引起组织损伤。

(6)浅表恶性肿瘤。可能会加速肿瘤的生长。

(7)软组织损伤或扭伤初期(48h 内)。用热后可促进血液循环,加重皮下出血和肿胀。

(8)容易出现体位性低血压的患者应避免身体多处热疗或将全身浸泡在温水中。

(9)对光敏感者应避免使用辐射热源,如灯泡。

(10)心、肝、肾功能不全者及敏感人群,如患有系统性红斑狼疮、多发性硬化症的患者。

(四)常用方法

1. 干热疗法

(1)热水袋:有保暖、解痉和镇痛的作用。水温为 60~70℃,时间一般为 10~30min。

(2)红外线灯:有消炎、解痉、镇痛、促进创面干燥结痂、上皮再生和肉芽组织生长的作用,利于伤口愈合。可用于感染的伤口、压疮、关节炎等。选用适当功率的灯泡,暴露治疗部位,灯距一般为 40~50cm,以温热为宜,时间为 20~30min。

2. 湿热疗法

(1)湿热敷:有消炎、消肿、减轻疼痛、促进局部血液循环的作用。水温为 50~60℃,热敷时间为 15~20min。每 3~5min 更换一次敷布。

(2)热水坐浴:有减轻局部疼痛、炎症、水肿、充血及清洁局部的作用。可用于术后、会阴和肛门疾病及盆腔充血和水肿。水温为 40~45℃,坐浴时间为 15~20min。女性患者月经期、妊娠后期、产后 2 周内、阴道出血和盆腔急性炎症均不宜坐浴,以免引起感染。

(3)局部浸泡:有消炎、镇痛、清洁、消毒伤口的作用。可用于手、足、前臂、小腿部位的感染。水温为 40~45℃,浸泡时间为 15~20min。

(五)操作注意事项

(1)治疗前、后检查皮肤感觉、血液循环情况,防止烫伤。

(2)加热热敷袋前应先检查有无破口;热敷袋使用前应排出多余水分,热水袋外包保温套或毛巾;勿挤压热敷袋,以免有漏出物而造成烫伤。

(3)电热袋、热水瓶和循环水加热垫大多数不能自然降温,且不能确保计时和恒温装置完好,容易造成烫伤。对老年、意识障碍、血液循环障碍、感觉减退或治疗过程中可能会入睡的患者需谨慎使用。

(4)使用红外线灯时要严格控制灯距和照射时间。

(李云霞、刘冬华、刘文珍)

第七节　中医疼痛治疗及护理

传统医学认为痛证病因主要有外感六淫、内伤七情以及它疾等,这些因素在一定条件作用下使脏腑、经络功能失调,气血运行不畅,使人产生疼痛。李东垣的"通则不痛,痛则不通"

成为实痛病机学说的根本。吴澄的著作《不居集·诸痛》对因虚致痛作了深入阐述。"不通则痛"是由于痰毒瘀火诸病邪内结,阻滞脉络,气机不畅,脉络瘀阻;"不荣则痛"主要为气血阴阳虚损,正气虚弱,经脉失养而发生疼痛。既然疼痛的病机为"不通则痛"和"不荣则痛",那么疼痛的治疗大法就应该是行气活血、软坚散结或补益气血、温经止痛。中医治疗疼痛强调从整体观念出发,进行辨证施治,意在调节患者机体阴阳,恢复平衡协调。中医治疗痛证方法多样,主要有内治法、外治法、针灸疗法、推拿疗法等,均有显著的镇痛效果。

一、痛证的病因辨证

"辨证"是中医通过运用望、闻、问、切的诊断方法,以了解患者疾病信息,采集患者的自觉症状和各种临床体征等资料,进行分析、归纳,综合判断疾病轻重、属性及预后。痛证的致病因素及气血阴阳的辨证,简述如下:

(一)外邪致痛

感受外邪致痛,主要是六淫等病邪由皮毛或口鼻侵袭人体所致的疼痛。

1.风邪致痛

风证有外风、内风的不同,外风致痛的较多,常同寒湿为患。常见于头面部、肢体关节的疼痛,多呈游走性。

2.寒邪致痛

寒证有实寒、虚寒之分。实寒有"伤寒""中寒"之别。"伤寒"是指寒邪外袭伤人肤表,"中寒"是指邪直中而内侵脏腑、气血。其特点是:疼痛多剧烈,遇温痛减,遇寒痛增。寒证可发生于身体任何部位。

3.湿邪致痛

湿为阴邪,易伤阳气,且湿气重浊、黏滞。其疼痛缠绵不愈,病程较长。肢体关节疼痛时多重着不移。

4.火热致痛

火为热邪之甚,皆为阳邪,易伤津血,燔灼脉络,而致疼痛,周身可见疼痛,以上部居多。疼痛多剧烈,灼热感,得凉则减。

5.燥邪致痛

燥邪于涩,易伤津液,故其致痛常为津伤血少,络脉失养。疼痛季节性较强,多见于秋冬季,疼痛部位多发生在肺系,如咽喉、鼻腔、胸部等。

(二)内伤

七情内伤、饮食不节、劳逸失度、瘀血、脏腑气血盈亏、阴阳失调等皆可致病。

1.七情内伤

七情过极,脏腑气机逆乱,血行不畅致痛。疼痛多胀痛走串,多发生在胸胁部、腹部、头部。

2.饮食不节

暴饮暴食,腑气阻滞。其痛而拒按,伴脘腹胀满,或排便痛减;嗜食肥甘,助湿生热,或壅遏胃肠、熏蒸肝胆、痹阻经络,而发为实证、热证诸痛。

3.劳逸失度

劳力、劳神、房事过度,日久则阴血不足,络脉失养而致痛。疼痛特点为闷痛、胀痛。

4.瘀血

由瘀血内阻而产生的症候。疼痛伴随肿块、出血、色脉改变等表现。疼痛如针刺刀割，疼痛部位固定。

5.气血、阴阳失调

脏腑气血盈亏、阴阳偏盛或偏衰，或致脉络不通，导致疼痛。

(三)它疾

金刀所伤、跌打所伤、虫咬、外伤等，皆可损及肌肤、血脉而致疼痛，疼痛多剧烈。

二、治疗痛证的辨证立法原则

痛证治法以症候为依据，辨证为立法的前提。立法的原则有：协调阴阳；发表攻里，越上引下；寒热温清；补虚泻实。

三、中医治疗疼痛的方法及护理

(一)内治法

中药内服治法是中医临床治疗痛证最主要的疗法之一。中药尤其是复方制剂，虽然作用机制复杂、作用较弱、起效缓慢、剂量不易掌握，但疗效持久、副作用小，更容易被患者接受。中药在镇痛的同时能够帮助患者解决疼痛所致的精神、心理不良影响，改善其主观症状，提高其生活质量。

1.中药的性能

中药的性味和功能，包括四性、五味、升降浮沉、归经等。

2.痛证常用方药

(1)川芎茶调散：主治面风痛、头风。常用药物：川芎、荆芥、甘草、白芷、羌活、细辛、防风、薄荷。

(2)乌头汤：主治寒湿型坐骨神经痛。常用药物：生麻黄、制川乌、制草乌、甘草、黄芪、酒白芍、木瓜、蜂蜜、川牛膝、川芎、川断。

(3)黄芪桂枝五物汤：主治血痹、肌肤麻木之证。常用药物：黄芪、桂枝、芍药、生地黄、通草、地龙、大枣、当归。

(4)保和丸：消食和胃，主治食积、脘腹胀痛等。常用药物：神曲、山楂、半夏、陈皮、茯苓、甘草。

3.服药护理

(1)护理人员必须全面掌握和了解药物的功用、剂型的使用方法，注意用药途径，做好三查七对。

(2)注意药物配伍禁忌。相杀、相恶、相反的药物不能配伍使用；相须、相使、相畏的药物能提高疗效。

(3)服药后应注意药后反应，尤其是峻烈、毒性药物，更应注意观察有无中毒症状，以便及早处理。

(4)服药时告知患者宜忌口，如发汗药忌酸醋和生冷饮食。

(5)服药后的护理：服解表发汗药物后，应多饮热水、热汤、热粥以助汗液排出，同时关注患者的出汗情况，以微汗为宜。出汗较多时应及时更换衣物，以保持皮肤干燥，避免冷风直吹。服逐水剂后,应注意排尿情况,做好尿量记录。服攻下药,应告知患者可能会出现轻微腹痛,并注意观察其大便情况。危重症患者服药后,应严密观察患者的生命体征及意识,须详细记录患者的唇面颜色、四肢寒温转变、二便情况。

(二)外治法

中医外治法是祖国医学的重要组成部分,外治宗师吴师机曰:"外治之理,即内治之理,外治之药,即内治之药,所异者法耳。"中药外治为体表直接给药,不仅使用方便,避免了患者服药的痛苦,而且经皮肤或黏膜表面吸收后,药力直达病所,止痛迅速有效。中药外治法可以避免口服药物经消化道吸收遇到的多环节灭活作用及药物的不良反应的发生。

1.敷贴疗法

用药物或某种物体敷于人体的某一部位,通过贴敷物的作用以治疗疾病。中药穴位敷贴疗法是结合穴位和药物作用创建和发展起来的一种独特的治疗方法。常用方法有湿敷、热敷、冷敷。

(1)操作方法:用散剂敷贴时,可用水、酒、醋、油、蜂蜜、姜汁、葱汁等调和,也可用药物捣成糊状直接敷于患部。

(2)适用范围:本疗法可泛治诸痛。具体运用时,要根据疼痛的性质、部位选用相应的药物敷贴。如实证、热证多用清热解毒、祛风疏表、活血化瘀之品;虚证、寒证则宜用温经散寒、通阳化瘀之味。

(3)注意事项:①皮肤有感染、过敏、溃疡处禁敷贴。②若敷贴药物后局部出现药疹、水疱等,应立即洗去药物,暂停外敷。

2.熨法

熨法又称热熨疗法,指利用经过加热处理后的药物或其他传热的物体,放置在患部或体表某部位上,做来回往返或旋转移动,从而促使局部腠理疏通、气血流畅的一种治法。

(1)操作方法:盐熨和药熨。

盐熨:将食盐放于锅内文火烧至热烫,放于布袋中装一半,扎紧袋口,放于疼痛部位来回热熨。待冷却后,更换热盐。每天1~3次,每次约30min。

药熨:多将温经通络、调和气血等芳香气味药物研末,用酒、醋等炒热后,以布包或装袋,置患部熨敷。或在患部来回推移,使皮肤受热均匀,温度降低则更换,反复多次。

(2)适用范围:熨法具有舒筋活络、行气消瘀、散寒止痛等作用。主要适用于治疗各种寒性疼痛、风寒弊痛、跌打损伤所致的痛证。

(3)注意事项:①热性疼痛禁用此法。②对于有心血管疾病的患者应逐渐加热,防止发生血管意外。③注意患者耐受温度的能力,防止烫伤。

3.刮痧疗法

使用边缘光滑的器具,如铜钱、瓷匙、牛角梳的背面,蘸润滑油,在治疗部位的皮肤上反复刮摩,从而达到治疗疼痛的目的。

(1)操作方法:患者取坐位或卧位,充分暴露刮痧部位,并用75%酒精对局部进行消毒。在刮痧部位的皮肤上,以45°的倾斜角度,平面向下或朝外,沿一定的方向,进行刮摩。每处可刮20次左右,以皮下出现紫红色斑点为度。

(2)适用范围:治疗感受暑湿秽浊引起的头痛、腹痛、身痛或风湿痹症。

(3)注意事项:①选择边缘光滑的刮痧工具。刮痧时要边刮边蘸润滑剂,不可干刮,避免刮破皮肤。②使患者处于自然而舒适的体位。在刮痧的过程中,按要求更换体位,避免患者因疲劳而中断治疗。③操作者刮痧的力量应均匀适宜,可根据患者的反应来调节手法的轻重。若患者疼痛剧烈或冷汗不止,则立即停止刮痧。④对于患有皮肤病的患者,可在刮痧部位上覆盖毛巾或棉布对其进行间接刮痧治疗,用力要轻巧,不可妄用猛力。

4.熏洗疗法

熏洗指将药物煎煮后,先用蒸气熏疗,再用药液洗身或洗局部患处以治疗疾病的一种外治方法。

(1)操作方法:①全身熏洗法。选择密闭、光线充足的房间,将所需药物放入锅内煮沸,致热蒸气升腾,当室内气温达40℃左右时,即可进行治疗。熏蒸 15～20min 后,再用温热的药液洗浴,每日 1 次,10～15 次为一疗程。②局部熏洗法。将煮沸的药液盛于盆内或杯中,将疼痛部位放置在药液上熏蒸,待药液降温后,再进行局部洗浴。

(2)适用范围:治疗邪阻经络、气滞血瘀所致的痛证。

(3)注意事项:①熏洗前,做好病情评估。对于孕妇,患有严重心脏疾病、贫血、传染病等疾病的患者,禁止使用全身熏洗。②熏洗药液的温度应适当,以患者舒适为宜,避免烫伤。③进行全身熏洗时,应随时注意观察患者有无异常反应,如果患者反映头痛、心慌、胸闷、气促,应立即停止熏洗,就地平卧休息,打开门窗使房间通风,必要时采取抢救措施。

(三)针灸疗法

针法和灸法是两种不同的治疗方法。针刺疗法指运用不同的针具,刺入穴位进行治疗的方法;灸法是采用艾叶制成的艾绒,熏灼腧穴或部位进行治病的方法。两者所用的器材和操作方法虽不同,但均作用于经络、腧穴,以通其经脉、调其血气,从而达到治疗疼痛的目的。

1.毫针法

(1)取穴原则:①近部取穴,指在疼痛的局部和邻近部位取穴,如胃痛取中脘、梁门等。②远部取穴,根据阴阳脏腑经络学说等中医基本理论和腧穴的主治功能,于距离疼痛较远部位取穴,如胃痛取足三里等。③随证取穴,根据中医理论和腧穴的主治功能,针对全身性的某些疾病,结合腧穴的特殊作用而设的一种取穴方法。如外感发热身痛,可取大椎、合谷、曲池,以清热解表;昏迷急救,取人中、素髎、内关,以醒神开窍等。

(2)操作方法:根据腧穴所在位置,结合患者病情需要和针刺手法等情况,可采取直刺、斜刺及平刺。针刺入穴位后,运用提插、捻转等基本手法。必要时加入循法、刮柄法、弹柄法、搓柄法、震颤法等,以使患者迅速"得气"。

(3)适用范围:凡外感内伤而致脏腑功能失常、气血紊乱、营卫失和所引起的各种急、慢性疼痛。

(4)注意事项:①针刺前,应详细评估患者的病情。出血性疾病及感染、溃疡、瘢痕及肿瘤部位不宜针刺。②嘱患者放松全身。当患者在饥饿、疲劳、精神过于紧张时不宜针刺。③对于年老少儿、体型瘦小、阳证、新病、头面胸背及皮薄肉少处的腧穴,进针宜浅;反之,可深刺,但不可过深。④针刺时要关注患者的反应,注意掌握一定角度,不宜猛力提插、捻转,防止损伤重要组织和器官。⑤不宜针刺孕妇腹部、腰骶部腧穴。⑥小儿囟门未合时,不宜针刺头顶部的腧穴。

2.水针法

水针法是指在穴位或相应部位进行药物注射,通过针刺和药液对穴位的刺激及药理作用,从而调理机体的功能,达到防治疾病的一种方法。

(1)操作方法:根据辨证施治,选取相应的腧穴,消毒注射部位,按照穴位规定的方向和深度将抽好药液的注射器刺入穴内,缓慢回抽无回血后,缓慢注入药液。

(2)适应范围:适用于各种急、慢性疼痛。

(3)注意事项:①严格掌握药物的性能、药理作用,做好三查七对。②观察用药后的副反应,谨慎使用副反应严重、刺激性较强的药液。③药液不宜注射到关节腔、脊髓腔和血管内。④孕妇的下腹、腰骶部和三阴交、合谷等为禁针穴位。

3.灸法

灸法指利用艾绒或其他易燃材料、药物,在穴位或患处熏灼、敷贴,使其产生温热性或化学性刺激,通过经络腧穴的作用来调整人体生理功能的平衡,从而达到治疗疼痛的目的。

(1)操作方法:灸的种类很多,有艾柱灸、艾条灸、温针灸和温筒灸。

(2)适用范围:寒邪所致的各种胃脘痛、腹痛、腰腿痛等;某一经络或部位气滞血瘀、经络阻滞引起的肿胀、疼痛等;气虚血亏而致的各种虚性疼痛。

(3)注意事项:①孕妇的腹部及腰骶部不宜施灸。颜面部、头部、心前区、大血管部及肌腱处禁用艾柱灸。②施灸时,严密注意患者的局部温度感觉,不可距离太近,防止灼伤。③施灸时,嘱咐患者不可移动体位,防止艾柱滚落或艾条燃灰脱落而烫伤皮肤。④注意不可导致患者局部皮肤烧伤起泡。

(四)推拿疗法

推拿是人类最古老的医疗方法,起源于人类早期在损伤后对疼痛部位本能的抚摸和按揉。推拿又称按摩、按跷、乔摩、折支等,是在人体一定的体表穴位或部位上,运用各种手法(包括特定的肢体被动运动)来防治疾病的一种中医疗法。

1.推拿手法

用手或肢体其他部分,按照各种特定的技巧动作,在体表操作的方法称推拿手法。

(1)按法:以指端、掌、掌根或肘尖着力,先轻渐重,由浅而深地反复按压治疗部位的手法。可分为拇指按法、中指按法、指节按法等。临床上常与揉法结合应用,组成按揉复合手法。

(2)揉法:以指、掌根、大鱼际或肘尖为着力点,在治疗部位做轻重缓和的回旋动作即为揉法。可分为中指揉法、拇指揉法、掌根揉法、大鱼际揉法及肘揉法。操作手要定位在治疗部位,并非与皮肤发生摩擦、滑动。

(3)摩法:用手掌或食、中、无名、小指掌面附着在治疗部位上,以一定的节律做环形抚摩的手法。分为掌摩法、指摩法。

(4)推法:用指、掌或肘部着力与治疗部位上进行单方向的直线移动。食指、掌或肘要紧贴患者体表,用力要稳,速度要缓慢而均匀。

(5)拿法:以拇指与食、中二指或其他四指缓慢对称用力,将治疗部位挟持、提起,并同时捻搓揉捏的手法称为拿法。

(6)滚法:以小鱼际及手背尺侧为着力面,沉肩、垂肘、力臂、竖掌,肘关节与前臂做周期性的屈、伸与内、外旋臂摆动,并带动腕关节伸、屈,使弓成圆形的手指在治疗部位上来回滚动的手法。

(7)拍法:用虚掌拍打体表的手法称为拍法或拍打法。操作时手指自然并拢,掌指关节微屈,力度一致、有节奏地拍打治疗部位。

(8)击法:用拳背、掌根、掌侧小鱼际、指尖或桑枝棒叩击治疗部位称为击法。

(9)点法:用拇指或中指峰,或以中指、食指、拇指屈曲后的近侧指尖关节的突起部位为着力点,用重力按压人体深部组织或穴位的手法,谓之点法。按其着力部位不同,分为拇指点法、中指点法和指节点法。

(10)扳法:用双手在治疗关节的两端做相反方向用力扳动肢体的手法,称为扳法。常用扳法有颈项部斜扳法、胸椎对抗复位法、腰部斜扳法。

(11)拔伸法:操作者在患者关节上、下两端,沿肢体的纵轴方向,用力做相反方向的牵拉、引伸动作,从而使患者的关节间隙增宽的手法,称为拔伸法。

2.适应范围

推拿疗法可调节机体神经兴奋性,具有疏通经络、行气活血、滑利关节、消肿止痛、调和阴阳等作用。临床推拿疗法尤其适用于骨伤疼痛,如软组织急性扭伤、慢性劳损、颈椎病、肩周炎、腰椎间盘突出症、骨质增生等所致的疼痛。

3.注意事项

(1)推拿治疗时保持室内光线充足、空气流通、温度适宜。

(2)治疗时应评估患者病情。操作者的推拿力度、间隔时间、治疗流程应根据患者的身体状况及时调整。

(3)操作者手法要轻重适宜,指甲应修剪清洁,冬天须保持双手温暖。操作时一般取酒精、滑石粉之类的润滑剂为介质,并根据患者的病情随时调节手法以增强疗效。治疗时,患者可能会抗拒治疗,操作者应耐心解释或运用其他方法吸引其注意力。手法治疗后应嘱患者注意避风,忌食生冷食物。

(4)做好患者的宣教:治疗前嘱咐其排空大小便;治疗中嘱其放松身体,帮助患者摆好体位及姿势;治疗结束后,嘱患者起身动作宜慢,防止体位性低血压而致头晕等状况的发生。

(5)推拿禁忌证:①皮肤疾患、皮肤破损处。②患有急性传染病、重要器官损伤严重、骨折、创伤性出血、急性外科手术的患者。③精神疾患、神志不清的患者。④孕妇、妇女月经期的腰骶部、臀部及腹部为推拿禁忌部位。

以中医理论基础作指导的中医治疗疼痛的方法充分体现了中医治病的整体观念和辨证施治的原则。根据疼痛病因及病理生理的不同,可分为虚实两类。痛证的临床施治重在辨证。实者祛其有余、虚者补齐不足,确立内治、外治的法则,运用不同方药和方法进行治疗,畅通经络、调理气机、阴阳平衡、脏腑调和,从而祛除诸痛。

(王建意、刘冬华)

小　结

本章介绍了音乐疗法、分散注意力、意象法、经皮神经电刺激、冷热疗、中医疗法6种疼痛的非药物治疗方法。护士需要掌握这些非药物干预措施的实施方法和操作注意事项,并能在临床工作中加以实施。

(刘冬华)

参考文献

[1] 李小寒.基础护理学[M].5版.北京：人民卫生出版社,2012.

[2] 姜安丽.新编护理学基础[M].2版.北京：人民卫生出版社,2013.

[3] 夏玲,张兆波.冷疗法在骨科康复中临床应用进展[J].中国康复医学杂志,2014,29(6):591-594.

[4] 何艳梅.冷疗应用在四肢骨折术后的效果观察[J].中国实用医药,2009,4(6):146-147.

[5] 付佳,高凡,李鸿艳.肩关节镜术后患者加压冷疗的效果观察[J].中华护理杂志,2015,50(8):942-945.

[6] 郭轶含,郑群怡,倪磊,等.膝关节镜术后冷敷镇痛的效果研究[J].中华护理杂志,2008,43(9):786-787.

[7] 黄晓琳,燕铁斌.康复医学[M].5版.北京：人民卫生出版社,2013.

[8] 赵继军.疼痛护理学[M].2版.北京：人民军医出版社,2010.

[9] 柳更新.中西医结合临床疼痛治疗学[M].沈阳：辽宁科学技术出版社,2003.

[10] 郭蕾蕾,田国庆.癌痛的中医治疗概况[J].中国临床医生,2010,38(11):22-25.

[11] 李莹,张玮,邢练军,等.穴位敷贴联合中药治疗非酒精性脂肪性肝炎的临床研究[J].中西医结合肝病杂志,2011,21(1):8-10.

【练习题】

1.非药物镇痛措施有哪些？

2.操作 TENS 时,电极的放置有哪些禁忌？

3.冷疗的适应证和禁忌证是什么？

4.中医治疗痛证的辨证立法原则是什么？

5.推拿治疗疼痛的手法有哪些？护理应注意什么？

【在线视频】

二维码 5-1　中医护理在镇痛中的运用

第六章　疼痛与心理

【案例导入 6-1】

赵某，男，55岁，因反复腹痛一个月入院，诊断为胰腺癌。住院行胰十二指肠切除术。术后两周，患者仍活动受限，卧床，自觉腹部胀痛明显，NRS 8～9分，疼痛部位不固定，以夜间更为剧烈，呻吟喊叫，迫切要求注射止痛药物，但止痛效果维持时间短暂。分散注意力对疼痛有一定缓解作用。护士通过观察和交流发现，患者对所患疾病不知情，一方面怀疑患了不治之症，另一方面又否认患癌的事实，内心极度焦虑和恐惧。

1.你认为影响疼痛的心理社会因素有哪些？

2.你会采用哪些方法对患者进行心理社会方面的评估？

3.你会采用哪种心理技术来实施干预？

疼痛带有强烈的主观色彩。疼痛与心理因素互为影响。本章将对疼痛与心理之间的关系、疼痛的心理评估内容和常用心理评估方法及疼痛的心理干预技术展开陈述，以期为护理人员对疼痛患者开展心理评估及干预提供指导。

第一节　疼痛与心理之间的关系

国际疼痛研究学会（IASP）对疼痛的定义为"疼痛是一种与组织损伤或潜在组织损伤相

关的感觉、情感、认知和社会维度的痛苦体验"。从疼痛的定义来看,疼痛不仅是单纯的感觉,同时包含认知和情感成分,带有强烈的主观色彩。然而,过去人们只把疼痛看作是疾病或组织损伤的提示信号,忽视了疼痛的心理社会因素。直到 20 世纪 30 年代,人们才开始对疼痛与心理之间的关系产生兴趣,并逐步开展疼痛与心理的相关研究。

一、疼痛的心理学研究

疼痛是一个古老的话题,疼痛的概念和机制从古至今一直争论不休。3000 多年前的《黄帝内经》就认为,疼痛是由身体的阴阳失衡所致。在西方,对疼痛的描述始于公元前八世纪古希腊的荷马史诗中,而疼痛作为西方的文学术语可追溯至公元前五世纪希波克拉底时期。人类对疼痛的早期认识带有宗教和迷信的色彩,认为疼痛是上帝的惩罚、邪恶物的入侵,或者是欲望的受挫。

直到 1800 年,实验科学的发展使疼痛的概念逐渐成型,并在此基础上产生了特异理论、强度理论、模式理论和闸门控制理论四大理论。其中,闸门控制理论在感觉交互作用的基础上,提出疼痛不仅取决于刺激的强度和部位,同时也受到高级中枢下行冲动的调解。闸门控制理论对疼痛的理论研究起到了深远的影响,尤其是为人们理解心理因素激活下行控制系统和调节痛觉感受的机制提供了思路,它将疼痛的生理学特性、中枢总合模式以及心理因素对传入信息的调节等理论巧妙地融为一体。

随后,心理社会因素对疼痛的影响机制逐渐受到重视,并掀起了研究热潮。20 世纪 70 年代,行为理论学家在经典条件反射和操作性条件反射的行为理论基础上将疼痛行为分为"应答式"行为和"操作式"行为。"应答式"疼痛行为是个体对疼痛刺激产生被动的反应,是一种本能的刺激—反应模式,有利于个体快速回避威胁;而"操作性"疼痛行为常常因某些因素的强化而维持,如逃避责任、获得关注、得到赔偿等。在此理论基础上逐渐形成疼痛相关的行为治疗方法,治疗目标也由原来减轻疼痛症状转向减少疼痛行为,恢复患者的社会功能。20 世纪 80 年代后期,受认知心理学的影响,强调重视个体的思想、情感、态度、信念和行为本质及其变化,矫正片面、不合理、负性的认知,增加自信和自我控制感,以改善疼痛感知或减少疼痛行为。生理心理学家则在身心交互作用的基础上,采用生物反馈技术、放松训练等非药物治疗方法,有意识地调节个体的自主觉醒状态、心血管活动和肌肉张力等,改善疼痛感知。神经科学基于对幻肢痛的相关研究,提出疼痛受复杂的神经网络交互作用的影响,认为疼痛是脑神经网络输出的结果。参与疼痛中枢调节的神经网络,如丘脑、初级躯体感觉皮层、次级躯体感觉皮层、脑岛、扣带前回、前额皮质等脑区,与认知和情绪的加工脑区存在较多重叠,由此进一步科学地解释了疼痛与个体注意、记忆和情绪之间的相互影响,并认为慢性疼痛是在长时间的疼痛刺激下直接导致神经网络中枢脑区结构和功能的破坏,从而使个体自上而下的认知控制发生变化,使其对疼痛的态度更加消极,最终影响个体的心理活动,出现注意和记忆减退、焦虑、抑郁情绪,反过来又加重个体对疼痛刺激的敏感性,而逐渐形成疼痛和心理之间的恶性循环。

人类对疼痛的探索随着医学科学的发展,从外周到中枢,从生理到身心整合的视角逐步深入。疼痛的心理学理论经历了从心理物理学方法的建立、以动物实验为基础的研究,到以科学的心理学实验和神经脑机制的研究。然而,由于疼痛本身和神经心理机制的复杂性,对疼痛的认识仍存在不足之处,还有待进一步研究。

二、影响疼痛的心理社会因素

研究表明,文化习俗、个性特征、个体以往的疼痛经历、当前精神心理状态、对镇痛的预期、信念、认知和应对等诸多心理学变量对疼痛的性质、程度、持续时间、空间的感知、分辨和反应程度均产生影响,最终影响疼痛的控制和疾病的康复,并且心理因素在防止或导致功能残疾方面具有重要作用。

(一)社会文化

不同民族、文化背景的个体由于受礼仪、习俗、宗教信仰、家庭环境的影响,对疼痛的感知、耐受和行为反应存在差异。例如,处于痛苦中的盎格鲁撒克逊人很少表达疼痛,尤其是年轻的男子或勇士,因为他们认为忍受疼痛是男子气概的表现,也是从男孩过渡到成年男子的标志之一。为了更好地显示男子气概,生活在密西西比河周边的印第安年轻男子,往往要毫无怨言地忍受疼痛折磨,用钩子穿过皮肤把自己悬挂于柱子上,以显示勇敢并得到社会尊重。疼痛通常与其他类型的痛苦联系在一起,不同宗教信仰的群体对受苦意义的理解不同。例如当疼痛被看作是受巫术影响时,族群会通过相似的方式缓解疼痛,如祈祷或驱逐妖魔等。每一种文化和社群有自己的"痛苦语言"和表达方式。研究发现,亚裔低文化水平女性群体更易以疼痛或其他躯体不适的方式表达痛苦,而不善于直接表达内心真实的痛苦感受,因为对痛苦的公开表达是不受鼓励和不被认同的。在一种充满罪恶感的文化群体中,通常会以禁食、禁欲、隔离和自我鞭打等增加痛苦或疼痛的方式惩罚自己。

家庭环境和教养经历影响疼痛的感知和表达。婴儿期疼痛导致哭喊,会引起母亲和其他照顾者的反应。那些过分保护孩子的家长更多关注孩子的疼痛行为,导致孩子对疼痛的耐受力低,并习惯以疼痛的方式获得关注和同情。

总之,个体或群体是否公开表达疼痛或疼痛行为,受社会文化和社会关系的影响,包括疼痛的意义是什么、疼痛是如何表达的、周围人群对于疼痛和疼痛行为是如何反应的。

(二)人格特征

人格特征在先天素质和后天条件共同作用下形成,随着年龄的增长,个体的人格特征趋于稳定,形成对客观世界特有的理解和态度,以及相应的认知和行为方式。患者的人格特征与疼痛具有相关性。外向的人比内向的人倾向于更加频繁地表达他们的疼痛。做事勇敢、意志坚定、自尊心强的个体对疼痛的耐受性较强。个性内向、情绪不稳定、神经质的个体对疼痛更敏感。有研究者用明尼苏达多相人格测验表(Minnesota Multiphasic Personality Inventory,MMPI)调查慢性疼痛患者的人格特点,发现慢性疼痛患者符合"神经质人格",以疑病、抑郁、癔症、精神衰弱等特点尤为突出,表现为对躯体症状不切实际的怀疑和猜测,过分忧虑,容易将注意力放在各类躯体不适及相关事件上,促使其对疼痛的感知更加敏感。孙丽娟等用卡特尔16项人格特质测验问卷(Cattell's 16 Personality Factors,16-PF)分析慢性疼痛患者的人格特点,发现慢性疼痛患者的乐群性、稳定性、兴奋性和心理健康因子明显低于对照组,而敏感性、忧虑性、紧张性,以及适应和焦虑的分数高于对照组。"精神性疼痛"的个体更倾向于将疼痛当作自我惩罚和赎罪,以自我牺牲和贬低自己的方式减轻罪恶感。同样,医护人员的人格特征,无论是否来自与患者相似的文化阶层,都会影响患者表达疼痛或疼痛行为的决心。富有同情心,对疼痛有更多共情性反应的医护人员更容易得到患者的疼痛表达和求助行为。

（三）情绪

积极愉快的情绪会降低疼痛的敏感性和反应性；相反，焦虑、恐惧、抑郁、悲伤等消极情绪可以使疼痛的感觉增强。临床上，疼痛和焦虑经常相伴而存。焦虑是导致疼痛的重要因素，原因在于焦虑的个体对压力的耐受性低，调节能力相对较差，对疼痛更加敏感，从而使疼痛水平上升；先前的疼痛经历容易引发个体预期的紧张和担忧，加重疼痛的感知。研究发现44％～51％的纤维肌痛患者伴有焦虑症状。35％的慢性疼痛患者符合焦虑症的标准，最常见的是广泛性焦虑，其次是恐怖、强迫、创伤后应激相关的焦虑表现。疼痛与抑郁的关系较疼痛与焦虑的关系更为密切。如外周闭塞性脉管炎患者由于疼痛和移动能力受限，日常生活受到影响，独立性下降，导致目标完成困难，与周围环境和人际的互动发生改变，社会功能受到影响，所有这些让患者感到自我的丧失并产生无力、无用、无助等抑郁体验，进一步加重疼痛的感知和使社会功能减退。抑郁情绪是慢性疼痛患者特有的人格特征。流行病学调查发现，慢性疼痛患者抑郁症的发病率是52％，65％的抑郁症患者有疼痛的躯体症状。抑郁和疼痛互为因果，然而是抑郁导致疼痛还是疼痛引发抑郁，目前相关的研究还存在较大的争议。通常情况下，急性疼痛多伴有焦虑情绪，而慢性疼痛与抑郁之间的相关性更加突出。

（四）经验和预期

个体以往的疼痛经历和疼痛的应对经验可以影响个体对疼痛的预期，从而影响疼痛的感知和反应。曾经历过分娩疼痛的产妇会对第二次分娩产生预期疼痛，从而使疼痛的症状加重，而那些使用安慰剂的患者预期疼痛缓解，则可以有效降低疼痛的主观体验。预期是在实际刺激出现之前便开始实施应对的策略。研究发现，预期通过启动情绪反应过程、调控注意的分配、改变动机状态等心理机制改变个体的疼痛体验。如果个体对即将发生的疼痛无法预测，会导致焦虑情绪的产生，从而增加疼痛敏感性。安慰剂的镇痛机制之一在于降低个体的焦虑反应。相反，如果个体确知疼痛即将发生，将首先引发恐惧情绪，然后动员大脑及脊髓的内源性调节，释放阿片肽等镇痛递质而使疼痛的感觉减弱。预期通过对注意资源的分配、注意内容的影响而间接影响对疼痛的感知。那些对疼痛存在灾难化认知的个体对疼痛信号过分关注，导致个体过度警觉，加重疼痛。预期与信念有关，那些认为自己病情更重、坐以待毙的个体所经历的疼痛，往往比相同受伤程度者重得多。负性预期会激活个体逃避惩罚的动机，而正性预期会激活个体追求奖赏的动机。预期同时也是形成和维持慢性疼痛的关键因素。由于慢性疼痛的不可预测和难以摆脱，患者在认知上始终处于一种负性预期的状态。持续的负性预期导致患者的焦虑和恐惧情绪，进一步加重错误的认知信念，最后导致患者对疼痛的灾难化恐惧和疼痛行为的维持。

（五）学习和情境

疼痛是可以学习的。有关疼痛共情的相关研究发现，当个体在没有物理刺激的情况下，看到他人遭受痛苦的刺激时也会产生疼痛的感知，而专业知识丰富的医务人员可以通过下调共情来减少疼痛感知。在逃避惩罚、获得奖赏的动机驱动下，儿童可以通过观察和模仿大人对其疼痛表达和疼痛行为的反应来决定维持还是放弃原先的疼痛表达方式或疼痛行为，如仅在家人在场时出现疼痛行为而获得关注。疼痛也因某些因素得到强化，在涉及经济赔偿时疼痛的行为容易被固化，或者个体因为疼痛而逃避某项惩罚或责任时也可能导致疼痛行为增加。疼痛受情境的影响。运动员在运动场上负伤之后的疼痛感知并不明显，甚至对疼痛视而不见，原因在于在强烈的运动过程中，个体处于应急战斗的状态，从而降低了个体对疼痛的感受性。相反,在心理应激的状态下,个体容易出现焦虑和疼痛。如个体在得知自己被怀疑患胃癌以后,平日轻微的胃部不适便变为明显的疼痛并继续加剧,直至医生根据各种检验报告明确断定绝无癌肿的可能后,疼痛才突然消失。

(六)注意和记忆

伤害性刺激会自动吸引个体的注意,这可能源于生物长期进化过程中产生的自我保护本能,使个体产生回避反应。同时,疼痛体验也受到注意过程的调控,越是关注和注意疼痛,疼痛的感知越明显,而通过注意力转移或分散则可以不同程度地缓解疼痛。不管是急性疼痛还是慢性疼痛,均会对个体的注意和记忆产生影响。在正常人身体的某一部位施加疼痛刺激后,相对于非疼痛部位,个体会对呈现在疼痛部位的视觉刺激信号投入更多的注意。慢性疼痛患者常抱怨记忆能力的减退,关键在于注意受损,使个体无法持续集中注意完成识记任务。

第二节　疼痛的心理评估内容和常用心理评估方法

采用科学的心理评估方法,对疼痛的心理社会因素进行评估,了解心理社会因素在疼痛的发生发展和维持过程中的作用,是疼痛心理干预的重要前提。评估应贯穿于疼痛干预的整个过程。

一、疼痛患者的心理评估内容

除了对疼痛的部位、性质、强度、频率、影响因素、既往治疗和求医经历、治疗效果、伴随症状和体征、用药情况等作出评估之外,还需要围绕患者的社会文化背景、家庭功能和社会支持、情绪状态、对疼痛的认知和疼痛行为等心理社会因素做出评估。

(一)评估患者的社会文化背景

不同社会文化背景的患者对疼痛的心理反应不同。例如,女性较男性更容易表达疼痛;亚裔低文化女性群体更容易以疼痛或其他躯体化的方式表达痛苦;受教育程度高的个体更容易理解和接受疼痛的相关知识并接受疼痛治疗;将疼痛看作惩罚措施的个体容易引发罪恶感,而传统文化更容易将疼痛耐受力看作一种品格。护士在进行疼痛的心理评估时首先要了解患者的人口学资料和社会文化背景,包括姓名、性别、年龄、文化程度、职业、婚姻、经济、宗教信仰等,考虑到不同背景患者的心理特点。

(二)评估患者的社会支持系统

慢性疼痛的患者经常存在社会支持不足,或者较少寻求和利用社会支持。护士在评估疼痛时,对患者支持系统的了解必不可少。护士在患者入院及平时的护理操作过程中,可通过观察和交流了解患者的家庭结构、患者在家庭中的角色和地位、家庭成员间的互动方式、家庭决策方式、家庭经济状况以及家庭成员之间有无冲突等。其次,对患者社会角色和功能、人际关系等做出评估。护士可以询问患者"当你遇到困难时,你通常会寻求谁的帮助?""疼痛对家庭带来哪些影响?""家人是怎样应对你的疼痛行为的?""你是否希望与配偶谈论疼痛的感受?""你与谁居住,谁照料你?""你希望医生与哪些家庭成员一起讨论关于疼痛治疗的一些情况？"等问题，评估患者的社会支持系统和资源利用情况。

（三）评估患者的情绪和行为

由于疼痛本身带来的焦虑反应，以及长时间疼痛困扰造成日常生活能力减退、下岗失业和人际关系改变等，个体可能会出现抑郁、孤独、无助、无望、无价值感等情绪体验，甚至引发自杀行为。护士要密切关注患者的情绪状态和行为表现，对疼痛患者的面部表情、体位、活动、休息和睡眠等多方面进行评估。注意观察患者有无皱眉、沮丧、愁眉苦脸等面部表情；有无惊恐、呻吟和叹气等反射性疼痛行为；有无跛行、静止不动或过多的躺卧等功能限制的被动行为；有无希望引起他人注意的举动及睡眠习惯的改变等。了解患者是否存在焦虑、恐惧和抑郁情绪，疼痛是否影响个体的活动水平，疼痛有无导致睡眠和行为紊乱，有的放矢地进行干预。除以上几个方面的评估内容之外，护士还需要评估患者的意识状态、定向力、感知、注意、思维、智能状态，注意患者是否存在意识模糊，时间、地点和人物定向力不全；有无感觉敏感、感觉减退、感觉倒错和各种内感性不适；有无注意记忆减退、智能低下或痴呆。

（四）评估患者对疼痛的认知和应对

疼痛受个体经验、期待、信念、态度和应对等影响。对疼痛有正确认知的患者通常会积极地应对，反之就会消极应对。因而，护士应该通过交流了解患者对疼痛的认知和应对情况，可以询问患者"你了解疼痛的原因吗？你怎么看待药物止痛？你对疼痛的治疗有何期待？你觉得怎样配合才能取得最佳治疗效果？"等，用以评估患者目前对疼痛的认知、对治疗的预期和配合。同时了解患者以往的应对方式，分析患者的应对方式是以情绪应对为主还是以解决问题为主、是积极应对还是消极应对。在把握患者应对模式的前提下，护士根据患者的应对特点提供情绪疏导或信息支持以引导患者采取解决问题和积极应对的方式。护士可以询问患者"你平时遇到困难时通常会怎样处理？在经历疼痛的日子你是怎样安排生活的？在感到疼痛时，你会采用什么方式来缓解疼痛？"等，了解患者对疼痛的应对和管理方式。

二、疼痛患者的心理评估方法

疼痛的心理评估方法指对心理的某个方面进行描述的各种方法，包括观察法、访谈法、收集个案史和心理测验等。

（一）观察法

观察法是许多科学研究和临床工作常用的方法。护士在一开始接待患者时，就需要对患者进行观察评估。观察评估内容包括：①患者的入院方式，为自行步入，还是借助轮椅推床，有无家人陪伴；②患者的仪表和穿着；③患者的面部表情，如有无愁眉苦脸或皱眉；④言语和行为，包括言语的流畅性、自我表达的能力，有无言语过多或过少，有无冲动行为或行为紊乱，有无跛行、躺卧、抚摸痛处等疼痛相关行为；⑤人际沟通风格，是主动还是被动、大方或尴尬、容易接触还是难以接触，以及与病房病友和医护人员的交往互动状况；⑥患者对待疼痛的态度及在困难情境中的应对方法等。观察法的效果不仅依赖于护士的观察能力，更依赖于护士的判断能力，这不仅需要护士有专业的医学和护理知识，还需要掌握一定的心理学知识。

（二）访谈法

访谈法又称晤谈法，是护士收集临床资料、评估患者对疼痛的理解及健康知识的掌握、了解患者的情绪和心理状态的重要方法。护士在访谈开始之前,要确保环境安静,避免嘈杂。如果在病房,尽量拉上床帘,保护患者隐私。护士根据访谈目标,采用开放式或结构式的访谈方式评估疼痛,包括有无诱发或加重疼痛的生理、心理和社会因素,患者的就医经历以及与医护人员的关系,患者在疼痛治疗前后的人格特点有无变化、人际关系和社会功能是否受到影响,当前的注意、记忆、情绪和行为状态,对镇痛的期望值和信念,以及疼痛应对方式等。在访谈过程中,护士应积极主动地倾听,敏锐地观察患者的表情和姿势;对患者情感的准确体验、及时地进行反馈等均可以促使访谈的顺利开展。

(三)收集个案史

这是一种个人传记材料,包括患者的健康档案、日记,或从父母、配偶、子女、朋友、同事或老师那里收集到的资料。譬如要了解患者的既往慢性疾病史、物质滥用史、精神疾病史,以及个人疼痛史等。

(四)心理测验

心理测验借助于标准化的测量工具或量表进行,通过观察个体少数有代表性的行为,从而对其全部行为活动中的心理特点做出推论和数量化分析的一种科学手段。心理测验具有间接性、相对性和客观性的特点。一个标准化的心理测验工具需具备良好的信度、效度和区分度,并建立常模。心理测验的实施和解释需要严格按照标准化程序进行,故心理测验的使用和实施人员需要接受培训且具备一定资质,做到合理使用量表,不随意使用、滥用或外借。心理测验结果对患者的心理健康诊断具有辅助作用,但不能取代临床诊断方法,使用人员不能过于依赖量表,也不能否认量表的作用。

1. 人格测验

人格驱使或决定人们的所作所为,具有独特性、统一性和恒定性的特点。人格评估是用标准化的工具及其他一些手段对个体当前的人格做出量或质的描述或划分范畴,并预期未来的行为。人格评估可以协助临床医护人员了解疼痛患者的人格特征,制订合适的心理干预计划。

(1)明尼苏达多相人格测验表(Minnesota Multiphasic Personality Inventory,MMPI)。MMPI 是目前世界上使用范围最广和频率最高的人格和临床心理学测验量表之一,由美国明尼苏达大学教授 Hathaway 和 McKinley 于 20 世纪 40 年代初期编制。新修订的明尼苏达多相人格测验表(MMPI-2)于 1989 年由美国明尼苏达大学出版社正式出版。我国于 1980 年在中国科学院心理研究所宋维真教授主持下组成全国协作组对 MMPI 进行修订,完成了标准化和信效度分析,并取得中国人常模。MMPI 有 566 个自我报告形式的条目,其中16 个为重复条目(主要用于检验被试反映的一致性,检查回答是否认真)。条目内容涉及范围广,包括身体各方面的情况、精神状态以及家庭、婚姻、宗教、政治、法律社会等问题。MMPI 共有 4 个效度量表和 10 个临床量表,效度量表主要用于鉴别被试不同的应试态度和反应倾向,10 个临床量表包括疑病(HS)、抑郁(D)、癔症(HY)、病态人格(PD)、男性化和女性化(MF)、偏执(PA)、精神衰弱(PT)、精神分裂(SC)、躁狂症(MA)、社会内向(SI)。MMPI 主要用于帮助临床医务人员对精神疾病进行全面客观的检查和分类,目前也广泛用于正常人群的咨询、就业、医学、军事和法律等方面。

(2)艾森克人格问卷(Eysenck Personality Questionnaire,EPQ)。EPQ 由英国伦敦大学心理系和精神病学研究所艾森克教授及其夫人于 1952 年编制。我国的龚耀先教授于 20 世纪 80 年代组织全国 28 个协作单位对量表进行了修订，制定了成人和儿童两套量表及全国常模，并出版了指导手册。艾森克人格问卷是一个由三个人格维度量表（内外向因子 E、情绪不稳定因子 N、精神质因子 P）和一个效度量表（谎分 L）所组成的自陈人格量表，共有 88 个条目，回答"是"或"否"。EPQ 以多维人格理论为基础发展而来，内容较少，操作和解释相对简单，适合临床医护人员使用。

2. 临床心理评定量表

临床心理评定量表用于评定各种人群的心理健康状况，结果相对客观，每个评定量表都有一定的评分标准，可以作定量化的描述，内容全面系统，等级清楚，其功能相当于一份详尽的观察和晤谈大纲，并能协助评定者发现其他评估方法（如观察、晤谈）所遗漏的内容，经济方便，可操作性强。临床心理评定量表可以帮助医护人员筛查或评定被试是否存在焦虑和抑郁情绪，以及焦虑和抑郁的严重程度，睡眠状态、社会支持和应对方式等。

（1）症状自评量表（Symptom Check List 90，SCL-90）。SCL-90 也叫作 Hopkin's 症状清单（HSCL），由 Derogatis 于 1973 年编制，20 世纪 80 年代引入我国并得到广泛应用。该量表共有 90 个项目，10 个因子。10 个因子分别为焦虑、躯体化、强迫、抑郁、恐怖、偏执、敌对、人际敏感、精神病性，以及饮食和睡眠情况，主要评定被试最近一周以来的实际感觉。采用 5 级评分，总分和因子分数越高，症状越突出。症状自评量表内容量较大，反映症状丰富，能较准确地评估被试的症状特点和严重程度，适用于神经症、适应障碍等精神科疾病以及非精神疾病的心理障碍者。

（2）焦虑自评（Self-rating Anxiety Scale，SAS）。SAS 由 Zung 于 1971 年编制，主要用于评定被试的焦虑症状及严重程度。量表包含 20 个条目，被试根据最近一周症状出现的频度进行自评。该量表采用 4 级评分，分别为没有或很少时间（1）、少部分时间（2）、相当多时间（3）、绝大部分或全部时间（4），其中 5 个为反向条目，计分为 4，3，2，1，评定结束后将所有分数相加得出总粗分并转换成标准分。国内 SAS 总粗分的正常上限为 40 分，标准总分为 50 分。

（3）抑郁自评（Self-rating Depression Scale，SDS）。SDS 由 Zung 于 1965 年编制，主要用于评定被试抑郁症状的严重程度及其在治疗中的变化。量表包含 20 个条目，被试根据最近一周症状出现的频度进行自评。该量表采用 4 级评分，分别为没有或很少时间（1）、少部分时间（2）、相当多时间（3）、绝大部分或全部时间（4），其中 10 个为反向条目，计分为 4，3，2，1，评定结束后将所有分数相加得出总粗分并转换成标准分。国内 SDS 总粗分的正常上限为 41 分，标准总分为 53 分。

（4）状态—特质焦虑量表（State Trait Anxiety Inventory，STAI）。STAI 由 Charles D、Spielberger 等人编制。其中状态焦虑（State Anxiety）是描述一种不愉快的情绪体验，如焦虑、恐惧、忧虑和神经质，伴有自主神经系统的功能亢进，一般为暂时性的。而特质焦虑（Trait Anxiety）作为一种人格特质，用来描述个体相对稳定的焦虑倾向。STAI 问卷由两个分量表共 40 个条目组成。第 1～20 项为状态焦虑量表，主要用于评定即刻或最近一段时间内的紧张、恐惧和忧虑状态。第 21～40 项为特质焦虑量表，评定个体经常的情绪体验。STAI 为 1～4 级评分，分别计算状态焦虑和特质焦虑的得分，最低 20 分，最高 80 分，分数越高提示状态或特质焦虑程度越重。

（5）生活事件量表（Life Event Scale，LES）。LES 是对人们遭遇的生活事件进行定量和定性评估的方法。多项研究发现,生活事件尤其是负性生活事件与某些疾病的发生、发展或转归关系密切。该量表的评定可以相对客观地分析影响被试心身健康的心理社会刺激的性质和强度。国内较常用的生活事件量表是由杨德森和张亚林于 1986 年编制的,共 48 个条目,包括家庭生活、工作学习、社交方面内容的评定,按照事件发生的时间、事件性质、精神影响程度和持续影响时间进行评定,生活事件总刺激量越高,反映被试承受的心理压力越大。

(6)医学应对问卷(Medical Coping Modes Questionnaire, MCMQ)。MCMQ 由 Feifel H 等编制,国内由姜乾金修订,共 20 个条目,是国内至今为数有限的专用于患者的应对量表。MCMQ 主要用于评定患者对于疾病这种"特定"生活事件的应对特点,近年来已初步应用于癌症、手术、慢性肝炎和妇科等不同患者的心身医学研究。MCMQ 简明扼要,包含"面对或斗争""回避""屈服或接受"三种应对策略,有良好的信度和效度。已有研究证明该量表在临床心身研究中有较好的实际应用价值。

(7)社会支持问卷(Social Support Questionnaire, SSQ)。社会支持一方面对应激状态下的个体提供保护,对应激起缓冲作用,另一方面对维持良好的情绪体验具有重要意义。良好的社会支持有利于患者更好地应对疾病和身心康复。国内肖水源编制的社会支持问卷共有 10 个条目,分 3 个维度,包括客观支持(3 条)、主观支持(4 条)和对社会支持的利用度(3 条),各维度条目分和总分越高,表明个体的社会支持越好。

(8)匹兹堡睡眠质量指数(Pittsburgh Sleep Quality Index, PSQI)。睡眠质量问题不仅与多种精神障碍的发生发展有关,而且也是多种躯体疾病发生的高危因素。匹兹堡大学精神科医生 Buysee 博士等于 1989 年编制了 PSQI,刘贤臣等于 1996 年将该量表译成中文并修订。该量表主要用于评定被试最近 1 个月的睡眠质量,由 19 个自评和 5 个他评条目构成,其中第 19 个自评条目和 5 个他评条目不参与计分,其余 18 个条目组成 7 个成分,每个成分按 0~3 等级计分,累计各成分的分为 PSQI 总分。总分为 0~21,得分越高,表示睡眠质量越差。该量表适用于睡眠障碍患者、精神障碍患者的睡眠质量评价、疗效观察,一般人群睡眠质量的调查研究以及睡眠质量与心身健康相关性研究的评定。

3.疼痛心理评定量表

疼痛与心理之间存在密切联系。相关领域专家对疼痛与焦虑、恐惧之间的关系,信念、态度和认知对疼痛的影响做了大量研究,并由此诞生了一系列疼痛相关的心理评定问卷。

(1)疼痛信息和信念问卷(the Pain Information and Beliefs Questionnaire, PIBQ)。PIBQ 是最早用于测量患者疼痛信念的量表,由 Schwartz 等于 1985 年研制。量表由两个分量表组成,其中一个分量表的 19 个是非题形式的条目用于测量患者实际的疼痛信息,另一个分量表通过 13 个 6 级评分制的条目测量患者的信念。

(2)疼痛态度问卷(the Survey of Pain Attitudes, SOPA)。SOPA 用来测量长期慢性疼痛患者在调整适应过程中态度的重要性。由 Jensen 等于 1987 年研制,并在之后进行了修订,形成 14 个条目的简版 SOPA(SOPA-14),包括控制信念、获得支持信念、医疗救治信念、生理损伤信念、情绪信念、药物信念和失能信念 7 个维度。该量表有良好的内部一致性和重测信度,已被翻译成多种语言在多个国家应用。

(3)疼痛与功能障碍关系量表(the Pain and Impairment Relationship Scale, PAIRS)。PAIRS 用以测量慢性疼痛患者认为疼痛是否会导致功能障碍的信念,由 Riley 于 1988 年研制。该量表包括 15 个条目,采用 Likert 7 级评分,总分越高,则提示患者认为功能障碍与疼痛的相关性越高。该量表较适合在治疗前评估,以预测其治疗后的日常活动情况。研究证明它有良好的区分效度、聚合效度和内部一致性信度。

(4)疼痛信念问卷(the Pain Beliefs Questionnaire,PBQ)。PBQ用以测量慢性疼痛患者对疼痛病因、疼痛体验的信念,由 Edwards 等于 1992 年编制,包括生理信念和心理信念 2 个维度 12 个条目,采用 Likert 5 级评分。

(5)恐惧—回避信念问卷(the Fear Avoidance Beliefs Questionnaire,FABQ)。FABQ以恐惧—回避理论及疼痛是否对生理和工作产生影响的信念为依据,由 Waddell 等于 1993年研发而成。该问卷采用 Likert 7 级评分,由恐惧—回避工作信念和恐惧—回避活动信念 2个维度 16 个条目组成。分数越高,表明恐惧—回避信念越强。该量表简单,施测方便,目前已在多个国家应用。

(6)其他与疼痛相关的心理评定问卷,包括疼痛信念与感知问卷(the Pain Beliefs and Perceptions Inventory,PBPI)、背部疼痛信念问卷(the Back Beliefs Questionnaire,BBQ)、疼痛焦虑症状量表(Pain Anxiety Symptoms Scale,PASS)、疼痛警惕和意识问卷(Pain Vigilance and Awareness Questionnaire,PVAQ)、疼痛灾难化问卷(Pain Catastrophizing Scale,PCS)、疼痛恐惧调查表(Fear of Pain Inventory)和疼痛敏感指数(Pain Sensitivity Index)等。

第三节　疼痛的心理干预技术

心理反应过程指个体的认知和情感对所处环境的适应与应对过程,其种类和强度在不同个体之间差异较大。疼痛与心理社会因素之间的关系密切,心理社会因素影响疼痛的发生发展以及患者对疼痛的耐受力。疼痛心理干预的基本任务是运用开放性和治疗性交流,核查患者对疼痛的认知、期待及疼痛行为,评估患者心理健康水平,疏导患者负性情绪,对有严重心理问题的患者采取结构式心理治疗进行干预。通过适当的心理护理措施或心理治疗方法向患者提供支持和帮助,以稳定其情绪,调整对疼痛的认知和预期,促进其改善疼痛行为,适应生活,恢复社会功能。

护士作为临床一线工作人员,与患者接触最为密切,很容易与患者发展并建立信任关系,是患者"心理上的眼睛和耳朵",在实施心理护理或心理治疗中起到关键作用。心理护理通常分为三个水平。第一个水平是觉察水平。护士通过观察、以患者为中心的倾听和交流,觉察患者的心理状态和疼痛行为,意识到患者存在心理健康问题。第二个水平为干预水平。护士选择合适的环境和合适的时间,通过深入访谈或借助心理测量技术对患者的心理状态和疼痛行为做出进一步评估并记录;每次与患者接触时,护士应有目的地聊一些有准备的话题,以了解患者对疼痛的认知和理解,以及对健康的期望值,有针对性地给予疾病健康教育,纠正相关错误认知;对存在明显焦虑、恐惧、愤怒和抑郁等负性情绪的疼痛患者提供情感支持,必要时转介给精神心理专业人员进行干预。第三个水平为治疗水平。护士根据心理学原则和方法,采取合适的心理治疗技术对患者进行结构式心理干预,改善患者负性情绪和疼痛行为,促进患者身心康复,提高社会功能。

一、心理护理技术

(一)安置适当的环境

提供安静、舒适和温暖的休息、睡眠和康复环境。增加病房内绿色植物的装饰,条件允许可播放轻柔音乐。医护人员讲话轻柔,避免不必要的噪声,减少疼痛的环境刺激。

(二)分散注意力

疼痛影响注意的资源分配,对疼痛的注意会加重疼痛的知觉;反之,分散注意力可以缓解疼痛。护士通过将患者的疼痛刺激和伴随的负性情绪转移到其他刺激上,以分散其注意力。具体方法有两类,一类是将注意转移到外界环境和兴趣爱好上,如鼓励患者听音乐、阅读、下棋、看电视等;另一类方法是指导患者把注意转移到内在,如给自己歌唱、祈祷、数数字、心算、想象以往美好的画面或关注当下的呼吸状态等。

(三)应用心理暗示

心理暗示指用含蓄或间接的方式,使人们不自觉地按照一定的方式行动,或者不加批判地接受一定的意见或信念。暗示在临床心理护理中运用广泛。暗示可分为言语暗示和非言语暗示。如护士对因害怕疼痛而不愿接受注射的小儿进行暗示:"想当小超人的小朋友打针不怕痛,你想不想当小超人呢?"对那些心因性疼痛的患者,护士在言语诱导的前提下,配合穴位按摩、理疗等方式以减轻疼痛。除了他人暗示之外,患者自身也可以通过对言语、思维等心理活动的主动调节,用自我催眠的方式进行自我暗示,以缓解疼痛。

二、心理治疗技术

心理治疗又称精神治疗,指应用心理学原则和方法,治疗患者的情绪、认知和行为问题。治疗的目的在于解决患者所面临的心理困扰,缓解焦虑、忧郁或恐慌等情绪,改善患者的疼痛行为,促使患者能够以适当和成熟的方式来处理心理问题和疼痛。护士可根据患者心理问题的性质和严重程度,以及患者的年龄和个性特点选择心理治疗方法。常见的心理治疗包括支持性心理治疗、认知治疗、行为治疗、精神分析治疗、家庭治疗等。

(一)支持性心理治疗

支持性心理治疗是护士实施临床心理干预中最为常见的心理治疗方法之一,适用于各类疼痛患者。其主要特点是给患者提供陪伴和支持,利用患者的潜在资源和能力,协助患者应对困难,有效管理疼痛,适应生活。支持性心理治疗技术主要包括倾听、解释、支持、鼓励、适当保证和善用资源等。

1.耐心倾听

在支持性心理治疗中,护士应不带偏见、不作价值评判,积极主动地倾听,设身处地地站在患者的立场,以"同理心"的心态理解患者此时此刻的感受和处境。倾听不仅可以了解病情,还可以让患者充分表达内心的焦虑不安,使患者感到被尊重、被理解、被关心,从而达到治疗效果。

2.解释

解释是支持性心理治疗最基本的方法。患病后,患者由于对疼痛的病因或预后缺乏了解,容易产生不确定感、紧张不安、恐惧害怕等情绪。医护人员要用通俗易懂的语言向患者解释疼痛的性质、治疗方案和效果,纠正患者不合理的认知,缓解患者由于缺乏知识或歪曲的信念而产生的焦虑情绪。在解释时,医护人员避免与患者发生争执,不可在患者没有做好心理准备时强迫患者接受医护人员的解释、建议和指导。允许患者有一定的心理准备,逐步接受事实;允许患者有一定的思想反复,不可操之过急;必要时请家属或亲友共同参与,提高解释的效果。

3. 支持和鼓励

当个体处在痛苦之中时,最需要的是有人在身边陪伴、支持、安慰和鼓励。尤其是当患者存在明显的焦虑、抑郁、悲观、无助和无望等情绪时,医护人员的支持让患者感到有坚强的后盾,并非孤军奋战,由此培养其信心和希望。护士在实施支持性心理治疗时,需要评估患者的自我能力、判断其所需的支持程度,最大限度地促进患者的自我照护能力,适当提供帮助,既不能过度保护,也不能鼓励患者产生依赖行为。

4. 适当保证

当患者对疼痛的治疗和预后提心吊胆或丧失希望时,医护人员应以充分的事实为依据,用充满信心的态度和坚定的言语或用其他成功的案例给予患者保证,缓解患者的焦虑紧张情绪,重新唤起信心和希望。当然,保证是否成功有效,取决于医护人员是否与患者建立信任可靠的治疗联盟,以及医护人员自身是否具有扎实的理论和丰富的临床经验及严谨、自信与乐观的态度。

5. 善用资源

资源是患者应对应激和挫折的重要条件。处在疼痛或负性情绪状态下的患者常常思维混乱、茫然不知所措,不自觉地夸大疾病的严重程度,感到面临的困难是可怕的和灾难化的,感到自己无力应对,由此也忽略了可以利用的资源。此时,医护人员在陪伴和支持的基础上,应站在客观角度,既不夸大事实也不盲目乐观,实事求是地评估和挖掘患者存在或潜在的资源,共同商讨解决问题的最佳策略。

(二)行为治疗

行为治疗是基于巴甫洛夫的经典条件反射、斯金纳的操作性条件反射原理发展起来的,通过正性强化和负性强化建立积极或适应性行为,消除消极行为或不适应行为而达到治疗目的。行为治疗在疼痛管理中得到广泛运用。常用的方法包括放松疗法、系统脱敏疗法、自我控制法和行为塑造法等。

1. 放松疗法

放松疗法也称松弛疗法,通过教会患者系统地收缩和舒张骨骼肌肌群,以身体的松弛来达到心理上的松弛。放松训练的方法多样,包括呼吸放松、渐进性肌肉放松、想象性放松、生物反馈放松等。教会疼痛患者放松技术,可帮助患者更成功地应对应激和焦虑,从而改善疼痛。放松疗法可单独使用,也可与系统脱敏等其他方法联合使用。

2. 系统脱敏疗法

系统脱敏疗法的基本原理是一个原本可引起焦虑或恐惧的刺激,在处于全身松弛状态下的患者面前重复暴露,最终失去引发焦虑或恐惧的作用。能否放松是系统脱敏疗法能否成功的关键。系统脱敏疗法操作程序分为以下几个步骤:①对患者进行松弛训练。选择一个安静的环境,让患者取舒适的体位,躺在床上或坐在椅子上,医护人员指导其进行深呼吸训练或肌肉放松训练,让患者体会紧张和放松。②建立焦虑或恐惧等级。医护人员收集引起患者主观不适的刺激因素,让患者根据自己的实际感受评定每一刺激的等级并由轻到重排序(越具体越好)。③想象性放松训练。医护人员根据患者划分的焦虑或恐惧等级制定指导语,引导患者想象。当患者感到焦虑紧张时,医护人员引导患者使用已习得的放松技巧进行放松。通过不断地重复想象和放松,直到这个场景不再引发患者的焦虑恐惧情绪或患者的焦虑恐惧情绪得以明显减轻,即完成这一等级的脱敏;然后逐步升级,重复上述过程,直到完成全部等级的脱敏为止。

3.自我控制法

自我控制法即鼓励患者学会控制自己的情绪和行为。在自我控制法中,患者本人起到关键作用,通过自我监督和自我强化实施自我控制。在自我监督的阶段,医护人员与患者共同讨论患者的疼痛行为或情绪反应特点,对疼痛行为的自我控制方法、希望达到的靶行为、行为改变的进度安排和奖惩方式等进行规划,患者可以通过自我指令来告诉自己要做什么,如何做,暗示适宜的行为,一旦适宜行为出现就进行自我强化,或奖励自己看电影、与朋友聚餐等。

4.行为塑造法

行为塑造法根据斯金纳的操作性条件反射原理设计而来,它通过某种行为奖励系统,在患者做出预期的良好行为时,马上获得奖励,即可得到强化,从而使患者所表现出来的良好行为得以形成和巩固,使其不良行为得以消退。在行为塑造训练的过程中,一般采用逐步升级的作业,在达到目标之后给予强化,以促使增加期望获得良好行为的次数。建立行为记录表,即要求患者将每日取得的进展准确记录下来,并画成图表,这样做本身就是对行为改善的一种强大推动力。此外,也可以通过自我鼓励、他人表扬等方式对所取得的进步进行强化。

(三)认知治疗

认知治疗认为,人的情绪困扰、行为问题或各种心理障碍均与人的认知或认知过程有关。通过检验现存信念和事实之间的矛盾,重构合理的信念系统,使个体对认知加工过程中不合逻辑之处达到领悟来消除心理障碍。常见的认知疗法包括埃利斯(A. Ellis)的理性情绪疗法(Rational-Emotive Therapy,RET)和贝克认知疗法。这里主要介绍 RET 治疗。

RET 是 20 世纪 50 年代由阿尔伯特·埃利斯创立。该理论的治疗基础是 ABC 理论,其中 A 代表刺激事件(Activating Events),B(Belief System)指个体对刺激事件的看法、态度和信念,C(Consequence)代表由刺激事件引起的情绪和行为反应。埃利斯认为,情绪和行为反应并非直接由刺激事件(A)导致,在刺激和情绪反应之间有一个中介过程,即个体的认知、态度和信念(B)。一个人对某一事件所持的不同看法、信念会引起不同的情绪和行为反应。如一位 35 岁男性慢性背痛患者,不停地对自己说"我的疼痛治疗是没有希望的,我的生活糟糕透了,我毫无能力改变现状",这种灾难化的思维模式导致患者产生了焦虑抑郁情绪和消极应对行为,从而维持或加重其疼痛感知和疼痛行为。反之,如果该患者认为"尽管背痛使我暂时无法正常上班,但我至少可以和家人多一些时间相处,并为家人做一些力所能及的事情,这是我之前从未有过的体验",这种积极理性的认知可让患者将问题从"势不可挡"重新定义为"可以控制",尽管疼痛暂时无法缓解,但仍可以自我调整和安排生活。根据RET,患者对疼痛的灾难化认知是导致维持或加重疼痛,引发社会功能减退的重要原因,而并非疼痛本身。RET 在疼痛管理中的有效途径是通过审视、界定、分辨、讨论,纠正非理性的观念,调整和改善情绪与疼痛行为。

(四)认知行为治疗

认知行为治疗模式是由行为治疗模式发展而来的,兼具行为理论和认知理论的特点。认知行为理论认为通过矫正扭曲的认知可以改变负性情绪和消极行为,反之,情绪和行为改变也可以影响认知。认知行为理论是当前慢性疼痛管理中运用最为广泛的心理治疗方法。恐惧—回避模型(Fear-Avoidance Model)就是基于认知行为理论发展起来的疼痛心理干预模型(图 6-1),其核心是疼痛恐惧导致了患者对疼痛的不同反应和行为,其中典型的行为是"回避"和"对抗"。采取"对抗"策略的患者随着疼痛的消退而恢复身体功能和社会活动;而采取"回避"策略、对疼痛保持高度警觉的患者,因为对疼痛的恐惧而产生夸大甚至灾难化的认知,由此进一步加重疼痛和病弱状态。当前应用的恐惧—回避模型在早期概念的基础上拓展了疼痛知觉和体验的认知情感结构。该模型认为,当患者因损伤感觉到疼痛时,个体的特质信念会决定个体在多大程度上把疼痛解释为伤害还是危险;疼痛的消极解释(如灾难化)会导致个体生理、认知和行为方面的恐惧反应;恐惧情绪增加、认知的改变会影响知觉(如注意狭窄),进一步导致灾难化的评价和回避行为。

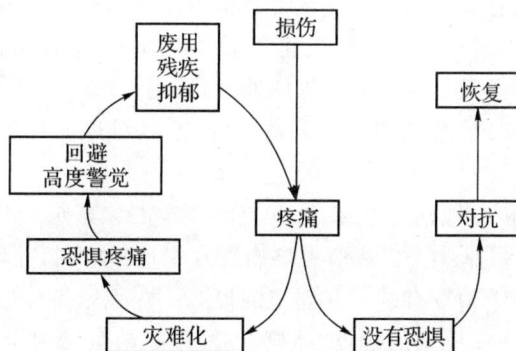

图 6-1 恐惧—回避模型

基于恐惧—回避模型,对疼痛治疗的一个重要策略是通过教育患者,使其明白疼痛状态是可以自我管理的,而不是源于严重的疾病或需要保护的。纠正患者早期疼痛恐惧发展中错误的概念和信念,并向患者仔细介绍恐惧—回避模型的机制,运用患者的特异性症状、信念和行为来举例并解释疼痛—恐惧—回避—疼痛加重的恶性循环是如何形成并得到强化和维持的。首先,护士需要评估和识别患者特异性疼痛相关的恐惧刺激,帮助患者澄清期望,以及界定哪些特殊条件或刺激会影响患者实现他的期望。接着,对患者不合理的认知、期望和信念进行校正。最后,建立暴露等级,逐级实施行为干预,最终使患者对疼痛的恐惧得到缓解,而非增加疼痛行为。

(五)精神分析治疗

精神分析治疗主要通过了解患者潜意识的动机和欲望,认识其对挫折、冲突或应激的反应方式,体会病理与症状的心理意义,并通过自由联想、梦的分析、移情和解释等技术让患者获得领悟,理解症状背后的意义,调整心理结构,消除内心的情感症结,促进人格成熟及提高适应能力。对慢性疼痛患者,尤其是癔症患者的躯体转换性疼痛、疑病症患者长期的疼痛症状和反复求医行为,护士可尝试用精神分析的视角理解患者疼痛症状和疼痛行为背后的心理意义,如希望得到关注和认可,希望被照顾,无法表达对家庭重要成员的愤怒等,重视其早年经历、个性特点、内心冲突、心理创伤和人际矛盾等社会心理因素对疼痛的影响,在建立信任合作的护患关系基础上,帮助患者理解和认识其内在真正的需求,鼓励并帮助患者面对和解决冲突,而非采用疼痛或疼痛行为的方式应对。

(六)家庭治疗

家庭治疗以"系统论"为理论依据。系统论认为,系统内任何成员的行为均受到其他成员的影响,个人的行为影响系统,系统也影响个人;个人的病态行为也常因配合其他成员的心理需求而维持。因此,在实施家庭干预时,治疗者往往不太重视个体的内在心理结构,而是需要考虑整个家庭的背景,考虑到各成员在家庭中扮演的角色、各成员之间的关系和互动模式,注重家庭当前需要改善的是什么,如何让家人着手做出改变,从看似负性的事件中看到正性的意义和价值,培养成员之间积极和正面的情感,促进家庭成员间相互沟通,避免相互埋怨和责难,协助家庭成员消除异常或病态情况,促进家庭功能的健康执行。如一位15岁初中女生,反复腹痛5年,厌学,对父母态度冷淡、暴躁,多家医院检查没有发现器质性问题。家庭评估发现,父母常年感情不和,经常吵架,对患者关注较少,只有患者生病才能引起父母照顾。近5年来,患者父母由于将注意力和精力重点放在了患者的腹痛和求医上,夫妻间矛盾和争吵行为反而得到了缓解。从上述个案可以看出,患者的腹痛以及疼痛行为是家庭问题的呈现,它在某种意义上缓解了父母的冲突,满足了孩子不希望父母离婚的愿望。只有改变家庭成员的沟通方式、婚姻和亲子关系,打破家庭对疼痛行为的应对模式,才能真正促进患者疼痛的缓解。

除了上述心理护理和心理治疗技术之外,近年来,正念冥想(Mindfulness)和接纳承诺疗法(Act Commitment Therapy)也逐渐在疼痛管理中得到应用,并证实有较好的效果。

总体而言,疼痛心理干预没有统一和固定的模式。在临床工作中,医护人员要掌握各项疼痛的心理护理和心理治疗技术的特点、原则和适应证,在定量或定性评估的基础上,根据疼痛以及心理问题的性质和严重程度,结合患者的社会文化背景、个性和应对特点,制定合适的心理干预技术并定期评估干预效果。护士在帮助患者学习疼痛应对技巧时,指导患者进行放松训练,教会他们制订愉快活动的计划,改变他们考虑疼痛的方式,将注意力转移到其他刺激上;教育患者疼痛和疼痛相关行为、心理和生物学方面的知识,提高患者对疼痛的认知,使其理解疼痛与心理之间的关系等,目的在于让患者相信使用一些疼痛控制技术是必要的及可以学会的;鼓励患者重新定义自我在疼痛管理中的作用,由被动接受到主动管理,让患者学习如何控制自己的思维、情感和行为来改变不良的认知,从而减少疼痛行为;将患者取得的进步和成功归于努力的结果并给予积极强化,增加患者的自我效能和积极应对能力,同时消除对维持疼痛和减少正常活动因素的强化,如长期的卧床行为、运动时过分保护和小心翼翼,谈论和抱怨疼痛,以及不恰当地服用止痛药物等。

小 结

护士作为患者疼痛状态的主要评估者、止痛措施的具体落实者、与其他专业人员的协调者,以及对患者及家属的教育和指导者,在疼痛管理中起到举足轻重的作用。护士不仅仅要关注患者的疼痛症状,更要关注经历疼痛的个体本身,强化心理评估和干预意识,重视患者的个性特点、社会文化、情绪、认知和经验等心理社会因素在疼痛发生、发展和维持过程中的影响,运用与疼痛相关的心理学理论指导心理干预,为患者制订个体化的疼痛管理方案,有效改善疼痛症状和疼痛行为,促进患者的身心及社会功能的康复。

【知识链接6-1】　　　　　　渐进性肌肉放松训练

渐进性肌肉放松训练(Progressive Relaxation Training)是指一种逐渐的、有序的、使肌肉先紧张后放松的训练方法。渐进性肌肉放松训练强调,放松要循序渐进地进行,要求患者在放松之前先使肌肉收缩紧张,继而进行放松,细细体会肌肉紧张和放松之间感觉上的差别。通过反复训练,使患者主动掌握松弛的过程。

(一)训练前准备

1.护士向患者介绍渐进性肌肉放松训练的基本原理,告诉患者心理紧张和躯体紧张是并存的,只要学会了肌肉放松,也就能控制心理紧张。

2.保持环境安静,有条件者可在专门的治疗室进行;住院患者拉上床帘,避免干扰。

3.治疗前协助患者更换宽松舒适的衣服,排空大小便。

4.协助患者取舒适的体位,如平卧位、半卧位或坐位。

5.事先交代患者,在放松训练过程中一旦出现明显的气促、疼痛等情况,及时告知。

6.护士示范和指导患者肌肉绷紧和放松,并鼓励患者体验紧张和放松时的感觉。

(二)训练过程

护士用温和、平缓、轻柔的语气指导患者,"下面请跟着我的指导语进行全身肌肉的紧张和放松,从手部开始,依次是上肢、肩部、头部、颈部、胸部、下肢,直到双脚,依次对各组肌肉群进行先紧后松的练习,最后达到全身放松的目的"。

第一步:深呼吸训练

"首先,请深吸一口气,注意用鼻子吸气,然后屏气。"(停5秒)

"好,接下来请慢慢呼气,注意用嘴巴吹气,慢慢地把气呼出来。"(停10秒)

"现在我们按照刚才的呼吸方法再做一次。请你用鼻子深吸一口气,保持一会儿,然后再慢慢呼气。"

第二步:前臂肌肉放松

"现在,请伸出你的前臂,握紧拳头,用力握紧,再握紧,体验手臂紧张的感觉。"(停10秒)

"好,接下来请放松,尽力放松双手,体验放松后的感觉。你可能感到沉重、轻松、温暖,这些都是放松的感觉,请体验这种感觉。"(停5秒)

"我们现在再做一次……"(同上)

第三步:双臂放松

"现在弯曲你的双臂,用力绷紧双臂的肌肉,保持一会儿,体验双臂肌肉紧张的感觉。"(停10秒)

"好,现在放松,彻底放松你的双臂,体验放松后的感觉。"(停5秒)

"我们现在再做一次……"(同上)

第四步:双脚肌肉放松

"现在,我们开始练习如何放松双脚。"(停5秒)

"好,请紧张你的双脚,脚趾用力绷紧,用力、再用力,保持一会儿。"(停10秒)

"好,放松,彻底放松你的双脚。"(停5秒)

"我们现在再做一次……"(同上)

第五步：小腿肌肉放松

"现在开始放松小腿部肌肉。"（停5秒）

"请将脚尖使劲向上翘，脚跟向下压，绷紧小腿部肌肉，用力、再用力，保持一会儿。"（停10秒）

"好，放松，彻底放松。"（停5秒）

"我们现在再做一次……"（同上）

第六步：大腿肌肉放松

"现在开始放松大腿部肌肉。"（停5秒）

"请抬起双腿，脚跟向前向下压，绷紧大腿部肌肉，用力、再用力，保持一会儿。"（停10秒）

"好，放松，彻底放松。"（停5秒）

"我们现在再做一次……"（同上）

第七步：头颈部肌肉放松

"现在注意头部肌肉。"（停5秒）

"请皱紧额部的肌肉，用力、再用力，保持一会儿。"（停10秒）

"好，放松，彻底放松。"（停5秒）

"现在，请紧闭双眼，用力紧闭，保持一会儿。"（停10秒）

"好，放松，彻底放松。"（停5秒）

"现在，转动你的眼球，从上、到左、到下、到右，加快速度；好，现在从相反方向转动你的眼球，加快速度；好，停下来，放松，彻底放松。"（停10秒）

"现在，咬紧你的牙齿，用力咬紧，用力、再用力，保持一会儿。"（停10秒）

"好，放松，彻底放松。"（停5秒）

"现在，用舌头使劲顶住上颚，用力顶住，保持一会儿。"（停10秒）

"好，放松，彻底放松。"（停5秒）

"现在，请用力将头向后压，用力、再用力，保持一会儿。"（停10秒）

"好，放松，彻底放松。"（停5秒）

"现在，收紧你的下巴，向颈内收紧，用力、再用力，保持一会儿。"（停10秒）

"好，放松，彻底放松。"（停5秒）

"我们现在再做一次……"（同上）

第八步：躯干部肌肉放松

"现在，请注意躯干部肌肉。"（停5秒）

"好，请往后扩展你的双肩，用力向后扩展，用力、再用力，保持一会儿。"（停10秒）

"好，放松，彻底放松。"（停5秒）

"我们现在再做一次……"（同上）

第九步：双肩肌肉放松

"现在上提你的双肩，尽可能使双肩接近你的耳垂，用力上提，保持一会儿。"（停10秒）

"好，放松，彻底放松。"（停5秒）

"我们现在再做一次……"（同上）

"现在向内收紧你的双肩，用力内收，用力、再用力，保持一会儿。"（停10秒）

"好,放松,彻底放松。"(停 5 秒)

"我们现在再做一次……"(同上)

第十步:腰部肌肉放松

"现在,请向上抬起你的双腿(先左后右或先右后左均可),用力上抬,同时弯曲你的腰,用力弯曲,保持一会儿。"(停 10 秒)

"好,放松,彻底放松。"(停 5 秒)

"我们现在再做一次……"(同上)

第十一步:臀部肌肉放松

"现在,请紧张臀部的肌肉,会阴部用力往上提,用力、再用力,保持一会儿。"(停 10 秒)

"好,放松,彻底放松。"(停 5 秒)

"我们现在再做一次……"(同上)

第十二步:结束语

"好,现在我们已经完成了整个渐进性肌肉放松训练的过程。请感受你身上的肌肉群,从下而上,全身每一处肌肉都处于放松的状态。"(停 10 秒)

"请注意放松后的感觉,此时你有一种温暖、愉快、舒适的感觉,将这种感觉保持 1～2 分钟。"(停 60 秒)

(三)训练结束

训练结束后,护士与患者交流此次训练的体验,回答患者疑惑,必要时再次示范和指导。鼓励患者自行练习,每日 1～2 次,每次 15～20 分钟,循序渐进,持之以恒。

❖❖❖❖❖❖❖❖❖❖❖❖❖❖❖❖❖❖❖❖❖❖❖❖❖❖❖❖❖❖❖❖❖❖❖❖

【知识链接 6-2】　　　　　　操作性条件反射原理与慢性疼痛管理

运用操作性条件反射原理管理患者的慢性疼痛,首先要进行行为评估。确定患者的疼痛水平和疼痛行为,评估患者和家属的合作水平,同时也要评估患者当前疼痛的生理病理,以及行为改变目标设置的现实性。如果可能,可由患者本人监测疼痛行为,如站立和行走的时间、药物的使用、疼痛评分等,最核心的要素是为慢性疼痛患者建立行为等级,定时服药,并给予社会强化。

(1)建立行为等级,逐渐增加活动和锻炼。通过躯体评估建立患者活动的基线水平及可以耐受的水平。最初的锻炼目标要略低于患者可耐受的水平,然后根据患者的实际情况逐渐增加活动量,同时通过言语的鼓励不断强化患者的积极行为。如当患者获得了一个快步行走 1km 的能力时,他认为"我不能再做任何事"的消极想法就难以持久,有助于患者消除悲观和抑郁情绪,进一步促进活动和锻炼。

(2)定时给药。慢性疼痛的患者通常根据自己的需要来服用药物。对于长时间疼痛的患者而言,药物容易成为减轻疼痛的强化物。强化可造成药物使用增加,而药物使用增加又进一步强化了疼痛行为,从而形成恶性循环。为打破服用药物和疼痛行为之间的联系,大多数的行为管理项目会按计划定时给予药物,而不是按需给药。因此,患者必须在一天中特定的时间服药,经过一段时间后,患者服药行为逐渐减少。具体的操作方法如下:首先,向患者介绍药物服用时间设置对疼痛行为管理的重要性。取得患者合作之后,设置药物摄入基线。将药物加入患者喜欢的糖浆或果汁中服用,然后在患者没有意识到的情况下每天减少服用剂量,直到停止服用药物。研究发现,定时服用镇痛药物较按需镇痛给药对主观性疼痛以及由此引发的负性情绪有更好的治疗作用。

（3）社会强化。社会强化即改变社会环境系统，通过奖励积极的行为和减少对疼痛行为的强化，达到疼痛治疗的目标。在取得患者、配偶或其他家属的理解和合作的基础上，鼓励家庭成员在患者取得进步和表现出非疼痛行为时，给予注意和赞扬等积极强化，而对呻吟、痛苦以及不活动行为不予理睬，即进行消退处理。家庭成员的行为同样需要监督和强化。

【案例分析】　　　　基于操作性条件反射理论的行为干预

一位15岁男孩，因车祸外伤致右下肢股骨骨折，行"切开复位内固定"术后2个月。患者疼痛明显，经常在床上呻吟，不愿意下床活动，生活完全需要母亲照顾，并且情绪暴躁，会对母亲大喊大叫。母亲对其行为非常隐忍，事事依着患者，但心里却非常苦恼。

疼痛及心理评估：平卧时患者NRS 3分，起床活动时NRS 5分，存在呻吟、卧床、不愿活动等疼痛行为。情绪不稳定，暴躁易怒，生活起居完全依赖母亲。母亲的迁就和过度保护对患者的疼痛行为起到了强化的作用，促使患者疼痛行为的维持。

行为干预：①与患者和家属交流，了解双方改变的意愿和动机。评估疼痛强度和疼痛行为，取得患者和家属合作。②与患者商定活动目标，找到最合适的活动时间和活动程度（起初的活动水平应该小于最小耐受水平，让患者获得成功的喜悦），建立活动方案。如先让患者在床上坐起，每次30分钟，早晚各一次；7天后活动调整为床边站立20分钟，早晚各一次；3周后借用拐杖进行行走锻炼，每次30分钟，早晚各一次，直到能够自己如厕。③当患者能够按时完成活动目标时，母亲给予言语强化和行为奖励，如给患者买喜欢的漫画书等，而对患者的呻吟和喊叫行为进行忽视。最终促使患者的疼痛行为消失，自己能够起床锻炼，自己照顾日常生活。

（姚林燕）

参考文献

［1］Chen J. History of pain theories［J］. Neuroscience Bulletin，2011，27（5）：343-350.

［2］孟景，沈林，Jackson T，等.疼痛对心理的影响及其机制［J］.心理科学进展，2011，19（10）：1493-1501.

［3］Olbrich D. Psychological and psychosocial factors in chronic backache. Findings and social medicine consequences［J］. Versicherungsmedizin/herausgegeben von Verband der Lebensversicherungs-Unternehmene. V. und Verband der PrivatenKrankenversicherunge. V，2003，55（2）：70-75.

［3］姜召彩，锦琰，罗非.预期调节疼痛的认知神经机制［J］.中国临床心理学杂志，2013，21（6）：916-919.

［4］陈素坤，周英.临床护理心理学教程［M］.北京：人民军医出版社，2007.

［5］张俐.护理心理学［M］.北京：中国协和医科大学出版社，2004.

［6］龚耀先.心理评估［M］.北京：高等教育出版社，2003.

［7］张作记.行为医学量表手册［M］.北京：中华医学电子音像出版社，2005.

［8］沈渔邨.精神病学［M］.5版.北京：人民卫生出版社，2009.

［9］施琪嘉.心理治疗理论与实践［M］.北京：中国医药科技出版社，2006.

［10］Taylor S E.健康心理学［M］.5版.朱熊兆，姚树桥，王湘，主译.北京：人民卫生出版社，2006.

［11］王婷，王维利，洪静芳，等.疼痛信念及其相关评估工具的发展与展望［J］.中华护理杂志，2014，49（1）：94-98.

［12］吕振勇，纪晓蕾，黄丽，等.疼痛恐惧对疼痛的影响及其认知机制［J］.心理科学进展，2013，21（5）：

817-826.

[13] Stiles T C, Wright D. Cognitive behavioural treatment of chronic pain conditions[J]. Nordic Journal Psychiatry,2008,62(Supp 47):30-36.

[14] Sieben J M, Vlaeyen J W S, Portegijs P J M, et al. A longitudinal study on the predictive validity of the fear-avoidance model in low back pain [J]. Pain,2005,117(1):162-170.

[15] Morley S, Williams A. New Developments in the psychological management of chronic pain[J]. Canadian Journal of Psychiatry Revue Canadienne De Psychiatrie,2015,60(4):168.

【练习题】

1.影响疼痛的心理社会因素有哪些?

2.阐述恐惧—回避疼痛模型及其心理学理论基础。

3.说出以操作性条件反射为理论基础的慢性疼痛管理的核心要素。

4.疼痛的心理干预技术包括哪些? 治疗目标是什么?

5.患者女性,35 岁,已婚,10 年前无明显诱因下出现全身疼痛,疼痛部位不固定,疼痛性质难以描述,更多以酸痛为主,疲劳以后加重。近来发作频率增加,程度加重,疼痛严重时达到 NRS 8~9 分,不能工作,白天卧床为主。反复就医未查出器质性疾病,曾服用止痛药物(具体不详)效果不佳。

对于上述案例,护士还需要收集哪些资料,以及采用哪种(些)方式来收集这些资料?

第七章 急性疼痛的护理

【学习目标】

理论要点

1. 熟悉急性疼痛对机体的不良影响、护理要点，以及护士在急性疼痛管理中的职责。

2. 熟悉患者自控镇痛疗法的技术参数及临床应用要点。

3. 熟悉硬膜外镇痛的常用药物和常见并发症。

技能要点

1. 能正确应用功能活动评分法评估疼痛对患者功能活动的影响，并能恰当地进行干预。

2. 能正确评估接受阿片类药物镇痛患者的镇静反应程度，并能鉴别异常情况。

3. 能恰当地开展患者自控镇痛疗法的护理，包括患者宣教、对镇痛不足和并发症的处理等。

4. 熟悉皮节阻滞范围评估法和下肢运动阻滞程度评估法，并能鉴别异常情况。

5. 能及时发现硬膜外镇痛疗法的并发症，并采取恰当的处理措施。

急性疼痛通常持续时间较短，疼痛程度较剧烈，包括手术后疼痛、创伤性疼痛、烧伤痛和分娩痛等。当急性疼痛持续存在或未缓解时，会导致患者生理、心理的一系列不良反应。护士在术后疼痛管理中扮演着十分重要的角色，是多学科疼痛管理团队中的重要成员。疼痛护理质量是急性疼痛管理有效、安全的重要前提。护士在急性疼痛管理中的工作职责包括：常规、动态、持续地评估疼痛，制订疼痛护理计划；恰当实施药物和非药物镇痛措施；病情观察及处理不良反应；对患者及家属开展宣教、记录等。护士需具备急性疼痛评估、实施干预措施、病情观察及不良反应处理、患者宣教的知识和技能。本章将从概述、活动性疼痛评估、镇静反应程度评估、患者自控镇痛的护理、硬膜外镇痛的护理五个方面展开陈述。

（童莺歌）

第一节　概　述

一、急性疼痛的定义及分类

急性疼痛是指与手术、创伤、烧伤或某些疾病状态(如心肌梗死、胆绞痛、急性胰腺炎、急性阑尾炎、癌症患者的病理性骨折等)有关，持续时间短于 3 个月的疼痛。急性疼痛包括手术后疼痛、创伤性疼痛、烧伤痛和分娩痛等，为伤害感受性疼痛。

手术后疼痛(Postoperative Pain)简称术后痛，是机体受到手术刺激后即刻发生的一种反应，是临床最常见并需即刻处理的急性疼痛。虽然持续时间较短(一般为 2～3d)，但疼痛仍会影响机体各系统的功能，引发各种并发症，影响术后康复。

创伤性疼痛指当患者经历各类火器伤、利器伤、化学伤、钝挫伤、撕裂伤时出现的疼痛。当组织遭受损伤时，受损细胞释放出 K^+、H^+、5-羟色胺、缓激肽、前列腺素等内源性致痛物质，激活伤害性感受器，引起 $A\delta$ 纤维和 C 纤维产生动作电位，经脊髓传递至大脑皮层，产生痛觉。根据发生部位不同，创伤性疼痛分为躯体痛和内脏痛，疼痛对患者的影响因创伤部位、范围、受伤程度而异。

疼痛是烧伤患者最常见的不适。皮肤全层烧伤时，由于神经末梢遭到完全破坏，在受伤后 8h 内患者并不会感到疼痛。非全层烧伤时，患者受伤即刻就感受到剧烈疼痛，尤其是当烧伤范围较大时。烧伤痛往往持续至创面愈合乃至愈合后较长一段时间。

分娩痛是很多妇女一生中经历的最剧烈的疼痛感受。根据疼痛来源，分娩痛分为内脏痛和躯体痛两种。第一产程疼痛主要为内脏痛，由子宫颈和子宫下段扩张所致。其特点为钝痛，疼痛部位主要位于下腹部和腰部，有时可向髋、骶部放射或沿大腿向下传导。疼痛强度与宫缩力量及宫内压力有关，在宫颈扩张到 7～8cm 时最为剧烈。躯体痛发生在第一产程后期并贯穿第二产程，由下腹软产道、外阴部和会阴伸展所致。其特点为锐痛，定位于阴道和会阴处。到了第三产程，随着宫腔容积缩小、宫内压力下降，会阴部的牵拉感消失，产妇会一下子产生松弛感，分娩痛显著减轻。

二、急性疼痛对机体的不良影响及护理要点

急性疼痛是机体受到手术、创伤等组织损伤刺激后的一种反应，能即刻保护机体免受进一步损伤，如减轻脏器的损伤、减少血液丢失、增加重要器官的血液供应。但当急性疼痛持续存在或未缓解时，会导致患者生理、心理的一系列不良反应。护士须熟悉疼痛对机体的不良影响，有针对性地开展护理工作。

(一)呼吸系统

急性疼痛导致潮气量下降、气道高压、肺活量和肺泡通气量下降及咳嗽减少，从而引发肺不张、肺炎、低氧血症，甚至呼吸衰竭。

护理要点：①观察患者的咳嗽和呼吸活动是否因疼痛受限，有无呼吸音减弱、突发胸部疼痛和呼吸短促。②评估患者的呼吸频率、深度，使用指脉搏监测仪监测血氧饱和度。③鼓

励患者使用呼吸功能锻炼仪,鼓励其在病情允许时多进行深呼吸和咳嗽。咳嗽时用毛巾轻轻按压伤口,有助于减轻咳嗽引起的伤口疼痛。

(二)循环系统

急性疼痛可激活交感神经系统,使心率增快、血压升高、心脏负荷加重,心肌耗氧量增加;可致血液处于高凝状态,深静脉血栓发生的风险增加,冠心病患者发生心肌缺血和心肌梗死的风险增加。

护理要点:定期监测血压、心率及疼痛状况,尤其要重视冠心病患者的疼痛管理。

(三)肌肉骨骼系统

急性疼痛可致肌张力增加、肌肉活动受限、肌肉痉挛,使康复锻炼受限。

护理要点:①评估疼痛对活动能力的影响。②开展健康宣教,应用药物及非药物镇痛措施,改善患者的功能及活动能力。

(四)消化系统

急性疼痛可致交感神经系统活动增强,胃肠道消化液分泌减少,胃肠蠕动和排空减慢,胃肠功能恢复延迟。急性创伤或术后疼痛甚至可引发肠梗阻。

护理要点:①评估肠蠕动情况,鼓励患者尽早翻身及下床活动。②硬膜外镇痛能促进肠功能的恢复,对采用硬膜外镇痛的患者,护士需做好相应的护理。

(五)内分泌、代谢及免疫系统

由疼痛激发的应激反应引起促皮质醇、肾上腺皮质激素、生长激素、儿茶酚胺、胰高血糖素释放增加,胰岛素及睾酮分泌减少;引起碳水化合物、蛋白质和脂肪分解增加,导致高血糖症、体重下降、心动过速;可致糖异生、糖耐受、胰岛素抵抗和脂肪溶解。此外,急性疼痛可抑制免疫系统,患者容易并发肺炎、伤口感染和败血症等。

护理要点:加强急性疼痛管理,最大限度地减少机体的应激反应,同时监测心率、体温、血糖和血压,并注意观察有无并发感染症状。

(六)对认知功能、心理和行为的影响

疼痛可造成认知功能的改变,加剧老年患者术后谵妄发生的风险。因而,需要警惕老年患者术后行为的改变。

此外,疼痛可引发焦虑、恐惧、忧郁、不满、挫折、沮丧等不良情绪;未得到良好控制的疼痛可致患者丧失工作能力和独立生活能力。护理要点:①取得患者信任,应用治疗性交流技巧。建立包括心理专业人员在内的多学科团队,共同为患者制订护理计划。②评估患者的应对技巧,鼓励其采取积极的应对措施。及时发现患者抑郁、焦虑等不良情绪,评估其是否存在伤害自己或他人的行为。③提供舒适护理,创造安静、整洁的病房环境。

(七)长期不利影响

急性疼痛未得到良好控制,可能会发展为慢性疼痛。持续时间超过1年的术后疼痛是导致患者行为改变的高危因素。护理要点:做好急性疼痛护理工作,预防慢性疼痛的发生。

三、急性疼痛管理及护士的职责

(一)急性疼痛管理

急性疼痛管理指通过多学科合作的医疗服务缓解手术、创伤、烧伤等急性疼痛的过程,其目标为:①最大程度镇痛(即刻镇痛,无镇痛空白期;持续镇痛;避免或迅速制止突发性疼痛;防止急性疼痛转为慢性疼痛)。②最少不良反应(无难以耐受的不良反应)。③最佳功能(尽可能降低疼痛所致的生理、心理不利影响;维持功能状态)。④最优质的生活质量和患者满意度。

以术后疼痛为例,疼痛管理涉及了麻醉科医生、外科医生、护士等多个学科的医务人员,只有加强团队协作,才能实现最佳镇痛效果。美国、德国、英国等发达国家从20世纪80年代中期开始,相继成立了急性疼痛服务(Acute Pain Service,APS)组织,由麻醉科医生、外科医生、接受过专门训练的护士及药剂师等组成,专职负责术后疼痛的治疗和管理,有效提高了术后镇痛效果,降低了并发症的发生率,使术后镇痛治疗的安全性有了根本改善。APS组织的工作范围包括:治疗术后痛、创伤痛、分娩痛及慢性疼痛的急性发作,提高患者的舒适度和满意度,降低术后并发症;对医务人员进行疼痛管理理念、知识和技能培训;开展疼痛管理的质量改进及科研等。

(二)护士的职责

多项研究表明,护士在急性疼痛,尤其是在术后疼痛管理中扮演着十分重要的角色。首先,由于护士是诊疗队伍中与患者联系最密切、最了解患者病情的人,能及时发现患者生理、心理等多层面的问题;其次,促进和维持患者舒适及缓解疼痛是护理的基本目标;再者,疼痛治疗与效果评价首先依赖于护士及时动态地观察与评估;此外,护士参与疼痛治疗方案的制订与修改,实施非药物镇痛措施,以确保治疗的合理性和个体化。护士通过疼痛评估、病情监测、给予镇痛药物、疗效评估、副反应观察、采取非药物干预措施及健康宣教等工作,在多学科合作的急性疼痛管理中发挥主体作用。

目前,APS组织正从以麻醉医生为基础(Anesthesiologist-based)模式向以护士为基础(Nurse-based)模式转变。Rawal 和 Berggren 提出的以护士为基础、以麻醉医师为督导的急性疼痛服务(Nurse-based,Anesthesiologist-supervised APS,NBAS-APS)模式,能充分发挥护士的作用,被认为是最佳的急性疼痛管理模式。该模式中,护士在麻醉医生的督导下,在患者宣教、疼痛评估、及时实施药物干预[尤其是对"需要时使用(prn)"镇痛医嘱的执行]和非药物干预措施中充分发挥了作用。护士在急性疼痛管理中的职责包括下列内容。

1.常规、动态、持续地评估疼痛

在患者入院时进行疼痛筛查;在住院过程中,动态评估疼痛;在实施镇痛措施后,评估镇痛效果和药物不良反应。

2.制订疼痛护理计划

制订疼痛护理计划需要医疗团队其他成员以及患者与家属参与。护士综合患者疼痛的病因、疼痛状况、应对疼痛的方式、镇痛期望值及社会文化背景等因素,帮助患者确定合适的疼痛治疗目标。根据疼痛治疗目标,制订疼痛护理计划。

3.避免加重或诱发疼痛的因素,提供舒适护理

精神因素(如焦虑、恐惧等)、环境因素(如噪声、空气污浊等)及不恰当的姿势都会加重疼痛。护理措施包括:

(1)加强心理护理,帮助患者消除焦虑、恐惧等情绪。

(2)保持病室安静,光线、温湿度适宜。

(3)帮助患者取舒适卧位,如腹部术后患者采取半坐卧位,以减轻腹部切口张力,缓解疼痛。更换卧位时注意保护伤口,如使用束腹带固定腹部伤口,避免牵拉或压迫伤口。为起床

行走的患者提供行走支持,指导患者放慢活动步调。

4.恰当实施药物镇痛措施

(1)护士应掌握正确的给药时机、途径和方法,如口服、静脉推注、静脉泵注、肌内注射等。给予缓释片时,要指导患者整片吞服。

(2)多种药物联合应用时,注意观察药物间的相互作用。

(3)做好特殊镇痛方式(如患者自控镇痛和硬膜外镇痛)的护理。

(4)评估镇痛治疗的副反应,并参与并发症管理。

5.指导患者采取非药物镇痛措施

胸外科和腹部外科术后患者可使用胸带和腹带减轻咳嗽或活动时的手术切口疼痛。此外,可指导患者采取冷热敷、经皮神经电刺激、穴位按压、放松训练、认知训练等非药物措施缓解疼痛。

6.患者及家属宣教

充分向患者告知镇痛相关信息,消除其错误观念,让患者及家属参与镇痛治疗和护理计划的制订,是实现有效镇痛的前提。

护士首先要了解患者及家属的文化程度、理解能力,采取恰当的方法开展宣教。疼痛知识宣教的方法包括集体授课、一对一床边宣教、发放宣教资料、组织观看宣教视频等。护士需要与患者及家属交流以下信息:①治疗疼痛非常必要,忍受疼痛没有任何医疗益处。②急性疼痛大都可以得到很好的控制。③疼痛评估的方法和重要性。④疼痛治疗方案和费用情况。⑤疼痛治疗的并发症及处理措施。⑥非药物镇痛措施可与镇痛药物同时使用。⑦此外,护士应尽量消除患者对镇痛药物的错误观念,如担心应用止痛药会成瘾等。

疼痛知识宣教须贯穿患者的整个住院过程。出院时,护士应向患者开展出院宣教,包括疼痛治疗方案、并发症的观察等。

7.记录

在护理记录单上记录疼痛评估结果、采取的药物和非药物镇痛措施、干预效果、并发症处理及结果、疼痛健康宣教的落实及效果等内容。

(童莺歌、陈佳佳、刘苗苗)

第二节 活动性疼痛评估

【案例导入 7-1】

王某,男,42岁,左全膝关节置换术后一天,生命体征平稳,无术后并发症。今晨护士查房,指导其进行功能锻炼,患者尝试弯曲左膝,但脸上浮现出痛苦的表情,其 NRS 为7(应用 0-10 NRS)。请问该如何评估疼痛对该患者膝关节功能锻炼的影响?

我国术后疼痛管理质量尚不理想,其中中重度活动性疼痛的发生率高达 55.4%。评估及控制活动性疼痛,对开展术后早期功能活动,减少手术并发症,改善手术效果和预后起到促进作用。本节将介绍术后活动性疼痛的概念及活动性疼痛评估方法。

一、术后活动性疼痛评估在疼痛管理中的重要作用

(一)术后疼痛管理目标的转变

近年来,术后疼痛管理逐渐从"缓解疼痛"的舒适目标向"控制活动性疼痛,促进术后功能活动早期开展"的康复目标转变。促进患者在术后早期开展功能活动,对减少术后并发症,促进康复具有十分重要的意义。如充分缓解膝关节置换术后的活动性疼痛,能促进患者早期开展膝关节功能锻炼,对降低医疗支出,缩短其住院时间有重要作用。再如,有效控制心脏术后患者呼吸锻炼时的活动性疼痛,能促进患者开展有效咳嗽、深呼吸,从而减少肺不张、肺炎等严重并发症的发生,缩短住院时间。此外,术后功能活动量过少及开始时间滞后,极易导致术后慢性疼痛。优质的术后疼痛管理不仅体现在患者能得到较好的休息,更体现在患者在术后能够积极参与功能锻炼,或能够维持术前的活动水平。

(二)术后活动性疼痛和静息性疼痛的概念与区别

术后活动性疼痛是指术后患者在开展功能活动(如有效咳嗽、深呼吸、下床行走和关节功能锻炼等)时的疼痛。而静息性疼痛是指患者静息不动(如静坐、静卧)时的疼痛。两者除了概念上的差异,在生理机制、疼痛强度和治疗上也存在不同之处。

活动性疼痛是一种诱发性疼痛(Evoked Pain),即由坐起、用力呼气、咳嗽等活动直接触发痛觉纤维,由炎症介质致敏外周神经,从而传递更多的疼痛信号所致。而静息性疼痛是一种自发性疼痛(Spontaneous Pain),为外周组织损伤后,体内产生缓激肽、5-羟色胺、神经肽、组胺等炎症介质刺激疼痛纤维,且连续不断地传递疼痛信号所致。在多数情况下,同一患者的活动性疼痛强度高于其静息性疼痛强度。国外调查表明,术后患者进行活动时,疼痛明显加剧,远高于其在静息状态时的疼痛水平。

控制活动性疼痛所需的镇痛药物剂量往往要高于控制静息性疼痛的药量。如护士指导患者在活动前提前按压镇痛泵的给药按钮,目的就是通过提前给予额外剂量的镇痛药物以控制活动性疼痛。此外,相对于控制静息性疼痛,治疗活动性疼痛的镇痛方案更复杂。如硬膜外镇痛或股神经阻滞这一类相对复杂的镇痛方式经常与阿片类药物联合用于控制全膝关节置换术后的活动性疼痛。

(三)评估术后活动性疼痛的重要性

2005年美国疼痛学会(APS)修订了急性疼痛管理质量评价体系,将"术后24h疼痛对活动的影响程度"作为结果质量评价指标之一。意大利麻醉和重症监护协会制定的《术后疼痛治疗指南(2010版)》中,"定期评估静息和活动时的疼痛"为A等级推荐的内容。此外,美国、澳洲、瑞典等多个国家的术后疼痛管理指南也均指出:术后疼痛评估应同时评估静息性疼痛和活动性疼痛。

术后活动性疼痛评估通过下述两个方面影响疼痛管理质量:一方面,由于疼痛治疗的开展基于疼痛评估结果,当护士忽视活动性疼痛评估时,对活动性疼痛的治疗也无从谈起。另一方面,活动性疼痛比静息性疼痛能更灵敏地反映术后镇痛效果。如胸部大手术后,应用阿片类药物能使患者感到舒适,并充分缓解患者的静息性疼痛,但不能很好地缓解剧烈的活动性疼痛;而胸段的硬膜外镇痛除了能有效控制静息性疼痛,还能充分缓解活动性疼痛。因

而,对术后镇痛效果的评价需基于对静息性疼痛和活动性疼痛的综合评估。

二、术后活动性疼痛的护理评估方法

术后活动性疼痛护理评估主要适用于心胸外科、胃肠外科、肝胆外科、骨科等科室,可应用于对术后早期活动和功能锻炼要求比较高的手术类型,如肺癌根治术、胃癌根治术、膝关节置换术等。目前常用的主观疼痛评估工具只能反映患者的主观疼痛感受,不能客观反映患者完成某项功能活动的能力,导致护士无法全面评估患者实际的活动能力,从而影响了对术后活动性疼痛的治疗。因此,护士在开展活动性疼痛评估时,可采用主观疼痛评估法和客观疼痛评估法相结合的方式。

(一)主观活动性疼痛评估法

主观活动性疼痛评估法指应用患者自我报告型的单维疼痛评估工具,如 NRS、VRS、R-FPRS、VAS,评估患者开展功能活动时的疼痛强度。

(二)客观活动性疼痛评估法

客观活动性疼痛评估法指医务人员借助客观疼痛评估工具,通过请患者尝试进行某项功能活动,并在旁观察患者整项功能活动的完成情况,以评估功能活动受疼痛影响的程度。由澳大利亚及新西兰麻醉学院(Australian and New Zealand College of Anesthetists,ANZCA)和澳大利亚维多利亚州质量控制委员会(Victorian Quality Council,VQC)共同推荐的三等级功能活动评分法(Functional Activity Score,FAS)可用于术后的活动性疼痛评估。此外,我国学者对三等级 FAS 进行改良,形成了四等级 FAS。在临床实践中,可酌情选择三等级 FAS 或四等级 FAS 作为客观活动性疼痛评估工具。

1. 三等级 FAS

VQC 于 2007 年组织专家制定了三等级 FAS,以指导及规范医务人员对活动性疼痛的评估和治疗。我国成燕、童莺歌等人将其引入国内,经验证,中文版三等级 FAS 信效度良好(表 7-1)。

表 7-1　三等级 FAS

分级	评价标准
A	疼痛完全没有限制功能活动
B	疼痛轻度限制功能活动
C	疼痛严重限制功能活动

摘自:成燕,童莺歌,刘敏君,等.术后活动性疼痛护理评估对疼痛管理质量的影响[J].中华护理杂志,2015,50(8):924-928.

三等级 FAS 应用方法:医护人员请患者开展某项功能活动并观察其完成情况,根据患者功能活动受疼痛影响的程度,进行 A、B、C 3 个等级的评定。如某患者在下肺叶切除术后一天,护士指导其开展有效咳嗽,若患者表现为咳嗽表浅,但仍可勉强完成有效咳嗽,则 FAS 为"B";若患者表现为由于疼痛剧烈而咳嗽中断或根本无法尝试开展有效咳嗽,则 FAS 为"C"。VQC 将术后活动性疼痛控制目标定为 FAS≤B,且患者自评活动性疼痛为中度程度及以下(NRS≤4)。医务人员可参照该目标,根据主客观评估结果采取相应干预措施。

2.四等级 FAS

我国学者童莺歌等人将三等级 FAS 的评级标准进行了细化,并将"护理权限内的非药物镇痛措施对患者功能活动的影响"列入评级标准,将三等级 FAS 改良为四等级 FAS,使其更适用于护理评估(表 7-2)。

四等级 FAS 的应用方法同三等级 FAS,均由医务人员观察患者功能活动完成情况从而评估疼痛对功能活动的影响。例如,医务人员指导肺叶切除术后第一天的患者开展有效咳嗽,若患者采用非药物措施(如按压伤口、使用胸带)后能够完成有效咳嗽,则四等级 FAS 评级为Ⅱ;若患者表现为采用非药物措施后能够尝试开展有效咳嗽,但因疼痛影响,无法完成整项活动,则评为Ⅲ;若患者表现为即使采取了非药物措施,因疼痛仍无法尝试开展有效咳嗽,则评为Ⅳ。需注意的是,非药物干预措施下若患者因疼痛无法开展活动,医务人员需进一步采取其他镇痛措施(如药物)。术后疼痛管理目标为四等级 FAS≤Ⅲ,且患者自评活动性疼痛为中度程度及以下(NRS≤4)。

表 7-2　四等级 FAS

分级	评价标准
Ⅰ	疼痛完全没有限制功能活动,患者能够如常完成某项功能活动
Ⅱ	疼痛轻度限制功能活动,患者经非药物措施(如按压伤口、使用胸带)后能如常开展功能活动
Ⅲ	疼痛中度限制功能活动,患者采用非药物措施(如按压伤口、使用胸带)后能尝试开展功能活动,但因疼痛影响,无法完成整项功能活动
Ⅳ	疼痛重度限制功能活动,患者即使采取了非药物措施(如按压伤口、使用胸带),仍然无法尝试开展功能活动

摘自:童莺歌,成燕,郑红葵,等.四等级功能活动评分法的信效度和应用效果研究[J].护士进修杂志,2016,31(11):968-971.

3.FAS 使用注意事项

(1)医务人员应根据疼痛管理和术后康复目标,选择恰当的功能活动作为 FAS 评估的参照。如对于胸腹部手术后患者,由于胸腹部切口疼痛会限制咳嗽的开展,故咳嗽开展情况能有效反映镇痛效果,且有效咳嗽能降低术后肺部并发症的发生率,因而可选择有效咳嗽作为 FAS 评估的参照。再如,全膝置换术后患者,护士可选择膝关节功能锻炼作为评估参照,而腹部外科术后可以让患者多翻身以促进肠蠕动。

(2)应人性化地开展 FAS 评估。①在开展评估前需向患者宣教术后早期开展功能活动的重要性和必要性,以得到其配合。②需基于患者的疼痛情况和身体状况,循序渐进地选择 FAS 评估的参照活动。如对术后刚返回病房且身体虚弱的上腹部手术患者,护士可以先指导其做深呼吸;第二天,再根据患者康复情况,逐步指导其进行翻身、坐起和有效咳嗽。③在进行 FAS 评估时,护士要尊重患者"有尊严地接受疼痛评估和治疗"的权利。若患者因疼痛无法完成某项功能活动时,其有权拒绝进行该项活动;护士不能强迫患者忍痛开展活动,并须及时采取干预措施。

(3)FAS 的应用应结合主观疼痛评估结果(如 NRS),有针对性地采取干预措施。应用三等级 FAS 时,若连续 2 次 FAS 为"C"或 FAS 为"B"且 NRS>7,可视为镇痛不佳;应用四等级 FAS 时,若连续 2 次 FAS 为"Ⅳ"或 FAS 为"Ⅲ"且 NRS>7,则认为镇痛不佳。护士需要立即联系医生调整镇痛治疗方案。

(4)护士要重视护理权限内非药物措施的应用。当三等级 FAS 为"A"或四等级 FAS 为"Ⅰ"时,可以不采取干预措施。但当三等级 FAS 为"B"且 NRS≤7 时,护士可以尝试给予护理权限内的干预措施。当应用非药物措施后,若功能活动能如常开展,则为四等级 FAS"Ⅱ"。

(童莺歌、成燕、张晓兰)

第三节　镇静反应程度评估

【案例导入 7-2】

徐某,男,58 岁,听力正常,胰腺癌根治术后 1d,采用吗啡 PCIA。BP 130/95 mmHg,HR 89 次/min,T 37℃,R 16 次/min。患者有些昏昏欲睡,作为主管护士的你,需要大声呼唤才能唤醒他。在简单地与你交谈数句后,他又"睡着"了,你需要再次大声地呼唤才能将他唤醒。你查看患者自控镇痛泵,发现吗啡用量已经达到了 4h 极限量。

请评估患者的镇静程度,并采取恰当的措施。

一、概　述

阿片类药物引发的镇静反应(Opioid Induced Sedation)指患者在接受阿片类药物镇痛,包括经静脉途径患者自控镇痛(Patient Controlled Intravenous Analgesia, PCIA)和硬膜外镇痛(Epidural Analgesia,EA)疗法期间其意识清醒程度持续发生改变的过程。阿片类药物引发的呼吸抑制(Opioid Induced Respiratory Depression)指应用阿片类药物之后机体有效通气功能下降,不仅指呼吸频率减慢,还包括呼吸幅度变浅及呼吸不规则。

呼吸抑制是阿片类药物镇痛治疗最严重的并发症,可引起心脏骤停、大脑缺氧和死亡。阿片类药物镇痛疗法在普通病房实施时,其安全性很大程度上依赖于医务人员监测病情的频度和发生意外时是否及时处理。然而普通病区不如麻醉科、术后恢复室和监护室有足够的人力和仪器设备进行病情监测,是实施阿片类药物镇痛疗法的薄弱环节。外科病区患者发生呼吸、心脏骤停时,未及时得到急救的概率是监护室等密切病情监测部门的 2 倍。因而,随着 PCA 疗法在外科病区的广泛开展,如何早期发现患者的呼吸抑制并及时进行处理,是外科病区护士面临的挑战。

过度镇静是阿片类药物镇痛疗法最棘手的副反应之一,患者自控镇痛疗法中过度镇静发生率可达 5%。由于阿片类药物引发呼吸抑制的剂量要高于其引发过度镇静的剂量,镇静程度的逐渐加深通常是患者发生呼吸抑制的前奏和早期敏感指标。据此,有专家提出,对于接受阿片类药物镇痛治疗的患者,镇静反应程度(Level of Sedation,LOS)应被作为"第六项

124

生命体征"来评估。美国疼痛护理学会（American Society for Pain Management Nursing，ASPMN）、药物安全处方协会（Institute for Safe Medication Practices，ISMP）等机构均建议，持续规律地评估镇静反应程度是预防患者发生过度镇静和呼吸抑制的关键因素。美国麻醉医师学会（American Society of Anesthesiologists，ASA）也建议对接受阿片类药物 EA疗法的患者进行意识水平的监测。本节主要介绍镇静反应程度的评估方法和注意事项。

二、LOS 评估法和异常情况的处理

（一）LOS 评估法

在阿片类药物镇痛治疗过程中，LOS 的逐渐加深是患者发生呼吸抑制的早期敏感指标。规律、持续地进行 LOS 评估是临床早期监测呼吸抑制的关键和根本措施。VQC 推荐采取LOS 评估法对术后 PCA 疗法患者规律持续地进行评估。中文版 LOS 评估法具有良好的信效度，Cronbach's α 系数为 0.947，共分为 4 个等级，其中 1S 从属 1 级，为正常入睡状态。对LOS 1、1S、2、3 患者，需同时评估呼吸状态，包括呼吸频率、幅度，呼吸是否规则及是否打鼾。具体内容见表 7-3。

表 7-3　LOS 评估法分级标准

LOS 分级	临床表现
0	清醒，反应敏捷
1	有些昏昏欲睡，但容易唤醒
1S	正常入睡状态
2	频繁发生昏昏欲睡，容易唤醒，但不能持续处于觉醒状态
3	难以唤醒，不能处于觉醒状态

摘自：童莺歌，叶志弘，田素明，等.镇静反应程度评估法在患者自控镇痛疗法呼吸抑制监测中的应用[J].中华护理杂志，2010，45(11)：969-971.

（二）LOS 评估法的适用对象及评估频度

评估对象为外科病区所有接受阿片类药物（如吗啡、舒芬太尼等）经静脉、硬膜外、皮下或肌内注射等途径给药的术后患者。

对接受阿片类药物镇痛治疗的患者，LOS 监测需要持续规律地进行。由于患者最易在初始治疗的 24h 内发生呼吸抑制，常规情况下该时间段内应每隔 1~2h 评估 LOS，24h 后对病情平稳的患者每隔 4h 评估 LOS。此外，在治疗方案更改（如增加阿片类药物或镇静安眠药物）后增加评估频度；于非消化道途径给药后 30min、口服给药后 1h 再次评估 LOS。如果评估结果正常，恢复常规评估。特殊情况遵照医嘱开展。

在评估睡眠中的患者时，尽量避免给予过大的声音或其他刺激，因为在较大刺激下患者可短暂表现为意识清醒程度好转及呼吸次数增加，从而掩盖病情。因而在评估睡眠中的患者时，往往并不需要将其完全唤醒。如在晚间测量生命体征或巡视病房时，轻声呼唤患者姓名，并观察其反应。若患者睁开眼睛，或翻个身，呼吸的频率及幅度都正常，那意味着患者处于正常入睡状态（LOS 1S）。但若护士不能很好地鉴别出患者为处于正常睡眠状态还是过度镇静，应尝试唤醒患者。

(三)异常情况的处理

LOS 0、1、1S 为正常状态,不需处理。LOS 2 的处理措施为:①联系医生,根据患者情况停用或减少阿片类药物用量,并排除其他引起意识改变的病因。②若同时应用其他具有镇静安眠效应的药物,应遵医嘱停用或减少此类药物的用量。③给氧,同时行氧饱和度监测。④加强对患者意识、呼吸状况的监测。⑤酌情备好纳洛酮待用。

若病情进展到了 LOS 3,应在 LOS 2 处理措施的基础上采取开放气道等急救措施,并遵医嘱给予纳洛酮缓慢静脉推注。

(四)记录

按照"LOS 0、LOS 1、LOS 1S、LOS 2、LOS 3"的格式,在护理记录单上记录评估结果。记录异常情况的处理过程及结果。

三、注意事项

(一)预防呼吸抑制发生的重要措施

ISMP 指出,对接受阿片类药物镇痛治疗的患者,通过确定高危患者、制订恰当的镇痛方案、密切监测镇静反应程度和呼吸状况,绝大多数情况下呼吸抑制可以得到预防。因而,常规监测 LOS,确定高危患者,制订适当的镇痛方案并针对异常情况及时采取治疗和护理对策是预防呼吸抑制发生的重要措施。由于呼吸频率与氧饱和度之间缺乏关联性,以及低氧血症往往是患者出现通气不足的晚期症状,所以氧饱和度监测不能替代 LOS 评估。

(二)呼吸抑制发生的高危因素

接受阿片类药物镇痛治疗的患者发生过度镇静的概率和严重程度受很多因素的影响,高危因素如下:初次接受阿片类药物治疗,同时应用其他能产生镇静催眠效应的药物(如苯二氮䓬类、抗组胺药物、中枢性止吐药、肌松药),>65 岁,肥胖,合并睡眠呼吸暂停、肾脏疾病、慢性阻塞性肺部疾病、肝脏疾病,心功能受损,处于术后 24h 内等,见表 7-4。

对 PCA 疗法的患者,护士需个体化地评估其是否存在上述易于发生过度镇静的因素(表 7-4),并基于分析结果,协助医生帮助患者制订合适的镇痛方案,如对高危患者减少阿片类药物用量;必要时需加强病情观察的频度。

表 7-4　阿片类药物镇痛患者发生过度镇静的高危因素分析

高危因素分析:
①>65 岁吗? ②肥胖吗? ③有睡眠呼吸暂停史或被怀疑有睡眠呼吸暂停吗? ④有肾脏疾病且血清肌酐值升高或肌酐清除率下降吗? ⑤有肝脏疾病及肝功能异常吗? ⑥有呼吸系统疾病吗? ⑦动脉血二氧化碳值有升高吗? ⑧吸烟或曾有过吸烟史吗? ⑨有心脏疾病吗? ⑩初次使用阿片类药物吗? ⑪曾经规律地接受阿片类药物治疗超过一周吗? ⑫处于术后第一个 24h 吗? ⑬是否同时服用其他中枢神经系统抑制药物?

(三)与其他并发症相鉴别

护士在病情监测过程中,需将阿片类药物引发的镇静反应与其他并发症(如肺栓塞、脑卒中)相鉴别。快速神经系统检查(包括瞳孔检查)有助于护士初步鉴别病因。

(四)选择恰当的镇静程度评估工具

在评估镇静反应程度时,应选择专门为阿片类药物镇痛疗法设计的工具。避免选择为

评估医疗操作过程中、处于气管插管状态及危重患者的镇静程度而设计的工具,如 Ramsay
或 Richmond Agitation Sedation Scale(RASS)法。因为它们包含着对躁动、焦虑的评估,而
这些症状并不是阿片类药物引发的镇静反应程度发生进展的指标,应用它们会使评估变得
过于复杂。反之,为阿片类药物镇痛疗法而设计的 LOS 评估工具内容简单,也不适用于气
管插管等患者的评估。

(童莺歌、毕东军)

第四节　患者自控镇痛的护理

【案例导入 7-3】

钱某,男,60 岁,全麻下行胃部分切除术后 1d,采用吗啡经静脉途径患者自控镇痛
(PCIA)。作为患者的主管护士,你在巡视病房时发现患者平卧在床上,表情痛苦,正在呻
吟。但患者因担忧镇痛药物过量不敢使用镇痛泵。疼痛评估结果为:静息时切口疼痛为
NRS 8,呈刀割样痛,持续性存在。接下来,你该采取哪些护理措施?

一、概　述

传统的术后镇痛方法是当患者出现疼痛时,由护士遵医嘱肌内注射镇痛药物。这种方
法难以理想地控制患者的疼痛,其缺点有:①无法个体化。因为不同患者镇痛药物的用量可
能相差 10 倍以上。②不及时。患者疼痛时,必须等待医生开具处方;护士按照处方准备药
物和给药。③血药浓度波动大,易致药物不良反应。

患者自控镇痛(Patient Controlled Analgesia,PCA)技术指借助电子镇痛泵,允许患者
根据其疼痛情况,自行给予预先设定剂量的止痛药物的方法。与传统的阿片类药物给药方
法相比,PCA 能产生更好的镇痛效果,患者满意度更佳,且不增加阿片类药物副反应的发生
率,目前已成为术后镇痛的主要方法。

在镇痛治疗中,产生临床镇痛作用的最低镇痛药物浓度称为最低有效浓度(Minimum
Effect Concentration,MEC)。一旦阿片类药物浓度高于 MEC,便可产生有效的镇痛作用;
低于 MEC 时则相反,患者会感到疼痛。当采用 PCA 时,每当阿片类药物的血药浓度低于
MEC 时,患者感到疼痛,即可自行给药进行镇痛。PCA 给药系统可有效地减少不同个体间
药代动力学和药效动力学的波动,防止药物过量。

(一)PCA 泵

目前临床上常用的 PCA 泵包括电子镇痛泵和一次性机械镇痛泵两种类型。这两种
PCA 泵都由储液器和患者自控装置两部分构成。

电子镇痛泵含微电脑芯片,医生可以预先设置给药程序,当患者按压给药按钮时,镇痛
泵会按照预设的程序输注一定剂量的镇痛药物。电子镇痛泵可预设操作密码,保证程序设

127

置的安全性。患者的按压次数、给药次数、输注剂量等使用历史都能保存在镇痛泵中,医务人员可以进入特定的程序查询患者的用药记录,为调整给药方案提供参考。

通常电子镇痛泵可设置3种给药模式:仅PCA给药模式、仅持续输注给药模式、持续输注和PCA联合给药模式。这3种给药模式中,仅PCA给药模式是最安全的,因为镇痛泵只在患者按压给药按钮之后才会输注镇痛药物。假如患者因为阿片类药物过量出现镇静时,他就无法再按压给药按钮,镇痛泵也就不再往患者体内输注药物,从而避免药物过量。因而,护士要向患者家属宣教:为了患者的安全,只允许患者本人按压给药按钮。

一次性机械镇痛泵由一个气球式的储液囊和一个简易的患者自控装置组成。它的背景输注速度和单次给药剂量都是固定的,镇痛药物按照恒定的速度输注,医务人员无法调整给药速度、单次给药剂量等参数。它也无法保留患者的用药历史。从某种角度来说,一次性机械镇痛泵不是真正意义上的PCA泵。本章节相关内容将围绕电子镇痛泵展开阐述。

(二)PCA的给药途径

PCA的给药途径有静脉、硬膜外、蛛网膜下腔、区域神经阻滞和皮下等。

1.静脉PCA(PCIA)

PCIA操作简单,效果可靠,适用广泛,如术后痛、创伤痛、烧伤痛、癌痛等。静脉途径是最常见的PCA给药途径。

2.硬膜外PCA(Patient Controlled Epidural Analgesia,PCEA)

PCEA在国内开展较为普遍,适用于多种类型手术的术后镇痛和其他一些急性疼痛的镇痛。

3.蛛网膜下腔PCA

蛛网膜下腔PCA是硬膜外镇痛效果不佳时的一种替代方式。对部分顽固性疼痛和神经病理性疼痛患者有较好效果。因为蛛网膜下腔PCA导管保留时间长,临床操作和护理应加强无菌观念,警惕感染的发生。

4.区域神经阻滞PCA(Patient Controlled Regional Analgesia,PCRA)

PCRA指将置入神经鞘内的导管连接于PCA泵进行给药镇痛。PCRA优点有:对机体影响小,安全性大,镇痛效果确切。局麻药PCRA还可用于外周血管性疾病的治疗。

5.皮下PCA

与PCIA相比,皮下PCA需要更高浓度的阿片类药物。研究表明,皮下PCA与PCIA的镇痛效果相当,恶心、呕吐的发生率无差异。

【案例导入7-4】

刘某,女,60岁,全麻下行胃部分切除术后1d,采用吗啡经静脉途径患者自控镇痛(PCIA)。PCIA参数为:吗啡单次给药剂量1mg,锁定时间5min,1h最大给药剂量为8mg。你是该患者的主管护士。患者咨询你:她每小时的有效按压次数为几次?你该怎么答复她?

二、PCA技术参数

护士需要核对PCA医嘱单与镇痛泵的技术参数设置是否一致,定时评估镇痛泵的功能状态和患者的 PCA 使用情况。对护士而言,理解 PCA 各个技术参数的含义非常重要。

(一)负荷剂量

负荷剂量(Loading Dose)指在开始 PCA 之前,达到有效镇痛所需的镇痛药的单次给药剂量。给予负荷剂量旨在迅速达到镇痛所需的浓度(即 MEC),使得在 PCA 开始之前就控制患者的疼痛。由于不同患者的负荷剂量相差很大,所以设置负荷剂量需要个体化。

(二)单次给药剂量

单次给药剂量(Bolus)指患者每次按压给药按钮时,PCA 泵所输注的镇痛药剂量。单次给药剂量和锁定时间影响着镇痛效果。使用吗啡 PCIA 时,最常见的单次给药剂量为 1mg。若剂量太高,会导致副反应的发生;若剂量太低,会导致镇痛不全。单次给药剂量还需要在治疗过程中根据治疗效果进行调整。

(三)锁定时间

锁定时间(Lockout Time)指在该时间段内,PCA 装置对再次给药指令不作反应。锁定时间的长短受所用药物、单次给药剂量和给药途径的影响。吗啡 PCIA 的锁定时间通常为 5min,而吗啡皮下 PCA 的锁定时间为 10min,芬太尼 PCIA 的锁定时间为 3min。

锁定时间是镇痛泵的第一道安全保护装置。设定锁定时间是为了等待药物充分起效。在此时间内,即使患者频繁按压给药按钮,镇痛泵也不会做出任何回应,避免了过量给药。

(四)最大给药剂量

最大给药剂量(Maximal Dose)指在单位时间内不管患者的需求次数有多少,镇痛泵所给予的最大药物剂量。常用的有 1h 和 4h 限量,以限制镇痛泵在 1h 或 4h 内的给药总量。例如,若吗啡 PCA 的参数设置为单次给药剂量 1mg,锁定时间 5min,则患者在 1h 内的最大给药量可以达到 12mg。但如果同时设置了 1h 限量为 8mg,那么患者在 1h 内的最大给药剂量只能为 8mg。这是镇痛泵的第二道安全保护装置。

临床上,当镇痛泵输注药量已经达到了最大给药剂量时,如果患者仍然按压给药按钮,电子镇痛泵会发出报警声,屏幕上会出现提示语,这时,镇痛泵不会再向患者体内输注镇痛药物,患者的按压为无效按压。

(五)持续背景输注

持续背景输注(Background Infusion)指镇痛泵以一恒定的速度持续输注药物。持续背景输注模式可以和单次给药模式联用。当开展吗啡等长效阿片类药物 PCIA 时,持续背景输注并不能明显改善镇痛效果或睡眠质量,反而加大了阿片类药物的用药总量,并增加了不良反应(包括呼吸抑制)发生的风险。因而,当进行吗啡等长效阿片类药物 PCIA 时,不建议将持续背景输注模式常规用于成人患者;但对于一些特殊患者,如阿片类药物耐受患者,可采用持续背景输注模式。

在治疗急性疼痛时,随着病情的好转,患者每日所需的阿片类药物总量会迅速降低。对于采取持续背景输注的患者,医务人员要密切监测疼痛和副反应发生情况,及时调整镇痛方案。

(六)药物浓度

药物浓度(Concentration)指镇痛泵输注的止痛药液浓度。为了提高医疗的安全性,医院里需要规定 PCA 药液的标准浓度。

(七)总按压次数∶有效按压次数

"总按压次数∶有效按压次数"指患者按压给药按钮的次数与镇痛泵的实际有效给药次

数之比,用于评估镇痛是否充分、镇痛泵参数设置是否合理。对会正确使用镇痛泵的患者来说,如果"总按压次数∶有效按压次数"超过 3∶1,往往提示镇痛泵参数设置不够合理。还有一种情况是患者误以为需要连续按压按钮,镇痛泵才会给药,从而导致无效按压次数过多(锁定时间内的按压均为无效按压),因而当发现"总按压次数∶有效按压次数"过高时,还需要分析具体原因。

三、PCIA 在临床的应用

(一)选择合适的患者

成功使用 PCIA 的前提是选择合适的患者。患者适宜采用 PCIA 的首要条件是:理解 PCIA 的使用方法,并清楚自己在镇痛治疗中所起的积极作用(包括如实汇报疼痛情况及自主给药)。PCIA 广泛适用于术后、创伤、烧伤的镇痛。

不适合使用 PCIA 镇痛者包括年龄小于 5 岁的儿童、精神异常及无法控制给药按钮的患者。

(二)施行标准化医嘱

医院施行标准化医嘱有助于提高 PCA 安全性。表 7-5 是初次使用阿片类药物患者的 PCIA 标准化医嘱示例。不同医院,具体情况可能会有所不同。吗啡是 PCIA 中最常用的药物。使用标准化医嘱能减少医嘱开具的错误。由于个体差异,在实践应用中还需要根据患者具体情况进行调整,以达到最佳镇痛效果及最少的副反应。例如,对肾功能受损的患者来说,芬太尼的代谢产物无药理活性,因此比吗啡更适用于他们。

表 7-5　初次使用阿片类药物患者的 PCIA 用药和参数设置

参　数	剂　量	注　释
负荷剂量	吗啡 3~5mg 芬太尼 25~50μg 舒芬太尼 3~5μg 羟考酮 3~5mg 氢吗啡酮 0.4~0.8mg 曲马多 25~50mg	在开始 PCA 之前,滴定患者的阿片类药物用量,确保患者在 PCA 开始之前处于舒适状态
单次给药剂量	吗啡 1~2mg 芬太尼 10~20μg 舒芬太尼 2~4μg 羟考酮 1~2mg 氢吗啡酮 0.15~0.3mg 曲马多 10~20mg	如果患者年龄大于 70 岁或体重低于 40kg,应考虑选用较小剂量,根据阿片剂量滴定和实际镇痛效果,再酌情调整剂量
持续背景输注	0mg/h(非阿片类药物耐受患者); 前 24h 阿片类药物总量/24(阿片类药物耐受患者)	非阿片类药物耐受患者,一般不建议设置持续背景输注模式。 阿片类药物耐受患者,建议按照前 24h 阿片类药物剂量总量/24,设置每小时持续背景输注。 阿片类药物耐受患者:每日使用口服吗啡(其他阿片类药物折算成吗啡)60mg 及以上剂量,连续使用 1 周及以上的患者

续表

参数	剂量	注释
锁定时间	5～15min	根据药物起效时间和患者情况而定,一般锁定时间等于或略长于药物起效时间
1h 或 4h 极限量	1h 极限量=4～6 个单次给药剂量+持续背景输注量 4h 极限量=8～10 个单次给药剂量+持续背景输注量	一般极限量设置要小于单位时间内单次给药剂量和持续背景输注量的总和
药物浓度	吗啡 0.5～1mg/ml 芬太尼 10～20μg/ml 舒芬太尼 1～2μg/ml 羟考酮 0.5～1mg/ml 氢吗啡酮 0.05～0.1mg/ml 曲马多 10mg/ml	医院应统一镇痛药物浓度

(三)多学科管理

PCA 管理由麻醉科医生、外科医生、麻醉恢复室护士、疼痛专科护士、病房护士等组成的多学科合作团队协同开展。不同医院涉及的学科及每个学科的工作职责可能会不同,有些医院,APS 组织会每日开展疼痛查房,负责相关会诊和急症处理。通常麻醉科医生的职责是评估患者病情,为其制订个性化的 PCA 方案,并通过术后恢复室护士与主管医生及病房护士进行交班。患者从手术室返回病房后,病房护士需要进行疼痛评估和副反应评估等护理工作。当患者出现镇静过度和呼吸抑制等并发症时,外科医生需要和麻醉科医生一起参与并发症管理。PCA 的有效性和安全性,依赖于整个多学科团队的协同工作。

四、PCA 疗法的护理

(一)患者及家属宣教

患者的参与是 PCA 成功的关键。不管镇痛泵有多先进,镇痛方案有多合理,如果患者不愿意按压给药按钮,那么这些都将无济于事。关于 PCA,患者比较关心的问题分别是:PCA 能否有效缓解疼痛? 是否安全? 是否会引发并发症? 护士应充分向患者提供信息,解答患者的疑问。

PCA 的宣教是个连续的过程,从术前持续到术后恢复室及病区,需要多部门参与。为了保证患者的安全及提高术后镇痛的质量,护士需要做好下述内容的宣教:

(1)镇痛泵的使用方法。

(2)疼痛、按压镇痛泵给药按钮及镇痛药物的延迟起效之间的关系。

(3)强调"只允许患者本人按压镇痛泵给药按钮",不允许患者的家属、亲戚、朋友、护工等其他人按压给药按钮。曾有文献报道因家属按压镇痛泵而导致患者发生严重并发症。护士要反复向患者家属强调不能帮助按压镇痛泵给药按钮。

(4)按压给药按钮的时机:在疼痛时或进行一些使疼痛明显加剧的活动之前。在活动前5min 按压给药按钮,有助于控制活动性疼痛。

(5)正确区分镇痛泵的给药按钮和床头铃。

为了加强宣教效果,医院里可制作患者宣教资料,放在病区护士台,供患者及家属取阅(见知识链接:患者宣教资料——PCIA 介绍)。此外,也可制作宣教视频定期进行播放,以提高宣教效果。

【知识链接 7-1】　　　　患者宣教资料——PCIA 介绍

1. 什么叫患者自控镇痛?

患者自控镇痛的意思是"患者自己掌控镇痛治疗"。这个过程借助镇痛泵实现。镇痛泵内有微电脑芯片,医生预先将给药程序设置在其中。镇痛泵外连一给药按钮,由您控制。当您觉得疼痛较剧时,按压给药按钮,镇痛泵就会按照医生预先设置的给药程序,将小剂量的镇痛药物输入您的体内。

2. 可以间隔多久按压镇痛泵的给药按钮?

当您觉得疼痛较剧时,就可以按压给药按钮。镇痛泵会按照预先设定的程序输注小剂量的止痛药物。与此同时,医生还在镇痛泵中预先设置了"锁定时间"程序,目的是为了等待药物充分起效。这意味着在您有效按压给药按钮之后的特定时间内,镇痛泵都不会对再次按压作出回应。您的主管护士会告诉您"锁定时间"有多长。只有等到这轮"锁定时间"过去,再次按压才是有效按压。

3. 谁可以按压镇痛泵的给药按钮及原因?

您(患者)是唯一许可按压镇痛泵给药按钮的人。不允许您的家属、亲戚、朋友、护工等其他任何人按压给药按钮。这样做的目的是为了您的安全,防止过度给药及严重药物副反应的发生。

4. 按压给药按钮后,止痛药物马上就会起作用吗?

不会。因为止痛药物的起效需要一定的时间。因而,当您准备做一些可能会使疼痛加剧的活动,例如翻身、咳嗽、下床活动、肢体功能锻炼时,请在活动前提前 5min 按压给药按钮。

5. 我会过量使用止痛药物吗?

患者自控镇痛是一种比较安全的给药模式。在您每次按压给药按钮时,进入体内的止痛药剂量很小。当进入体内的镇痛药物偏多时,您会入睡而不再去按压给药按钮,这样避免了过量的镇痛药物输入体内。

(二)做好 PCA 泵和输液管路相关的护理工作

国外研究资料显示,PCA 事故发生率为 1.2%,其中 52% 由操作者的失误所致;此外,与机器相关的事故占 36%。

PCA 参数由麻醉科医生设定,护士需要核对泵中的参数设置是否与 PCA 医嘱单上一致。当发现两者不同时,需要立即采取对策,并告知相关人员。此外,护士需定期查看镇痛泵是否处于功能状态、镇痛泵的操作键是否锁定及镇痛药液的输注量。镇痛泵在应用期间,应始终处于锁定状态,以避免被错误触发。

另外,护士需要熟悉镇痛泵的程序设置,会识别空气报警、电池即将用完、管道阻塞、药液用完等常见、简单的问题并妥善处理。当遇泵失灵等难以处理的故障时,应立即联系麻醉科医生或医院里指定的专业人员。当镇痛泵发生故障报警时,患者会对镇痛泵的安全性产生担忧,护士要充分与患者沟通,消除其疑虑。

PCIA 的管路需要由独立的外周静脉或中心静脉通路接入,不建议和其他药物共用静脉通路。根据《美国输液治疗护理实践标准(2006 版)》的规定:"基本和次要持续性给药的输液器每隔 72h 更换一次",当 PCIA 所用药物为非脂溶性药物时,建议 PCIA 输液器每隔 72h 进行更换。在静脉输液管路上常规应用防逆流瓣,以防止镇痛药液逆流。此外,应在 PCIA 输液装置的显眼位置上粘贴红色标签,以区别于其他药物,并在标签上标明患者、镇痛药物相关信息。

当停用 PCA 时,如果镇痛泵药袋或药盒里仍有阿片类药物剩余,需要两名护士一起核对、弃去剩余药液,并在护理记录单上记录。

(三)评估镇痛效果,恰当处理镇痛不全

1. 评估镇痛效果及 PCA 药物用量

评估静息和活动性疼痛以确定镇痛效果,并关注镇痛药物用量。例如,某患者为中度静息痛,翻身时剧烈疼痛,而在过去的 4h 内,他只用了 8mg 吗啡。其镇痛效果不佳的原因可能为使用 PCIA 过少。护士要进一步评估患者是否对应用阿片类药物存在顾虑,并采取合适的对策。反之,如果该患者在过去的 4h 内用了 36mg 吗啡仍觉得疼痛较剧,可能需要调整镇痛方案,如增大单次给药剂量,或者采用多模式镇痛措施,以改善镇痛效果。

对于采用单次给药+持续背景输注模式的阿片类药物耐受患者或者舒芬太尼 PCIA 患者:若静息痛 NRS 2~3 分,有效按压 PCIA 之后活动痛仍有 NRS 6~7 分,意味着单次给药剂量可能过小,通过增加单次给药剂量可有效缓解活动痛;若静息痛 NRS 5~6 分,活动痛 NRS 6~7 分,提示持续背景输注剂量不足,通过增加持续背景输注剂量将改善静息和活动性疼痛的镇痛效果。

2. 镇痛不全的处理流程

(1)进行全面评估,及时与医生交流。

①评估患者的生命体征及病情,排除发生并发症或其他疾病。

②进行全面疼痛评估,了解疼痛的类型等相关信息。如神经病理性疼痛对阿片类药物不敏感,需要合用辅助性镇痛药物。

(2)检查 PCA 泵的功能状态是否正常,患者使用方法是否正确。

①如果患者每小时按压给药按钮的次数低于 2 次,可能是患者不会或不愿使用镇痛泵。护士需要分析原因,与患者进行沟通交流。

②如果患者每小时有效按压次数在 3 次或以上,提示原有的镇痛方案需要调整。护士需要联系麻醉科医生或其他专业人员,采取增大单次给药剂量或其他措施。

(四)副反应的观察和处理

1. 镇静和呼吸抑制

详见本章第三节。

2. 其他不良反应(详见表 7-6)

(1)恶心、呕吐。导致恶心、呕吐的原因很多,包括麻醉用药、其他术后用药(如抗生素)、化疗药物、低血压等,因而,首先要评估患者恶心、呕吐的原因。采取有效的处理措施十分重要,因为只有控制恶心、呕吐,才能消除患者对使用 PCA 的顾虑。此外,刺激前庭能加剧阿片类药物引起的恶心、呕吐,故让患者平卧,保持静止不动能够减轻症状。

(2)瘙痒。首先要评估瘙痒是否由阿片类药物所致及对患者的影响程度。阿片类药物

引起的瘙痒部位通常分布于脸和躯干。如果瘙痒严重，最安全的方法是更换阿片类药物，例如将吗啡更换为芬太尼。抗组胺药能增加患者发生镇静和呼吸抑制的风险，应用 PCA 期间要谨慎使用。

（3）尿潴留。目前，对 PCIA 是否会引起尿潴留尚有争议。患者若发生尿潴留，并怀疑阿片类药物所致，在会阴冲洗等非药物措施失效时，可以考虑导尿。

（4）肠道功能受影响。目前，关于 PCIA 对肠道功能的影响存有争议。腹部手术后，阿片药物可能会抑制肠蠕动，并延长肠道动力的恢复时间。因而，在缓解术后疼痛的同时，应尽可能地采用多模式镇痛措施，减少阿片类药物使用量，从而减轻其对肠道动力的抑制。

表 7-6　阿片类药物 PCA 疗法的不良反应及处理方法

不良反应	处理方法
恶心、呕吐	1. 分析可能的原因；使用止吐药。 2. 如果恶心、呕吐与使用 PCA 有关，且镇痛药物所需剂量不大，可以调低单次给药剂量，或延长锁定时间。 3. 更换使用其他镇痛药物。
瘙痒	1. 分析是否为阿片类药物所致。 2. 必要时更换阿片类药物或应用小剂量纳洛酮。 3. 局部使用治疗瘙痒的外用药物。
尿潴留	分析病因，必要时导尿。
肠蠕动减少	1. 采用多模式镇痛，尽早活动，早期进食。如果可能，采取预防性方法。 2. 不建议使用 PCA 以减轻由肠蠕动所致的肠胀气痛。 3. 如果疼痛剧烈，考虑是否由肠梗阻所致。

(五)护理记录

护士需要在护理记录单上记录下列内容：

（1）LOS 评估结果、呼吸次数、血压等病情观察结果。

（2）疼痛强度、部位等疼痛评估内容。

（3）恶心、呕吐等副反应及处理与效果。

（4）已输注的药液量、停用 PCA 时间等与镇痛泵使用相关的内容。当发生镇痛泵报警时，还要记录原因、处理与效果。

（5）患者与家属 PCA 宣教及效果。

（童莺歌、董玲娜、丁群芳）

第五节　硬膜外镇痛的护理

【案例导入 7-5】

刘某，男，48 岁，右侧斜疝修补术后 1d，采用 0.25% 罗哌卡因＋1μg/ml 芬太尼患者硬膜外自控镇痛（PCEA）。BP 120/80mmHg，HR 80 次/min，T 37.1℃，R 15 次/min。疼痛控制

良好。患者向你抱怨无法活动右下肢,且右下肢皮肤有麻木感。

　　作为患者的主管护士,你该采取哪些措施?

　　硬膜外镇痛(EA)指将局麻药注入硬脊膜外腔,暂时性地阻断脊神经传导,在躯干和四肢相应节段产生镇痛作用。

一、硬膜外间隙和脊神经的解剖

　　脊柱由 7 个颈椎、12 个胸椎、5 个腰椎、融合成一体的骶椎和 4 个尾椎借椎间盘、韧带和关节连接而成。脊柱内部自上而下形成一条脊管,内有脊髓。人体有 31 对脊神经,分别是颈神经 8 对、胸神经 12 对、腰神经 5 对、骶神经 5 对和尾神经 1 对。每对脊神经借前根和后根与脊髓相连。脊神经是混合性神经,含有躯体感觉纤维、躯体运动纤维、内脏传入纤维和内脏运动纤维 4 种成分。

　　每对脊神经在皮肤上均按规定的区域分布,这些区域被称为皮节(Dermatomes)(图7-1)。皮节的分布在个体间的差异性很小。根据皮节分布,通过测量皮肤感觉阻滞范围,可以判断硬膜外镇痛时脊神经被阻滞的节段。

　　脊神经阻滞先后顺序为交感神经、温度感觉、痛觉、触觉、肌肉运动、压力感觉,最后为本体感觉。交感神经阻滞后,其支配区域的阻力血管和容量血管扩张,引起有效循环血容量相对不足。当阻滞平面超过 T4 时,会出现血压下降、心率减慢、回心血量减少。感觉神经纤维被阻滞后,其支配区域感觉(包括痛觉)消失。运动神经纤维被阻滞后,其所支配的骨骼肌松弛。膈肌由颈 C3—4 神经支配,肋间肌由 T1—2 神经支配。当膈肌和肋间肌完全麻痹时,患者自主呼吸消失;仅肋间肌完全麻痹时,患者出现呼吸抑制。

　　硬膜外间隙指硬脊膜与椎管骨壁及韧带之间

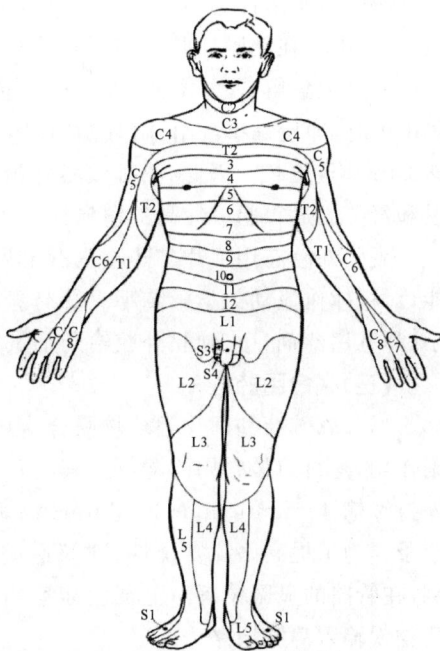

图 7-1　皮节(脊神经在皮肤上的分布区域)

的潜在腔隙,内含脂肪、结缔纤维组织、淋巴管,并有脊神经根及伴行血管通过。硬膜外间隙在腰 L2—3 最宽,可达 5mm。通过在硬膜外腔的相应节段放置导管,并在腔内注射局部麻醉药和(或)阿片类药物可起到镇痛作用。

二、硬膜外镇痛用药

　　硬膜外镇痛所用药物主要为局部麻醉药和阿片类药物两类。

(一)局部麻醉药

　　局麻药通过作用于相应节段脊神经后根及神经突触,阻断伤害性刺激向中枢传导,产生止痛作用。理想的镇痛是阻滞相应部位的感觉纤维,而保留运动功能,使患者既感觉不到疼痛,又能进行翻身、下床行走等功能活动。能否实现这个目标,受硬膜外导管放置位置、局麻药种类、浓度和输注量的影响。小剂量、低浓度局麻药阻滞感觉神经的传导。

长效局麻药布比卡因常用于硬膜外镇痛,镇痛效果受其浓度和剂量影响。当布比卡因浓度超过 0.2% 时,可阻滞运动神经,给患者的术后康复带来不利影响,尤其是当胸段运动神经阻滞后,患者的咳嗽、排痰和深呼吸受到影响,容易产生肺部并发症。

在同等浓度下,罗哌卡因的麻醉效能较布比卡因弱,对心血管和中枢神经系统的毒性低,运动神经阻滞恢复快。由于低浓度的罗哌卡因对运动神经阻滞较轻,表现为感觉神经和运动神经阻滞分离的特点,可实现"可行走的硬膜外镇痛"。

(二)阿片类药物

吗啡和芬太尼是硬膜外镇痛常用的阿片类药物,它们的效用与脂溶性有关。

芬太尼脂溶性较强,可迅速吸收入血,通过血液循环进入脑脊液,主要通过与脊髓后角的阿片受体结合起作用,起效迅速,但持续时间较短。因而,舒芬太尼硬膜外腔给药的药代学和药效学参数与静脉注射类似。

吗啡是水溶性药物,脂溶性较低,透过血脑屏障速度极慢,同时在硬膜外腔中不易被吸收入血,因此在硬膜外腔局部可较长时间保持较高浓度。高浓度的吗啡一旦透过血脑屏障,又可很好地溶解在脑脊液中,并沿脑脊液向头侧扩散至较高部位的脊髓和脑。使用吗啡 PCEA 时,即使是单次给药,脊髓镇痛效应往往需要 6~12h 才会充分显现,持续时间却可长达 24h 甚至更长。因此,吗啡硬膜外镇痛时发生镇静过度和呼吸抑制的风险明显大于芬太尼和舒芬太尼等脂溶性高的镇痛药。

硬膜外腔应用阿片类药物具有下列优势:①无运动神经或交感神经阻滞,不影响运动功能,对机体血流动力学影响小。②与静脉给药途径相比,硬膜外腔途径给药所需吗啡剂量更小(静脉用药剂量∶硬膜外腔给药剂量＝10∶1)。

(三)联合用药

局部麻醉药和阿片类药物联合应用不仅可达到协同镇痛作用,还可降低这两类药物的副作用,是目前最常用的配伍。表 7-7 为常用的局麻药和阿片类药物联用配方,可通过硬膜外持续输注(Continuous Epidural Analgesia,CEA)或患者自控硬膜外镇痛(PCEA)的方式给予。为了提高医疗安全性,建议医院使用标准化的硬膜外镇痛药液配方,并根据国际惯例,在管路的显眼位置贴上黄色标签,上面注明患者、药物等相关信息,以防止将硬膜外镇痛药物误输入静脉通路。

表 7-7　硬膜外镇痛常用的局部麻醉药物和阿片类药物联用配方

	局部麻醉药物	阿片类药物
药物及浓度	0.1%~0.2%罗哌卡因 0.1%~0.15%布比卡因 0.1%~0.2%左旋布比卡因 0.8%~1.4%氯普鲁卡因	0.3~0.6μg/ml 舒芬太尼 1~4μg/ml 芬太尼 20~40μg/ml 吗啡 0.04~0.06mg/ml 布托卡诺
PCEA 方案	负荷剂量 6~10ml 持续背景输注剂量 4~6ml/h 单次给药剂量 4~6ml 锁定时间 15~20min 1h 极限量 10~15ml	

三、硬膜外镇痛的适应证和禁忌证

硬膜外镇痛效果好,具有改善肺功能、促进下肢血管手术后移植组织存活、促进肠道排气、减少心肌缺血发生、促进肢体活动早期开展的优点,并能降低术后心肌梗死、深静脉血栓和肺部并发症的发生率,是开胸、上腹部、大动脉、下肢血管、截肢、全髋置换、剖腹产等手术后较常采用的镇痛方式。

硬膜外镇痛的禁忌证包括菌血症或硬膜外穿刺部位炎症、脊柱疾患、凝血功能障碍或同时接受抗凝药物治疗。

四、硬膜外镇痛的并发症

与阿片类药物及局部麻醉药物相关的副反应有镇静、呼吸抑制、恶心、呕吐、瘙痒、血压过低、心动过缓、尿潴留、局麻药毒性反应等。这两类药物的副反应比较见表7-8。

表 7-8　硬膜外腔应用阿片类药物和局麻药物的副反应比较

副反应	阿片类药物	局麻药物
呼吸抑制	引起	一般不引起
心血管系统	通常不降低血压	容易发生体位性低血压; 阻滞平面较高时,心率减慢
镇静	引起	微乎其微或不引起
恶心、呕吐	引起	不常见
瘙痒	引起	不引起
运动功能	没有影响	阻滞
感觉功能	没有影响	阻滞
尿潴留	引起	引起
胃肠道系统	减缓蠕动	促进蠕动

与硬膜外腔穿刺和置管相关的并发症有椎管内血肿、穿刺部位浅表组织感染、硬膜外腔脓肿、硬脊膜穿破后头痛等。

椎管内血肿是一种罕见但后果严重的并发症,尽早发现、尽早治疗非常重要,对于疑似病例,应立即行 MRI 等影像学检查,必要时进行手术探查。患者在血肿清除后神经功能能否恢复,取决于出现症状和开展血肿清除术的间隔时间。如果椎管内血肿未及时清除,会压迫神经根和脊髓,导致永久性神经损伤和截瘫。椎管内血肿的症状为肢体麻木、肌力下降、下肢运动功能受阻、背部疼痛、大小便失禁、术后皮节阻滞范围恢复正常后又再次出现或出现节段更高的皮节阻滞范围。椎管内感染的症状有发热、脑膜刺激征、剧烈头痛、不同程度的意识障碍。对于椎管内感染,早期诊断、处理非常重要,即使数小时的延误也会明显影响神经功能的恢复。因而,护士需要清楚椎管内血肿和感染的症状表现,尽早发现异常情况并采取对策。

五、EA 的护理

(一)护士应具备 EA 护理的知识和技能

护士充分具备相应的知识和技能是硬膜外镇痛在病房安全使用的前提。护士需要掌握硬膜外镇痛的原理,病情监护、镇痛不足及副反应处理的知识和技能。在国外,护士只有得到硬膜外镇痛护理能力认证后,才有资格护理硬膜外镇痛患者,且该认证每两年更新一次。

(二)病情观察及异常情况处理

护士需要根据医院制度,定时评估患者的血压、脉搏、LOS、呼吸、疼痛、受阻滞的皮节范围和运动功能阻滞程度、有无发生背部疼痛等异常症状。

1.评估血压和脉搏

当收缩压低于 90mmHg,或收缩压(或平均动脉压)下降超过基础值的 30%,心率低于 50 次/min 时,需要及时采取干预措施。严重的低血压和心动过缓会导致心脏骤停,是硬膜外镇痛的重大并发症。

处理:①联系医生,采取吸氧、抬高双下肢、加快补液等措施。②对中、重度或进展迅速的低血压,遵医嘱静脉推注麻黄碱。③对严重的心动过缓,遵医嘱静脉推注阿托品。④一旦发生心脏骤停,立即开展心肺复苏。

2.评估皮节阻滞范围及处理异常情况

评估方法:①使用冰块。②在未受影响区域(如脸部、前臂)测试做对照,询问患者是否感受到了冰凉的感觉。③将冰块触碰患者硬膜外镇痛的对应区域,如腹部,询问患者的感觉。④逐渐向上移动,患者出现温度感觉变化的边界为皮节阻滞范围的最上节段;同法测出最下节段。⑤同法测出另一侧皮节阻滞范围的最上节段和最下节段。

若患者出现下列症状,可能意味着皮节阻滞范围过广,需及时联系麻醉科医生以查找病因:①皮节阻滞范围在乳头连线(T4)以上;②手指出现麻刺、麻木感;③手臂肌力下降,握手无力。

3.评估双下肢运动阻滞程度(Bromage 评分)

Bromage 评分法是用来评估硬膜外镇痛患者下肢运动阻滞程度的工具,在国外已得到广泛应用。评分方法如下:

(1)若患者完全不能屈曲髋、膝、踝关节为 Bromage 3 级,即下肢完全运动阻滞(图 7-2A)。

(2)若患者仅能屈曲踝关节,不能屈曲膝关节和髋关节,为 Bromage 2 级,即下肢几乎完全运动阻滞,提示股四头肌肌力为零或很小(图 7-2B)。

(3)若患者只能部分屈曲髋、膝关节,而踝关节活动功能基本正常,为 Bromage 1 级(图 7-2C)。让患者做股四头肌对抗阻力运动时,可表现为部分肌力下降。

(4)若患者可完全屈曲髋、膝、踝关节,为 Bromage 0 级,意味着下肢无运动阻滞,肌力可处于正常范围,患者完全具备下肢活动能力(图 7-2D)。

异常处理:术后 4h,Bromage 值仍固定在 2 或 3 级(没有下降趋势),或麻醉苏醒期后 Bromage>1 级,应联系麻醉科医生,可在暂停硬膜外输注一段时间后再次评估 Bromage 值有无下降。此外,如果患者 Bromage 值上升到 3 级,护士应立即停止硬膜外输注,并联系麻醉科医生。

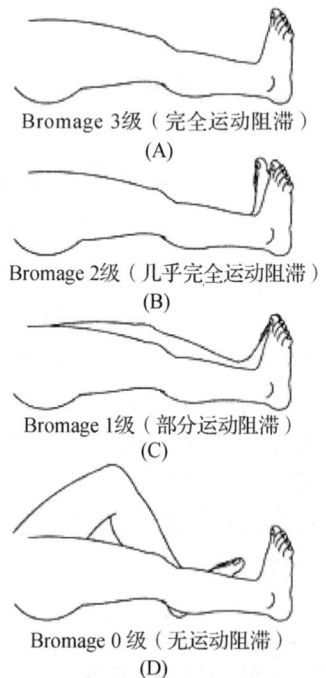

Bromage 3 级(完全运动阻滞)
(A)

Bromage 2 级(几乎完全运动阻滞)
(B)

Bromage 1 级(部分运动阻滞)
(C)

Bromage 0 级(无运动阻滞)
(D)

图 7-2 **Bromage 评分法**

4.评估背部疼痛等异常症状及敷料情况

如果患者出现下列症状,护士需要警惕:①非预期出现或新近出现的背部疼痛,原因不明;②穿刺部位出现炎症,局部红肿、疼痛;③体温高于38.5℃。当出现上述症状,且伴有一侧或双侧下肢麻刺、麻木感,肌力下降,新出现的大小便失禁,护士应立即通知麻醉科医生,紧急进行神经系统评估,必要时立即行MRI检查,以排查硬膜外腔血肿或脓肿导致神经损伤。

护士应每天观察硬膜外穿刺处的敷料情况,如果发现敷料被血液或污液浸湿,需要及时联系麻醉科医生。

(三)镇痛不全的处理

当患者报告疼痛时,护士要先进行疼痛评估,分析疼痛的病因及排除是否发生了并发症(如腹膜炎)。此外,护士需测量皮节阻滞范围,以评估神经阻滞范围是否涵盖了需要镇痛的部位。如果神经阻滞范围未涵盖需要镇痛的部位,可给予单次给药剂量(Bolus),联系医疗团队,采取加快持续背景输注速度及多模式镇痛等方法,改善镇痛效果。

(四)患者宣教

护士可采取口头宣教和文字资料(见知识链接)相结合的方法,或通过播放宣教视频,对患者进行如下内容宣教:

(1)常规PCA宣教内容(详见本章第四节)。

(2)硬膜外镇痛目的、原理、PCEA锁定时间、注意事项等。

(3)如出现腰背部穿刺部位附近剧烈疼痛、上肢或手上有麻木感、下肢肌力下降等异常症状需及时告知护士。

(4)镇痛效果不佳的处理措施。

(五)记录

在护理记录单上记录血压、脉搏、呼吸、疼痛评估结果。当硬膜外镇痛药液中加入阿片类药物时,护士还需要记录LOS评估结果。此外,记录双侧Bromage值(如右:Bromage 1级,左:Bromage 0级)、双侧皮节阻滞范围(如右:T4至T12,左:T6至L1)、有无背部疼痛等异常情况,以及患者宣教效果。

【知识链接7-2】　　　　　　**患者宣教资料——硬膜外镇痛**

1.什么是硬膜外镇痛?

麻醉医生在麻醉过程中将一根钓鱼线粗细的管子置入患者背部。镇痛药物通过这根细管子被注入硬膜外腔,使脊神经暂时被麻痹,从而产生镇痛效果的过程,称为硬膜外镇痛。硬膜外镇痛的持续时间根据患者的具体情况而定,通常在2~3d之内。

硬膜外腔置管外接镇痛泵,麻醉医生可根据患者的情况设置"单纯镇痛"或"患者自控镇痛"程序,并向患者告知。

如果镇痛泵中设置了"患者自控镇痛"程序,患者在疼痛时,就可通过按压给药按钮获得额外剂量的镇痛药物。

2.出现哪些不适,应该及时告诉医生、护士?

硬膜外镇痛是一种比较安全的镇痛疗法。但与其他任何治疗一样,它也有可能发生并发症。如果有下列不适,患者应该及时报告护士:

(1)上肢或手部有麻木感。

(2)下肢有麻木感,进行性加重。

(3)下肢肌张力下降,进行性加重,或不能活动下肢。

(4)排尿困难。

(5)背部穿刺部位剧烈疼痛。

(6)手术部位剧烈疼痛,或疼痛明显加重。

3.采取硬膜外镇痛,在日常活动时有哪些注意事项?

(1)患者起床活动前,应先取坐位片刻,无不适感觉时再缓慢下床。防止发生体位性低血压。

(2)患者起床活动时,应有家人搀扶或陪伴,防止患者摔倒。

(童莺歌、粟彦伟、彭莉萍)

小　结

急性疼痛管理指通过多学科合作的医疗服务缓解手术、创伤、烧伤等急性疼痛的过程,其目标为最大程度镇痛、最少不良反应、最佳功能及最优质的生活质量和患者满意度。护士通过疼痛评估、病情监测、给予镇痛药物、疗效评估、副反应观察、采取非药物干预措施及健康宣教等工作,在多学科合作的急性疼痛管理中发挥主体作用。

评估及控制活动性疼痛,对术后早期功能活动的开展、减少术后并发症、改善手术效果和预后起到促进作用。护士需要掌握功能活动评分法以评估急性疼痛对功能活动的影响。随着PCA疗法在外科病区的广泛开展,如何早期发现患者的呼吸抑制并及时进行处理,是外科病区护士面临的挑战。对于接受阿片类药物镇痛治疗的患者,镇静反应程度应被作为"第六项生命体征"来评估。

PCA指借助电子镇痛泵,允许患者根据其疼痛情况,自行给予预先设定剂量的止痛药物的方法。与传统的阿片类药物给药方法相比,PCA能产生更好的镇痛效果,患者满意度更佳,且不增加阿片类药物副反应的发生率,目前已成为术后镇痛的主要方法。PCA疗法的护理措施包括患者及家属宣教、PCA泵和输液管路的护理、镇痛效果评估、镇痛不全的处理、副反应的观察和处理等。

硬膜外镇痛指将局麻药注入硬脊膜外腔,暂时性地阻断脊神经传导,在躯干和四肢相应节段产生镇痛作用的方法,是开胸、上腹部、大动脉、下肢血管、截肢、全髋置换、剖腹产等手术后较常采用的镇痛方式。护士需要掌握硬膜外镇痛的原理、病情监护、镇痛不足及副反应处理的知识和技能,这是硬膜外镇痛在病房安全使用的前提。

(童莺歌、陈冯琳)

参考文献

[1] 李漓,刘雪琴.手术患者术后疼痛状况的调查与分析[J].中华护理杂志,2004,39(8):632-634.

[2] Pasero C, Eksterowicz N, Primeau M, et al. The American Society for Pain Management Nursing believes that the administration of analgesia and the management of the associated effects are fundamental nursing responsibilities[J]. Pain Management Nursing, 2007,8(2):48-54.

[3] RodSloman R N，Rn G R M，Miriam R R N，et al. Nurses' assessment of pain in surgical patients[J]. Journal of Advanced Nursing，2005，52(2)：125-132.

[4] American Society of Anesthesiologists Task Force on Neuraxial Opioids，Horlocker T T，Burton A W，et al. Practice Guidelines for the Prevention，Detection，and Management of Respiratory Depression Associated with Neuraxial Opioid Administration[J]. Anesthesiology，2009，110(2)：218-230.

[5] 童莺歌，叶志弘.浙江省4家三级医院护士疼痛管理知识和态度的调查与分析[J].护理与康复,2010,9(9)：747-752.

[6] 赵继军,崔静.护士在疼痛管理中的作用[J].中华护理杂志,2009,44(4)：383-384.

[7] 中华医学会麻醉学分会.成人术后疼痛处理专家共识[J].临床麻醉学杂志,2010,26(3)：190-196.

[8] 谭冠先.疼痛诊疗学[M].2版.北京：人民卫生出版社,2005.

[9] 童莺歌,叶志弘,田素明,等.镇静反应程度评估法在患者自控镇痛疗法呼吸抑制监测中的应用[J].中华护理杂志,2010,45(11)：969-971.

[10] Victorian Quality Council. Acute Pain Management Measurement-Toolkit[EB/OL]. (2013-07-04) [2017-03-01]. http://www. health. vic. gov. au/qualitycouncil/downloads/apmn_toolkit. pdf.

[11] Horlocker T T，Wedel D J，Rowlingson J C，et al. Regioinal Anesthesia in the Patient Receiving Antithrombotic or Thrombolytic Therapy：American Society of Regional Anesthesia and Pain Medicine Evidence-Based Guidelines (Third Edition)[J]. Regional Anesthesia and Pain Medicine,2009,35(1)：64-101.

[12] Weetman C，Allison W. Use of Epidural Analgesia in Post-operative Pain Management[J]. Nursing Standard Official Newspaper of the Royal College of Nursing，2006,20(44)：54-64.

[13] 童莺歌,成燕,郑红葵,等.四等级功能活动评分法的信效度和应用效果研究[J].护士进修杂志,2016,31(11)：968-971.

[14] 童莺歌,刘敏君,田素明,等.术后镇痛和抗栓治疗患者的安全护理管理[J].护理学杂志,2013,28(8)：4-7.

[15] 童莺歌,李云霞,田素明,等.骨科大手术后接受硬膜外镇痛和防栓治疗患者的安全护理[J].康复与护理,2012,11(11)：1068-1070.

[16] Pamela E M，Stephan A S. Acute Pain Management：A Practical Guide[M]. 3rd ed. Philadelphia：Saunders Elsevier，2007.

[17] 成燕,童莺歌,刘敏君,等.术后活动性疼痛护理评估对疼痛管理质量的影响[J].中华护理杂志,2015,50(8)：924-928.

[18] St Marie B. Core Curriculum for Pain Management Nursing[M]. 2nd ed. Dubuque：Kendall Hunt Publishing Company,2010.

[19] 成燕,童莺歌,刘敏君,等.手术后患者活动性疼痛的护理评估现状[J].中国实用护理杂志,2015,31(7)：481-485.

[20] 童莺歌,成燕,刘冬华,等.术后疼痛护理评分与患者静息及活动性疼痛自评结果的比较[J].护理学杂志,2015,30(6)：15-18.

【练习题】

1.急性疼痛持续存在或未得到充分缓解,会给机体带来哪些不利影响?

2.护士在急性疼痛管理中有哪些职责和作用?

3.评估患者活动性疼痛的重要性是什么？

4.如何对外科病区使用阿片类药物的患者进行镇静反应评估？

5.患者自控镇痛有哪些给药途径？需要设置哪些参数？

6.硬膜外镇痛的并发症有哪些？

【在线视频】

二维码 7-1　镇静反应程度评估法

二维码 7-2　2016 年术后疼痛管理指南解读

二维码 7-3　前后两次 TKA 术后镇痛管理的思考

二维码 7-4　疼痛病例分享

二维码 7-5　规范化围手术期疼痛管理（上）

二维码 7-6　规范化围手术期疼痛管理（下）

二维码 7-7　功能活动评分法

二维码 7-8　PCA 泵维护技能

第八章 慢性疼痛的治疗及护理

【案例导入 8-1】

患者,男,70 岁,因"胰腺癌术后一年余,上腹部疼痛半年余"入院,入院时主诉上腹部和后背胀痛与钻顶样疼痛,NRS 评分 9 分,应用多瑞吉 21mg(4.2mg/贴),疼痛控制不佳,完善各项检查后,行经皮腹腔神经丛毁损术,术后 1h,患者四肢湿冷,HR 122 次/min,R 19 次/min,BP 76/45mmHg(术前 BP 130/80mmHg),血氧饱和度 98%,NRS 评分 2 分。

作为患者的主管护士,你认为患者可能存在什么问题?该采取哪些措施?

慢性疼痛通常持续时间较长,一般超过 3 个月以上,从发病机制角度出发,慢性疼痛多数可归为神经病理性疼痛的范畴,包括腰背痛、头痛、关节痛等,经常会导致患者功能障碍、抑郁和睡眠障碍等。慢性疼痛的治疗主要包括药物治疗、微创和介入治疗等。护士在慢性疼痛管理中发挥非常重要的作用,包括慢性疼痛的全面评估,药物不良反应的观察,微创和介入手术的术前护理、术中配合、术后护理及健康宣教等。本章将从慢性疼痛的概述、药物、微创及介入等治疗和护理展开陈述。

(赵云)

第一节 慢性疼痛概述

一、慢性疼痛的定义

在日常生活中,当发生一些轻微的损伤(如刺伤手指、扭伤踝关节)时,机体会产生疼痛,但一般很快会缓解;但当创伤较为严重时,由于组织修复需要持续较长时间,疼痛也会随之持续较久时间。一般来说,如果损伤没有进行性恶化,组织会在3个月内完成修复(表8-1),随着创伤的愈合,疼痛也随之缓解,直至消失。当疼痛持续时间超过组织修复所需时间,或超过3个月以上时,被称为慢性疼痛。急性疼痛和慢性疼痛随时间变化趋势如图8-1所示。从发病机制角度出发,慢性疼痛多数可归为神经病理性疼痛的范畴。

表 8-1 不同组织愈合所需时间

组织	愈合所需时间
皮肤	3～7d
骨组织	8～12周
肌腱和韧带	3个月

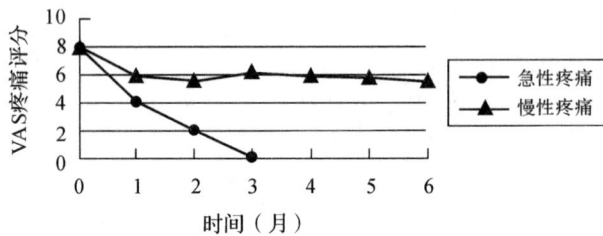

图 8-1 急性疼痛和慢性疼痛随时间变化趋势

二、慢性疼痛的流行病学

慢性疼痛是最常见的疾病之一,约40%的门诊患者有疼痛的主诉(图8-2)。世界卫生组织(WHO)针对全球的流行病学调查显示,持续性慢性疼痛的发病率约为23%(图8-3)。最常见的疼痛是腰背痛(53%)、头痛(48%)和关节痛(46%)。12个月后再次评估时仍有49%的患者持续患有轻度以上的疼痛。慢性疼痛患者中有70%接受了初级保健医生的诊治,仅有2%的患者寻求疼痛专科医师的诊治。

三、慢性疼痛的影响

慢性疼痛经常导致患者功能障碍、抑郁和睡眠障碍(图8-4)。1项由欧洲和以色列参加的针对中到重度疼痛患者的调查发现,在过去的6个月内平均有7.8d因为疼痛不能工作。

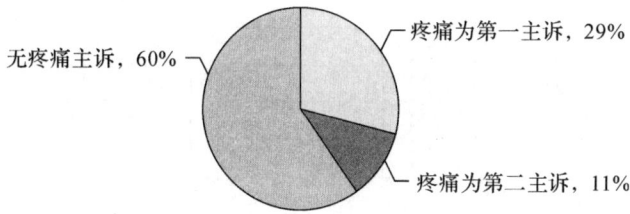

图 8-2 门诊患者以疼痛为主诉的百分比

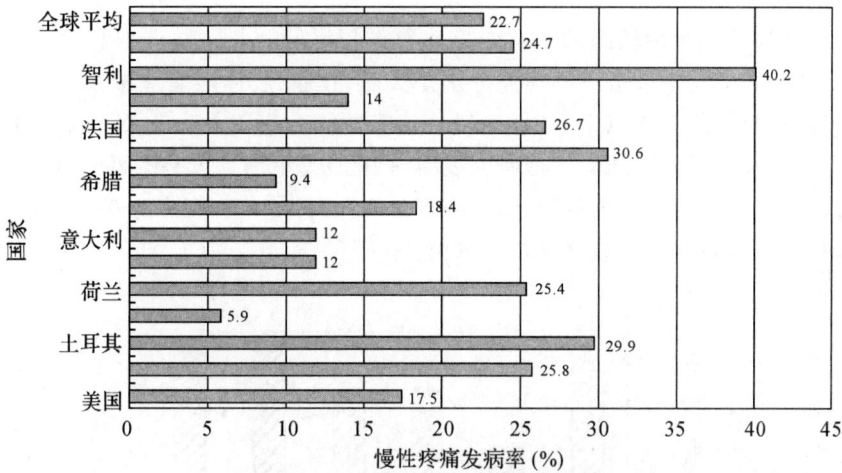

图 8-3 部分国家慢性疼痛发病率

上述数据来自一项涉及 14 个国家的调查研究。慢性疼痛的诊断标准是:疼痛持续至少 6 个月以上,疼痛的强度已经干扰了患者的生活和工作,患者需要前往医疗机构寻求药物或其他医疗干预(Gureje O, et al. 2001)。

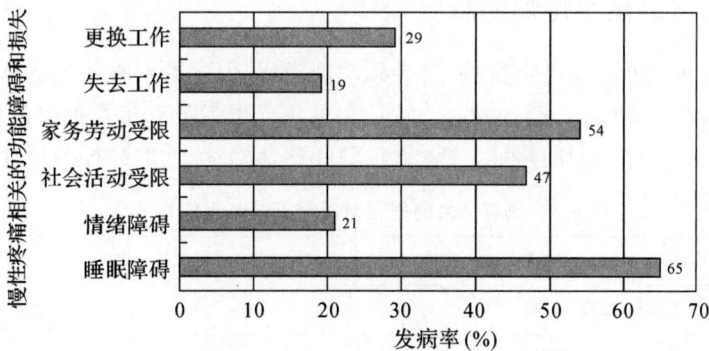

图 8-4 慢性疼痛对患者的影响

一项针对欧洲 15 个国家和以色列的慢性疼痛调查结果显示,持续时间超过 6 个月、中等程度以上的慢性疼痛发生率约为 19%,慢性疼痛对患者的生活和工作造成了严重的困扰(Breivik H, et al. 2006)。

另有多项研究证明慢性疼痛带来了巨大经济损失(图 8-5)。

慢性疼痛在儿童中也是常见的,严重影响儿童的健康成长。荷兰 1 项针对 0~18 岁未成年人的调查发现,慢性疼痛的发病率为 25%,其中大龄儿童和青少年的慢性疼痛发病率更

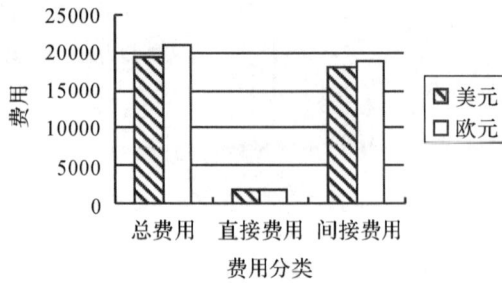

图 8-5　2002 年瑞典 14 个医疗中心的下腰痛相关费用(Ekman M, et al. 2005)

高(图 8-6)。疼痛发作频率较高的儿童较疼痛发作频率低的儿童缺课率高(41% vs 14%,p <0.001)。儿童和青少年最常见的疼痛分别是头痛、腹痛、肢体疼痛和腰背痛。48% 的儿童和青少年慢性疼痛持续 1 年以上,30% 的慢性疼痛持续 2 年以上。儿童和青少年由于疼痛导致的开支也非常巨大。欧洲的一项研究表明,每位儿童和青少年慢性疼痛患者 12 个月的平均疼痛诊疗相关费用为 8027 英镑(约 13000 美元),其中 4431 英镑为直接费用,3596 英镑为间接费用,还包括 600 英镑的健康教育费用。

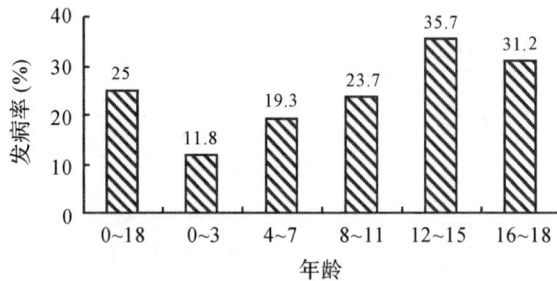

图 8-6　不同年龄儿童和青少年慢性疼痛的发病率(Perquin C W, et al. 2000)

四、医患双方对慢性疼痛的态度

疼痛对患者健康可造成严重影响,并导致功能障碍,但多数慢性疼痛患者认为他们的医生并不关心他们的疼痛(表 8-2)。约有 1/3 的慢性疼痛患者没有接受疼痛治疗,主要原因是患者认为医生不能治疗他们的疼痛,或者无法耐受疼痛治疗,他们只能与疼痛为伴。

表 8-2　患者认为的医生对疼痛不同态度的百分率

我的医生不觉得疼痛对我是一个问题——20%
我的医生从来不关心我的疼痛——22%
我没有足够的时间向医生讲述我的疼痛问题——23%
没有人相信我的疼痛像我说的那样严重——29%
我的医生更愿意去治疗一个疾病,而不愿意去治疗疼痛——43%

Breivik H, et al. 2006

五、慢性疼痛的评估

疼痛评估是疼痛诊断和治疗的基础,贯穿在整个治疗过程中。在慢性疼痛的评估中,除了要评估患者的疼痛状况,还应该关注疼痛对生活质量、功能活动的影响,患者的心理状况及家庭社会支持情况等,注重评估的全面性,以便能更好地为患者制订全面康复的计划,提高患者的生活质量,促进患者早日回归社会,重返正常生活。对慢性疼痛的评估,主要从以下几个方面进行。

(一)健康史

了解患者既往的身体状况,有无家族遗传史、既往病史、疼痛史,有无进行过疼痛治疗,是否服用过止痛药物,营养状况,活动能力等。

(二)身体状况评估

1.疼痛评估

强调疼痛评估的全面性,更侧重于选择多维疼痛评估量表,如简明疼痛评估量表(BPI)、McGill 疼痛问卷(MPQ)或整体疼痛评估量表(Global Pain Scale,GPS)等。疼痛评估应遵循"常规、量化、全面、动态"的原则,对筛选出存在疼痛的患者,每日至少进行一次疼痛评估;鼓励患者主动汇报疼痛并及时处理患者的疼痛;实施镇痛干预后,对患者的疼痛进行再评估,体现疼痛评估的动态性;特殊的镇痛治疗后增加疼痛评估的频次;患者入院时、特殊治疗后、出院前要求有全面的疼痛评估。疼痛评估应包含以下几方面:

(1)疼痛部位:疼痛的原发部位及其他疼痛部位,有无放射性疼痛及牵扯性疼痛。通常躯体疼痛的定位较明确,内脏器官疼痛则难以准确定位。

(2)疼痛性质:仔细询问患者疼痛的性质特征对疼痛的诊断非常重要。如神经病理性疼痛常表现为烧灼样、电击样、穿透样、闪电样、痒刺样、麻刺、轻触、撕裂、爆裂、钻顶、束带样、放射样痛或冷痛等。躯体疼痛大多表现为尖锐痛、胀痛、压痛或酸痛等。内脏疼痛常表现为挤压痉挛样疼痛、绞痛、胀痛、牵拉痛、钝痛或游走性痛等。

(3)疼痛强度:根据患者的情况,选择合适的评估工具,可选择视觉模拟评分量表(VAS)、词语分级量表(VRS)、数字评分量表(NRS)、脸谱疼痛评定量表(FPRS)、行为评分法等疼痛强度评估工具进行评估。

(4)疼痛时间:包括疼痛的起病时间、每次疼痛发作的持续时间、变化和节律等。

(5)疼痛诱发的原因和缓解因素:如特殊体位、活动、受冷或者受热等。

(6)疼痛伴随症状:当疼痛出现时,是否出现恶心、呕吐等症状。

(7)疼痛对日常生活的影响:疼痛对活动、行走、睡眠、工作等的影响。

(8)既往的止痛治疗方法、治疗效果和副反应。

2.护理体格检查

按照护理体格检查的程序和内容进行检查评估,包括患者的一般情况(如生命体征、体形、营养、意识、面容、表情、体位、步态、皮肤等),身体各部位及各系统的检查等。

(三)辅助检查

必要时行影像学检查,如 X 线、CT 或 MRI 等,以进行诊断及鉴别诊断。

(四)心理、社会支持状况

长期疼痛可引起心理的改变,慢性疼痛患者常伴随焦虑或抑郁。因此,评估患者的心理状况及社会支持状况在疼痛的评估中有非常重要的意义。美国国立综合癌症网(National Comprehensive Cancer Network,NCCN)推荐使用心理痛苦温度计(Distress Thermometer,DT)作为快速识别心理痛苦的筛查工具,在世界各国的肿瘤临床得到了广泛应用。其他常用的心理评估工具还包括焦虑自评量表(SAS)、抑郁自评量表(SDS)等。对于疼痛患者的社会支持情况,可使用社会支持评定量表进行评定,该量表由肖水源于 1986 年编制,共有 10 个条目,包括客观支持(3 条)、主观支持(4 条)和对社会支持的利用度(3 条)三个维度,用于测量个体的社会支持度。对慢性疼痛患者进行全面的心理、社会支持情况评估后,采取相应的干预措施,可显著改善慢性疼痛的治疗效果。

(五)生活质量及患者自我效能感的评估

疼痛治疗的目的是提高患者的生活质量,因此生活质量的评估非常重要。SF-36 健康调查简表(the MOS Item Short From Health Survey,SF-36)是常用的生活质量评价量表。此外,慢性疼痛患者需要评估自己是否有能力管理疼痛和疼痛相关症状以及是否有能力进行日常生活。慢性疼痛自我效能感量表(Chronic Pain Self-efficacy Scale,CPSS)是美国学者 Anderson 根据 Bandura 的自我效能感理论和 Lorig 关节炎自我效能感量表研制而成的,在国外多用于测评慢性骨、关节、肌肉疼痛患者的疼痛自我效能感,为医护人员了解患者的身心状况,制订个体化的管理方案,评定认知行为干预和健康结果提供了有效的评估工具。国内学者何海燕汉化了该量表,并进行了信效度的检测,可以用于慢性疼痛患者的评估。

(赵云、田素明、羊波)

第二节　慢性疼痛的药物及其他治疗与护理

虽然人类对慢性疼痛的诊断和治疗能力有了长足的进步,但目前尚无彻底解决慢性疼痛的治疗方法。研究表明,慢性非癌性疼痛的潜在原因可能为:①持续的伤害性刺激;②源于急性损伤或疾病(如骨性关节炎)所致的伤害性感受器改变;③外周或中枢神经系统的损伤,如糖尿病痛性神经病变、卒中后疼痛、脊髓损伤后疼痛。由于目前尚无法彻底揭示上述潜在病理机制,使得慢性疼痛经常表现得"不可理喻"。

个体化的基因型、特殊的病史、环境和社会经济因素、认知能力、情绪、行为因素等都会参与疼痛的形成。慢性疼痛形成因素非常复杂,其治疗的复杂性一直困扰着医护人员,本节将用尽可能简明的文字对慢性疼痛的治疗做一叙述。

一、慢性疼痛的药物治疗及护理

(一)药物治疗的背景

应用止痛药是主要的疼痛治疗手段,近年来用于疼痛治疗的药物支出呈指数级增长,1996—2005 年的增长率高达 188%,这充分反映出了药物治疗在疼痛治疗中的重要地位。

(二)药物治疗

1.阿片类药物

阿片类药物是最常见的美国零售处方药之一,1997—2006年的增长率高达176%。在阿片类药物用量显著增加的同时,关于药物的有效性、副作用和滥用等方面的争议依旧持续。1项涉及41个随机对照研究的荟萃分析评估了阿片类药物治疗各种慢性非癌性疼痛(骨性膝关节炎、糖尿病神经痛、下腰痛及类风湿关节炎)的疗效,结果发现,与安慰剂相比,应用阿片类药物使疼痛程度略减轻,功能略改善;与其他止痛药物相比,阿片类药物获得了相似的疼痛缓解,但功能的改善不如非阿片类止痛药。另1项研究回顾分析了阿片类药物用于骨性膝关节炎的疗效,也得出类似的结论,因此不推荐阿片类药物常规用于骨性膝关节炎的治疗。WHO神经病理性疼痛特别兴趣小组(Neuropathic Pain Special Interest Group, NPSIG)和欧盟神经病理性疼痛学会(European Federation of Neurological Societies, EFNS)建议将阿片类药物作为神经病理性疼痛治疗的二线或三线药物,只有在特殊情况下(进行性恶化的剧烈神经病理性疼痛)才能作为神经病理性疼痛治疗的一线药物。由于缺乏证据,不推荐阿片类药物用于纤维肌痛综合征的治疗。

曲马多为5-羟色胺、去甲肾上腺素再摄取抑制剂和μ受体激动剂,其独特的作用机制显著区别于其他阿片类药物,用于骨性关节炎和纤维肌痛症疼痛治疗可获得确切疼痛缓解。

1995—2005年,急诊室阿片类药物的用量增加了274%,1999—2004年阿片类药物中毒致死率增加了54%,同期美沙酮致死率增加了390%。鉴于阿片类药物用于慢性疼痛治疗时有限的疗效和诸多的并发症、滥用和非医疗目的使用,阿片类药物用于慢性非癌性疼痛的价值仍在争议当中。

2.非甾体类消炎镇痛药

非甾体类消炎镇痛药(NSAIDs)可有效缓解骨性关节炎、类风湿关节炎和腰背部疼痛。一般认为NSAIDs不能有效缓解神经病理性疼痛,但这一观点尚缺乏证据支持。另外,循证研究均不建议将NSAIDs用于纤维肌痛综合征的治疗。

NSAIDs的胃肠道副作用是最常见的药物不良反应之一。选择性COX-2抑制剂与传统的非选择性COX抑制剂相比,具有胃肠道副作用较小的优势,但COX-2抑制剂却与心血管事件的发生率增高有关。长期使用COX抑制剂时应权衡疗效与副作用。对乙酰氨基酚的镇痛作用稍逊于NSAIDs,但较低的胃肠道副作用发生率和低廉的价格使其成为NSAIDs药物的理想替代和补充。对乙酰氨基酚的应用日益广泛,但其狭窄的治疗窗却使得超剂量用药意外频发。

3.抗抑郁药

抗抑郁药的止痛作用来自其多方位的药理作用,通过作用于NMDA受体、腺苷受体、钠离子通道、5-羟色胺、去甲肾上腺素和阿片受体,产生协助镇痛作用。荟萃分析发现,在治疗慢性非癌性疼痛时,抗抑郁药比安慰剂止痛效果佳,可获得中等程度疼痛缓解。目前研究表明,抗抑郁药用于神经病理性疼痛、纤维肌痛综合征、下腰痛和头痛的治疗有较肯定的疗效。循证研究强烈支持抗抑郁药用于神经病理性疼痛的治疗。

三环类抗抑郁药阿米替林和环苯扎林用于治疗慢性非癌性疼痛的历史非常悠久。5-羟色胺和去甲肾上腺素再摄取抑制作用是三环类抗抑郁药治疗慢性疼痛的基本机制。三环类抗抑郁药的主要副作用是心血管事件(如高血压、体位性低血压和心律失常)和老年人意外跌倒。最近的循证研究强烈推荐三环类抗抑郁药用于神经病理性疼痛、纤维肌痛综合征、下腰痛、头痛和肠激惹综合征的治疗。

选择性 5-羟色胺再摄取抑制剂特异性地抑制神经突触间的 5-羟色胺再摄取，从而在保持镇痛作用的同时避免了三环类抗抑郁药广谱的再摄取抑制作用所带来的副作用。研究发现，虽然选择性 5-羟色胺再摄取抑制剂用于慢性疼痛的治疗可获得一定益处，但其止痛效果却不如三环类抗抑郁药显著。

新近的研究集中在一些新的选择性 5-羟色胺和去甲肾上腺素再摄取抑制剂（Selective Serotonin-Norepinephrine Reuptake Inhibitors，SNRIs）上。这些药物的靶点集中在 5-羟色胺和去甲肾上腺素的再摄取抑制上，而不是像三环类抗抑郁药那样除了对 5-羟色胺和去甲肾上腺素再摄取抑制外，还广泛作用于肾上腺素、胆碱能受体和钠离子通道，从而避免了三环类抗抑郁药的副作用。循证研究建议使用度洛西汀和米那普仑缓解纤维肌痛综合征的功能障碍。英国国家健康委员会建议将度洛西汀作为神经病理性疼痛治疗的一线用药。SNRIs 治疗其他类型慢性疼痛的有效性和可行性尚有待更多的研究。

4. 抗惊厥药

抗惊厥药的主要作用机制包括调控电压门控钙离子或钠离子通道、谷氨酸拮抗、增强 γ-氨基丁酸（GABA）的抑制作用。这些作用可能单独起效，也可能联合协同作用。加巴喷丁、普瑞巴林、卡马西平或奥卡西平用于治疗慢性疼痛均获得了循证研究的强烈推荐。

加巴喷丁和普瑞巴林与分布于脑和脊髓后角神经细胞膜上的钙离子通道蛋白 $\alpha_{2\delta}$ 亚基结合起到神经调制作用。这种调制作用抑制了在疼痛的发生中起到重要作用的兴奋性神经递质的释放。循证研究强烈推荐加巴喷丁和普瑞巴林用于神经病理性疼痛的治疗。英国国家健康委员会建议将普瑞巴林用于纤维肌痛综合征的治疗，该委员会还建议将普瑞巴林和加巴喷丁作为神经病理性疼痛治疗的一线用药。

卡马西平是最早用于神经病理性疼痛治疗的药物之一。在众多的指南和专家共识中通常将卡马西平和奥卡西平作为治疗神经病理性疼痛的二线或三线用药，仅在治疗三叉神经痛时作为一线用药。

5. 骨骼肌松弛药

骨骼肌松弛药的作用机制尚不明了，推测可能与镇静作用有关。目前研究未见该类药物之间的疗效、副作用和安全性有显著差异。通常情况下，骨骼肌松弛药被用作短期缓解症状治疗时的辅助用药。

在用于骨关节疼痛治疗的骨骼肌松弛药中，有关环苯扎林的研究较多。除了被用于纤维肌痛综合征的治疗，环苯扎林在其他非癌性慢性疼痛治疗的应用非常有限。环苯扎林用于纤维肌痛综合征的治疗研究发现，患者的疼痛缓解程度、肌肉痉挛缓解程度和功能障碍改善程度均优于安慰剂。环苯扎林的镇静作用使其用于长期治疗受到了限制。

6. 局部用药

当慢性非癌性疼痛范围较为局限时，建议使用局部用药治疗。局部用药的优点是可以避免与口服全身用药相关的不良反应。辣椒碱是从辣椒中提取的生物碱，重复使用辣椒碱可以耗竭初级传入神经元中 P 物质。应用安慰剂的对照研究发现，辣椒碱不仅可以缓解神经病理性疼痛，也可用于骨关节疼痛的治疗，其效果显著优于安慰剂。

利多卡因透皮贴剂用于神经病理性疼痛被证明可有效缓解局部疼痛，同时没有全身用药时的副作用。局部水杨酸盐外用也可获得比安慰剂更好的疗效。

(三)药物治疗的护理

(1)用药前评估患者的状况:包括疼痛情况、自理能力、既往使用止痛药物的情况、对止痛药的认知及可接受的止痛药物的使用方式等。

(2)正确给药:及时正确执行用药医嘱。用药时严格执行三查七对原则,阿片类药物在使用时要做到双人核对。

(3)用药后的疼痛评估:给药后,常规、动态评估患者的疼痛、睡眠及生活质量。

(4)药物不良反应的观察与处理:观察患者用药后的副反应,并及时给予干预,以减轻不适症状,提高患者使用镇痛药物的依从性。

(5)风险防范与安全管理:一些镇痛药物特别是阿片类药物在使用时会出现头晕、嗜睡、乏力或眩晕等副反应。另外,慢性疼痛患者长期饱受疼痛折磨,体质虚弱,属于高风险群体。在使用镇痛药物后,要特别注重患者的安全管理,包括防范跌倒、坠床、导管滑脱等事件发生。意外不良事件的出现,会给慢性疼痛患者带来更多的痛苦及经济压力。

(6)麻醉药品的管理:麻醉药品的管理严格按照《麻醉药品和精神药品管理条例》执行。

(7)患者健康教育:向患者宣教常用药物的使用方法及注意事项,提前告知患者可能出现的不良反应,提高用药依从性,减少不良事件的发生。

二、理疗、康复和心理治疗

各种理疗、康复和心理治疗均可有效缓解疼痛并改善功能,但程度比较有限(疼痛缓解<30%,功能改善<20%)。系统回顾认为,运动锻炼干预可以影响患者工作方面的失能状态,但研究不能确定是何种运动锻炼导致了患者工作能力改善。患者难以坚持是运动锻炼疗法的最大障碍。

常用的心理疗法包括操作性条件反射(强化疗法)和正念认知疗法。上述疗法均强调患者的应对、适应、自我管理和减轻因疼痛而造成的失能,其重点并不在于消除造成疼痛的病因。常用于慢性疼痛治疗的心理学治疗技术包括认知疗法、放松疗法和催眠疗法等,这些疗法使患者面对慢性疼痛的心态和行为从被动、消极、孤立和绝望转变为积极和富于变化,从而将患者从绝望的深渊中拯救出来(表8-3)。

表8-3 用于慢性疼痛治疗的心理学和行为学治疗技术

重新定义患者的疼痛概念:从不可控制疼痛到可以管理疼痛
培养乐观主义精神和与颓废抗争的意志力
增强患者自信、自控和自我效率管理能力
鼓励患者发现自身价值和能力
鼓励患者采用放松疗法等心理学治疗技术
强调患者参与分享和承担应负的责任
针对患者特定的躯体和精神紊乱,采用个体化的治疗

总体来讲,荟萃分析和系统回顾研究结果认为心理治疗用于慢性疼痛有一定的疗效,表现为躯体疼痛的缓解和情绪状态的改善。心理治疗长期疗效的循证研究证据不足,现有的

研究结论也多有矛盾。没有证据表明单一心理治疗的疗效优于其他的治疗方法。一些特殊心理状态和人格类型的患者可能会因为治疗可以更加个体化或更具针对性,从而从心理治疗中得到更多的益处。心理治疗极少单独用于慢性疼痛的治疗,通常作为多学科疼痛康复综合治疗体系(Interdisciplinary Pain Rehabilitation Programmes, IPRPs)的一个组成部分而用于慢性疼痛的治疗。IPRPs 的基本原则和计划可参考表 8-4。

表 8-4 IPRPs 的基本原则和计划

躯体康复治疗
运动锻炼疗法
强调增强自我管理的认知重建,提升自我效率,激发自身能动性
行为治疗(如放松疗法)
指定地点的职业康复训练
必要的药物治疗(尽可能地减少阿片类药物用量)

荟萃分析显示,接受 IPRPs 治疗的患者疼痛有明显的缓解,其中 1 项研究显示,接受 IPRPs 治疗后疼痛程度缓解了 37%,止痛药使用减少了 63%。另 1 项涉及 42 个独立研究的荟萃分析发现,接受 IPRPs 治疗后,患者寻求医疗服务的需求明显减少了。Thomas 及其同事用社会学研究的方法替代了患者的自我报告,研究观察和记录了患者接受 IPRPs 治疗前 6 个月、4 个月的 IPRPs 治疗、结束 IPRPs 后随访 9 个月时的患者失能情况和医疗费用,以此来评价 IPRPs 疗效。研究结果表明,IPRPs 治疗明显降低了医疗费用,缓解了疼痛并减少了补偿救济金的发放。该研究发现在治疗结束的随访中救济金的发放减少了 63%。在这些基于 IPRPs 治疗的研究中,研究人员发现心理治疗在改善患者躯体功能方面的作用明显优于药物治疗和有创介入治疗。

三、补充、替代医学及其他非药物疗法

补充和替代医学(Complementary and Alternative Medicine, CAM)涵盖了一个广泛的治疗体系,通常被我们称为传统医学。在此,我们将基于循证研究的成果,对最常用的、循证研究证据较为充分的三种疗法进行简要介绍。

按摩疗法是常用于慢性非癌性疼痛治疗的技术。但该疗法广泛的应用范围和纷繁多样的治疗手段使得严谨的随机对照研究难以进行。Tan 及其同事系统回顾了近年来几乎所有的相关文献,认为按摩疗法对下腰痛和肩痛有确切疗效,对纤维肌痛综合征可能有效,更多的评价尚有待进一步研究。

尽管机制尚不完全明了,但针刺疗法用于疼痛治疗已经有数千年的历史。循证研究表明针刺疗法治疗下腰痛有确切疗效,对纤维肌痛综合征相关疼痛和颈痛显示出良好的治疗前景。针刺可以改善慢性非癌性疼痛患者躯体功能和情绪的研究尚较少见。

经皮神经电刺激疗法(Transcutaneous Electric Nerve Stimulation, TENS)自 1970 年出现以来,已被广泛用于各种疼痛的治疗,但缺乏关于它在疼痛治疗效果方面的大样本随机对照研究。最近的系统回顾和荟萃分析肯定了 TENS 治疗疼痛疾病的疗效,但分析研究结果时要注意,具体治疗参数(如波宽、波形和电刺激时程)的不同可致研究结论的不一致。

小　结

由于慢性非癌性疼痛的诊断标准、治疗方法、疗效评估标准和不同国家的医疗保健体制的多样性，很难制订全世界通用的慢性疼痛疗效评价方案。总体来讲，目前正在使用的多数治疗方法均可不同程度地缓解疼痛，改善功能。由于对慢性疼痛机制了解的不足，以及根治性治疗方法的缺乏，目前判定治疗方法有效的标准为："使50%接受治疗的患者的疼痛减轻30%以上。"

所有研究中均未发现单一的疼痛治疗方法可以充分地缓解疼痛、改善躯体功能和情绪状态，这提示我们在进行慢性疼痛治疗时要坚持多模式镇痛和多学科联合治疗的原则。对于一些复杂的顽固性慢性疼痛，目前只能缓解疼痛，改善功能，根治疼痛还是一个"理想"。因此，许多慢性疼痛治疗方法均以缓解疼痛和提高患者生活质量为治疗目的，而非一味强调根治疼痛疾病。当药物、理疗、微创和介入等治疗手段均不奏效时，应想到试用补充和替代医学疗法。

至今尚缺乏多中心、大样本和设计合理的对照研究支持慢性疼痛治疗效果的判断、治疗机制的确定及多学科协作综合治疗的实施。期望后续的基础及临床研究，能够明确上述问题，将慢性疼痛的治疗从依靠临床医护人员的经验为主，转向以循证研究结果为指导，并以患者的个体化需求为导向。通过更为精准和有效的治疗，改变"偶尔是治愈，经常是缓解"的慢性疼痛治疗现状。

（田素明、赵云、羊波）

第三节　慢性疼痛的微创和介入治疗

慢性疼痛的微创和介入治疗包括针刺疗法、神经阻滞治疗、脉冲射频调制、神经毁损治疗、脊髓或外周神经电刺激、鞘内药物输注法、脊柱经皮椎体后凸成形术、放射性粒子植入术和脊柱椎间盘相关微创介入治疗等。近年来，随着微创和介入治疗手段的突破性进展，慢性疼痛治疗的局面有了显著改变，许多原来无法治愈的慢性疼痛获得治愈，众多无法控制的慢性疼痛得到了有效缓解，众多饱受慢性疼痛折磨的患者迎来了康复的希望。

一、常见的针刺疗法

（一）针刺疗法的分类
疼痛的针刺疗法泛指采用各种针具或类似针具的器具，遵循中医或西医的医学原理，治疗各种疼痛疾病的一类疗法。常见针刺疗法有以下四大类：
（1）"扳机点"针刺疗法。
（2）针灸疗法。
（3）温热密集银质针疗法。
（4）小针刀疗法。

(二)针刺疗法的适应证和禁忌证

1. 针刺疗法的适应证

各类软组织和运动系统疼痛,经其他方法治疗症状无缓解,甚至恶化者。

2. 针刺疗法的禁忌证

(1)针刺部位或附近有感染,脓毒血症或败血症患者。

(2)严重出血性疾病或正在接受抗凝治疗的患者。

(3)严重心脑血管疾病,严重营养不良、恶病质、休克或多脏器功能衰竭患者。

(4)严重晕针患者,精神失常、重度心理疾病、不能配合或拒绝接受治疗的患者。

(三)针刺疗法的实施

1. "扳机点"针刺疗法

基于"扳机点"理论的疼痛有众多的命名,如肌筋膜炎、激痛点疼痛综合征及筋膜疼痛综合征等,以筋膜疼痛综合征最为常用。其病理基础是在肌腹或肌肉附着处,急性损伤或慢性劳损导致"扳机点"形成,"扳机点"导致局部疼痛、压痛、远处牵涉痛和相应肌肉或关节功能障碍。其治疗方法包括"扳机点"局部强刺激推拿、针刺疗法("干针"或"湿针"疗法)、"冷喷"技术和牵张疗法等。其治疗机制是从结构上破坏"扳机点",随着"扳机点"的消失,疼痛和功能障碍也随之消失。

"扳机点"通常为肌腹中央或肌肉附着点附近,以 4kg 的压力(甲床变白)可诱发局部疼痛,有时会伴随远处的牵涉痛。皮肤消毒后,治疗者一手手指触及"扳机点",另一手持针(如注射针或针灸针等)快速透皮刺入"扳机点",穿刺针触及"扳机点"时常可诱发所在肌肉的不自主抽搐现象,通常这种现象预示着较好的疗效。如第一针未诱发"抽搐",可将穿刺针向周围各个方向散刺,逐一针刺,直至所有"扳机点"被针刺完毕。如患者症状仍未彻底缓解,1~2周后再行"扳机点"检查,对复查发现的"扳机点"进行治疗,直至疼痛消失,功能改善。

临床上还有被称为"湿针"疗法的针刺疗法,与"干针"疗法的区别在于针刺的同时经穿刺针注入各种药物,如低浓度的局部麻醉药、糖皮质激素或肉毒素等。

2. 针灸疗法

针灸疗法是中医针刺和灸疗的统称,针刺或灸疗可以单独使用,也可联合应用。其治疗机制是针刺或艾灸在经络和穴位上施加刺激,对穴位和经络实施补泻调理,通过补虚泻实,调和阴阳,从而疏通经络,调理气血,达到缓解疼痛、改善功能的疗效。

根据患者疼痛症状辨证论治,循经取穴;根据压痛点,以阿是穴取穴。消毒治疗区域,根据针刺穴位选择合适长度的针灸针,快速刺入皮肤,"得气"(酸、麻、胀、痛)后,通过提插、捻转和不同留针时间对患者进行个体化治疗。

灸法取穴同针刺疗法,在选定穴位采用艾制品隔物(如隔姜)或隔空灸疗。也可采用电热或红外线等进行灸疗。

3. 温热密集银质针疗法

温热密集银质针疗法的治疗工具为中医针灸针(针体为较针灸针更粗的含银合金),其诊断和针刺治疗遵循西医的解剖学和病理生理学原则。银质针疗法通过密集的针刺解除肌肉痉挛,松解肌筋膜粘连;针尾的艾球可将热量传至针尖,迅速而彻底地消除局部无菌性炎症,促进局部组织修复重生,从而缓解疼痛,恢复功能。

温热密集银质针疗法的治疗靶点是肌肉、肌腱、筋膜或韧带中的肌肉痉挛带、无菌性炎症或瘢痕粘连,这些病变常以局部压痛点的形式表现出来。4kg 的压力(甲床变白)可诱发局部疼痛,有时会伴随远处的牵涉痛,该点即为压痛点。选择合适型号的银质针,消毒,局麻后,沿标记点刺入。银质针在健康组织内穿行时,无明显疼痛,仅感轻度酸胀,针尖到达病变所在时常可感到强烈的酸、麻、胀、痛,有时甚至向远处发散,但与神经行经和支配无关。进针时不必刻意追求上述典型感觉,到达解剖靶点即可,针尖到位后可在原位进行小幅度提插和散刺,然后固定和加热。近年来,针尾电加热的温热密集银质针巡检仪和针杆内电导热的骨骼肌松解仪正在逐步替代艾条加热的温热密集银质针治疗,温度可控性更高,操作更方便,患者耐受性更好,疗效更佳。

银质针治疗时,在压痛点所在肌肉或韧带上每间隔 1cm 做一个进针点,通常每次进针20～40 枚。病史较长和病变严重者,可能需要多次治疗,反复寻找残存压痛点,逐一消除,才能彻底治愈疼痛,恢复功能。

4.小针刀疗法

小针刀疗法是中医针刺与西医的手术疗法相结合的一种针对疼痛和功能障碍的疗法。小针刀针杆部分为直径 0.8mm 的圆柱体,针尖部分扁平开刃(刃宽 0.8mm)。其中医原理认为,小针刀可疏通经络,调理气血运行,达到"通则不痛"的目的;西医治疗机制认为,小针刀可解除肌肉痉挛,松解瘢痕粘连,消除局部无菌性炎症和促进组织修复,达到缓解疼痛、恢复功能的效果。

小针刀治疗部位的选择方式可分为中医选穴和西医选点两种。中医选穴原则同针灸时的选穴;西医治疗部位一般位于压痛点或瘢痕粘连处,通常位于肌腱附着点或肌肉和韧带交界部位。当按照中医理论时,小针刀刺入后的手法与针灸治疗类似;当遵循西医理论时,小针刀刺入病变部位,行分离、切割和弹拨等治疗。

(四)针刺治疗后处理

(1)西式针刺和针灸后,针刺局部 1d 内不得见水(小针刀和银质针治疗时,由于针孔较大,2d 内不得见水)。

(2)局部瘀血者可在 48h 内冷敷包扎,48h 后热敷。灸疗后局部出现红斑,不用特殊处理,2～3d 后可自愈。灸疗后出现水疱和皮肤损伤者,按局部浅Ⅱ度烧伤处理。

(3)针灸治疗后可感到治疗部位酸痛和无力,一般 2～3d 后缓解,严重者可口服NSAIDs。

(4)胸背部针刺治疗,如进针不当可能损伤胸膜造成气胸,术后应注意观察,及时发现。

(5)针刺治疗后最好配合相应的康复训练,以利于症状缓解和疗效巩固。

二、神经阻滞疗法

神经阻滞(Nerve Block)是采用局部麻醉技术治疗疼痛疾病的统称。局麻药作用于局部,使机体某一部分的感觉神经传导功能暂时被阻断,这种阻滞应完全可逆,不产生任何组织损害。

神经阻滞在阻断疼痛信号传导的同时,还可改善局部血供,消除局部无菌性炎症,解除肌肉痉挛,防止神经系统的痛觉敏化及病理性重塑,从而取得标本兼治的治疗效果。神经阻滞疗法是疼痛治疗的基础与核心治疗技术之一。另外,神经阻滞还常用来实施诊断性阻滞,是疼痛疾病诊断中不可或缺的诊断技术。

(一)常用的神经阻滞疗法

常用的神经阻滞有表面阻滞麻醉（Topical Anesthesia）、局部阻滞（Regional Block）、区域阻滞（Field Block）、静脉局部阻滞（Intravenous Regional Block）以及神经传导阻滞（Nerve Blockade）等。

(二)神经阻滞疗法的适应证和禁忌证

1.神经阻滞疗法的适应证

(1)各类急慢性疼痛患者经无创和全身用药治疗症状无缓解者。

(2)诊断性神经阻滞用于某些疼痛疾病的鉴别诊断。

2.神经阻滞疗法的禁忌证

(1)穿刺部位或附近有感染、脓毒血症或败血症患者。

(2)解剖变异、畸形，无法实施神经阻滞穿刺的患者。

(3)严重出血性疾病或正在接受抗凝治疗的患者。

(4)严重心脑血管疾病，病情不稳定者。

(5)严重营养不良、恶病质、休克或多脏器功能衰竭患者。

(6)对神经阻滞用药过敏者。

(7)精神失常、重度心理疾病、不能配合治疗或拒绝接受神经阻滞的患者。

(三)神经阻滞疗法的实施

1.神经阻滞的术前准备

(1)与患者签署知情同意书，解释治疗经过，取得患者配合。

(2)禁固体食物及含渣饮料6h，治疗前2h可口服含糖或纯水饮料。

(3)术前日洗澡或清洁神经阻滞部位，会阴部、腋下和头颈部阻滞需备皮。

(4)术前用药：镇静催眠药、镇痛药、抗组胺药及抗胆碱能药等，目的是消除患者紧张情绪，减轻操作时不适感。

2.神经阻滞治疗常用药品

(1)局部麻醉药：利多卡因、布比卡因和罗哌卡因。

(2)糖皮质激素：泼尼松龙、曲安奈德和复方倍他米松等。

(3)辅助药物：甲钴胺注射液、NSAIDs、O_3/O_2混合气体。

3.神经阻滞所需设备和器具

(1)穿刺用品：消毒液、敷料、穿刺针、注射器、局麻药、神经刺激仪、超声仪及无菌连接导管。连续阻滞尚需准备专用穿刺针及其配套的留置导管。

(2)抢救用品：简易呼吸器、面罩、吸引器、口咽通气道、气管导管、咽喉镜及抢救药品。

4.神经阻滞时的术中监测

听诊器、ECG、血压计及脉搏氧饱和度仪。注意观察局麻药中毒症状，医护人员应与患者交谈以判断患者状态，若患者出现注意力分散或发音含糊不清，医护人员应高度警觉。

5.神经阻滞时的神经电刺激定位

(1)摆体位、定位、消毒、铺巾。

(2)穿刺后，调节穿刺针方向和深度，直至以0.5～1mA电流可诱发最大肌颤抽反应，说明穿刺针已接近神经，回抽无血、气体或脑脊液，即可注入阻滞药物。

(3)如0.3mA以下刺激即可诱发显著肌颤抽，提示穿刺针尖过于接近神经，继续进针有损伤神经的可能。

6.神经阻滞时的超声引导

超声成像在神经阻滞时可显示神经、血管、穿刺针和局麻情况,指导穿刺和给药。超声引导使得原来的"盲穿"变成了近乎"直视"下操作,极大地提高了神经阻滞的成功率,降低了神经阻滞的并发症发生率。另外,超声引导也使得神经阻滞的学习曲线的斜率变得更加陡直,使得神经阻滞疗法不再是少数高年资医师的"独门绝技"。

(四)常用神经阻滞疗法的实施

1.表面阻滞

局麻药透过皮肤或黏膜,阻断痛觉冲动的传导。常用于眼部、鼻腔和咽喉部的止痛治疗。

(1)在使用浸渍局麻药的棉片之前,应挤去多余的药液,以防吸收过多产生毒性反应。

(2)表面阻滞时局麻药的吸收速度与静脉注射相当,高浓度或大剂量用药易出现毒性反应。应严格控制剂量,并备抢救和复苏药品及器具。

(3)表面麻醉前注射阿托品,使黏膜干燥,避免唾液或分泌物阻碍局麻药与黏膜接触。

2.局部神经阻滞

将局麻药或辅助药物注射到疼痛病灶的感觉神经末梢周围,阻断痛觉信号传入,改善局部循环,消除局部无菌性炎症,缓解疼痛以及肌肉痉挛。选用合适长度的穿刺针,注射时遵循"一片之中找一点,一点之下找深浅"的原则,将消炎镇痛液注射到疼痛的病灶所在。

(1)进针应缓慢。改变穿刺针方向时,应先退针至皮下,避免针干弯曲或折断。

(2)每次注药前应回抽,以防局麻药液注入血管内。

(3)每次注射局麻药量不要超过极限量,以防局麻药毒性反应。

3.局部静脉阻滞

肢体近端扎止血带,由远端静脉注入局麻药,以阻滞止血带远端肢体痛觉传导的方法称局部静脉阻滞,又称 Bier 阻滞,主要应用于肢体疼痛的诊断和治疗,如复杂性局部疼痛综合征、残肢痛或幻肢痛等。

(1)在操作前仔细检查止血带及充气装置,并校准压力计。

(2)充气时压力至少达到该侧收缩压 100mmHg 以上,并严密监测压力计。

(3)注药后 20min 内不放松止血带,采取间歇放气法,并观察患者神志状态。

4.神经干(丛)阻滞

将局麻药注射至神经丛或神经干周围,阻断痛觉信号传入,打断疼痛"恶性循环",从而缓解疼痛,改善功能。常用的神经阻滞治疗有颈神经丛阻滞、臂丛神经阻滞、肋间神经阻滞、椎旁神经阻滞、会阴部神经阻滞和下肢神经阻滞(含腰骶神经丛阻滞)等。

神经阻滞的注意事项如下:

(1)局麻药毒性反应。

(2)颈丛、臂丛或胸椎旁阻滞时有发生高位硬膜外阻滞或全脊麻的可能。

(3)颈深丛阻滞可波及膈神经,双侧阻滞时可出现呼吸困难,故禁用。

(4)颈丛或臂丛神经阻滞时可发生喉返神经阻滞,致患者声音嘶哑、失音,甚至呼吸困难,应注意预防和识别。颈丛或臂丛神经阻滞时可出现 Horner 综合征。

(5)血供丰富区域的阻滞可能会造成局部血肿,要注意观察,及时发现。

三、交感神经阻滞

(一)星状神经节阻滞

1.星状神经节阻滞的适应证

用于各种头痛、雷诺病(Raynaud's Disease)、冻伤、动静脉血栓形成、面神经麻痹、带状疱疹、突发性听力障碍、视网膜动脉栓塞症等的治疗。

2.星状神经节阻滞的并发症

(1)喉返神经麻痹、膈神经阻滞。

(2)药液误注入蛛网膜下腔或硬膜外腔。

(3)药物误注入血管引起毒性反应。

(4)气胸、颈部血肿。

3.星状神经节阻滞的操作

仰卧、肩下垫枕、头部轻度后仰。触及第6颈椎横突前结节,C6前结节下1.5~2cm为穿刺点,将胸锁乳突肌及颈血管鞘推向外侧,穿刺针垂直刺入,直至触到骨质,退针2mm,回抽无血后注入2ml局麻药,观察有无神志改变,若无改变即可注入5~10ml局麻药。若阻滞有效,在10min内会出现Horner综合征,上臂血管扩张,皮温升高,疼痛缓解。

(二)腰交感神经阻滞

1.腰交感神经阻滞的适应证

(1)以疼痛为主的疾病,如肾绞痛、交感神经疼痛、灼性神经痛、幻肢痛等。

(2)治疗血管痉挛性疾病,如雷诺病、血栓闭塞性脉管炎、糖尿病末梢神经痛、缺血性坏死、下肢溃疡、冻伤后疼痛等。

(3)用于扩张下肢血管,增加末梢血流量,促进末梢静脉回流,改善下肢水肿。

(4)注射神经毁损药可治疗恶性或癌性交感神经痛。

2.腰交感神经阻滞的禁忌证

(1)注射部位感染。

(2)患者不能合作。

(3)有严重出血倾向患者。

(4)全身状态严重衰竭患者。

3.腰交感神经阻滞的实施

一般在CT引导下进行,以L2、L3、L4椎体前外侧为靶点设计穿刺路径。根据具体病情可实施L2一针法、L2/L3两针法或L2/L3/L4三针法阻滞。穿刺成功后注入含造影剂的局麻药2~3ml/针。观察15min如无脊神经阻滞或其他异常,同时患肢疼痛缓解和皮温升高,则经穿刺针注入无水酒精2ml/针。也可采用射频热凝技术实施腰交感神经阻滞。近年来脉冲射频调制也被尝试用于腰交感神经阻滞。

4.腰交感神经阻滞的并发症

(1)药物误注入血管引起毒性反应。

(2)药液误入硬膜外腔或蛛网膜下腔,致全脊髓麻醉或脊髓损伤,脊神经或腰骶神经损伤。

(3)肾脏、输尿管、肠管或大血管损伤或穿刺部位血肿形成。

(三)腹腔神经丛阻滞疗法

1.腹腔神经丛阻滞的适应证

(1)上腹部恶性肿瘤所致上腹及腰背部内脏痛,胰腺癌所致疼痛为最佳适应证。

(2)慢性胰腺炎或其他上腹部良性病变所致的顽固性上腹部及腰背部中重度内脏痛。

2.腹腔神经丛阻滞的禁忌证

(1)穿刺部位和穿刺路径感染、恶性肿瘤转移或严重解剖畸形。

(2)凝血功能异常,有出血倾向。

(3)严重心肺功能不全、循环不稳定、大量腹水、严重恶液质。

(4)患者无法维持特殊体位,无法进行有效沟通和交流。

(5)患者本人或家属不同意接受腹腔神经丛阻滞治疗。

3.腹腔神经丛阻滞的实施

腹腔神经丛阻滞术(Neurolytic Celiac Plexus Block,NCPB)是指将药物注入腹腔神经丛所在部位,阻断传导内脏痛觉的交感神经,以缓解上腹部内脏疼痛的一种方法。

腹腔神经丛阻滞按照穿刺路径或阻滞目标的不同可分为内脏大小神经阻滞和腹腔神经丛阻滞,其中腹腔神经丛阻滞又可按照穿刺路径的不同分为后路经皮膈脚内入路、膈脚外入路、经椎间盘入路或前路经皮腹腔神经丛阻滞。目前,腹腔神经丛阻滞均在影像学技术引导下实施,常用的影像学技术包括X线、CT或B超。常用的阻滞药物为局部麻醉药、酒精、苯酚甘油或阿霉素等。另外,射频热凝也可用于腹腔神经丛阻滞。

4.腹腔神经丛阻滞的并发症

(1)胸膜及肺损伤、气胸。

(2)脊神经或脊髓损伤。

(3)大血管、输尿管、肾脏、肝脏、胃肠或其他内脏损伤。

(4)局麻药中毒或全脊髓麻醉、酒精中毒。

(5)低血压、腹泻。

(6)背部灼痛、射精困难。

(7)治疗无效、疼痛加重。

5.腹腔神经丛阻滞的护理

(1)术前护理

①术前评估:评估患者的一般情况(包括血、尿常规,肝、肾功能及电解质,出、凝血时间)、疼痛情况、对手术的耐受性、心理状况等。

②术前患者准备:

a.消除患者的不良情绪,向患者说明手术的目的、步骤、安全性及术中配合的注意事项,并告知患者术后可能出现的不适症状。

b.训练床上排尿,以免术后不习惯床上排尿而造成尿潴留。

c.说明屏气及俯卧位训练的重要性,训练患者正确的屏气方法及患者对俯卧位的耐受性。

d.备皮、修剪指(趾)甲、沐浴更衣。

e.预约手术室或CT室,做好过敏试验;术前禁食6h;必要时术前30min给予镇静剂。

f.连接心电监护、血氧饱和度监测仪,建立静脉通道,记录疼痛评估结果,以便术后对照观察。

③术前物品准备:

a.手术必需物品:0.25%利多卡因、无水酒精、造影剂等,手术器械包,专用穿刺针。

b.急救物品:心电监护仪、氧气、吸引器及气管插管物品等。

c.急救药品:麻黄碱、盐酸肾上腺素和阿托品等。

(2)术中护理

①核查患者信息、手术部位及方式。术中密切观察,以防坠床(CT检查床较窄)。

②俯卧,胸腹下垫软枕,术中协助患者持续保持正确体位。屏气进针时要嘱患者屏气10s以上,以利术者操作。

③术中动态评估患者疼痛分值,为治疗提供参考。

④高敏体质患者,如哮喘、湿疹等,即使使用非离子型水溶性造影剂,术前也应行碘过敏试验。术中患者出现面色潮红、恶心、呕吐、荨麻疹等症状,应考虑过敏反应,应立即进行抗过敏和抗休克治疗。

⑤患者出现肢体颤动、意识丧失、惊厥,提示局麻药中毒,应立即救治。

⑥注入局麻药后患者可出现血压下降,注入乙醇后更明显。一般在注药15~20min后血压最低。术中需持续监测生命体征,不断询问患者,动态监测患者意识状态,一旦发生低血压,能够做到早发现、早处理。如回病房路途较远,为预防转运途中发生低血压,建议将患者在CT室留观0.5~1h,血压正常后方可护送至病房。如出现休克水平的低血压,应给予补液和升压治疗。

⑦呼吸抑制:注入乙醇后,动脉血氧分压下降的患者,应注意呼吸变化,必要时给予吸氧。

⑧醉酒主要发生在无饮酒经验或饮酒量少的患者。注入乙醇后,患者出现呼吸急促、心率增快、兴奋言语增多、突然沉默不语、面色潮红、冷汗或恶心呕吐等,提示发生急性乙醇中毒。可根据严重程度予以观察或给予相应解救处理。

⑨刺破大血管引起出血、刺伤内脏造成内脏穿孔、腹膜炎等,应及时抢救处理。

⑩注入乙醇时,患者可有腰背部轻度烧灼感或轻度不适。注入乙醇时如出现肩、上肢放射痛,考虑此时穿刺针位于横膈内,应立刻停止注射,检查穿刺针位置。

(3)术后护理

①穿刺点的护理:穿刺毕,穿刺点消毒,贴敷贴。注意观察穿刺点有无渗血渗液,保持穿刺部位敷料干燥,一般无需更换敷贴,2d后可揭去敷贴。

②监测ECG和SpO_2:24h内每1h测血压和SpO_2一次,平稳后改为每4h一次。24h后,血压正常后可停止监测。注意观察有无腹泻、出血、感染、气胸、脏器损伤、截瘫等症状,并做好急救准备。

③术后俯卧1~1.5h,平卧12~24h后可起床活动。

④术后禁食4~6h。之后饮食宜清淡,易消化,高营养,避免刺激性食物;体质较差或血容量不足患者尤其应注意及时补充液体和电解质。

⑤动态评估并记录疼痛分值:术后48h内,每隔4h评估1次,夜间睡眠时不评估。之后每天进行疼痛评估1~2次,了解NCPB治疗的疗效。

【知识链接8-1】　　　　　　腹腔神经丛阻滞的术前宣教单页

腹腔神经丛阻滞是将药物注入腹腔神经丛所在部位,阻断传导内脏疼痛的神经,以缓解疼痛的一种方法。科学研究和临床实践证明,该疗法治疗上腹部内脏疼痛具有确切和持久的疗效,尤其是对患有胰腺癌的上腹部内脏痛患者。安全和有效的治疗需要您的积极配合,为了能更好地配合治疗,请您注意以下几点:

(1)术前几天,我们会教您进行屏气和俯卧的训练,以便您在术中能更好地配合。

(2)手术前一天,沐浴、更衣,并注意保暖,防止感冒;术前禁食6h。

(3)手术前,请您穿上病员服,我们会有专人送您至CT室行手术治疗。

(4)手术过程中请您配合医生摆好俯卧位,并配合做好屏气。

(5)术后返回病房后,请您保持俯卧位1~1.5h,平卧12~24h后再起床活动;禁食4~6h,饮食宜清淡,避免刺激性食物,多进食易消化、高营养的食物。

(6)手术后有可能会出现腹泻、低血压等并发症,请您变换体位时动作要慢,并及时将这些不适告诉医护人员,我们会为您积极治疗。

四、慢性疼痛的射频治疗

自1950年第一代射频发生器用于临床以来,射频技术在疼痛治疗中发挥了越来越重要的作用,已成为疼痛科的核心治疗技术之一。临床上常利用连续射频的热凝固效应和脉冲射频神经调制作用治疗各种疼痛疾病。

(一)标准射频治疗慢性疼痛疾病

1.标准射频治疗慢性疼痛疾病的机制

射频穿刺针(尖端裸露,其余针干覆盖绝缘作用的特氟龙涂层)到达预定部位后,将射频电极置入穿刺针,从穿刺针尖释放的高频射频电磁波使周围一定范围内的带电粒子产生高频运动,产生热量使局部温度迅速升高,蛋白质发生变性凝固。由于射频电磁波的作用范围精确可控,精度可达毫米级,使得热凝范围非常精确。射频温度调控可以精确到0.1℃,痛觉神经纤维在60℃即可变性,丧失痛觉传导能力;75℃以上的温度才能对运动神经产生不可逆热损害。因此,使用射频技术可以选择性地对痛觉神经纤维进行热凝,同时不影响运动纤维的功能。

2.射频疗法的适应证

(1)三叉神经、舌咽神经和蝶腭神经节等颅神经及其分支的射频热凝毁损治疗。

(2)脊髓背角、背根神经节、脊神经根、脊神经及其分支的神经丛射频热凝毁损治疗。

(3)椎间盘源性颈肩腰腿痛。

(4)椎间盘突出症所致颈肩腰腿痛。

3.射频治疗的禁忌证

(1)安装有心脏起搏器或有严重心律失常的患者。

(2)穿刺部位或附近有感染、脓毒血症或败血症患者。

(3)解剖变异、畸形;无法实施神经阻滞穿刺患者。

(4)严重出血性疾病或正在接受抗凝治疗的患者。

(5)患有严重心脑血管疾病且病情不稳定者。

(6)严重营养不良、恶病质、休克或多脏器功能衰竭患者。

(7)对射频治疗术中用药过敏者。

(8)精神失常、重度心理疾病、不能配合治疗或拒绝接受射频治疗的患者。

4.射频治疗所需仪器和物品

射频发生器、穿刺针、射频电极、负极片、心电监护仪、记号笔、标尺和注射器等。

5.射频治疗术前准备

(1)查看患者病历和检查,明确诊断和治疗方法。

(2)预约C形臂X线机或CT介入治疗手术室。

(3)需要特殊体位者术前训练体位摆放,并准备好摆放体位所需器具。

(4)患者术前禁食6h,禁饮4h。老年人和体弱者禁饮时间可放宽到2h。

(5)原发性高血压患者手术当日不宜停用降压药。为方便疗效观察,部分患者需停用止痛药。

(6)开放静脉输液通路,备齐局部麻醉药、造影剂和常用抢救药品。

6.射频治疗的注意事项

(1)射频神经热凝治疗的注意事项

①躯干部和胸椎的射频治疗可能会造成气胸,术中和术后应密切观察有关征象。

②颅神经射频治疗穿刺困难,加上头面部组织疏松和血供丰富,易发生肿胀和血肿。术后应注意冷敷加压包扎,并严密观察。

③三叉神经射频后由于舌体和颊黏膜感觉减退,常有舌和颊黏膜咬伤,应注意预防。

④上颌支半月神经节射频治疗可能累及眼支,术后应密切观察角膜反射,以免角膜损伤。

⑤治疗前服用大剂量阿片类镇痛药,治疗后疼痛骤然减轻,可能出现阿片类药物过量现象,应特别注意。

(2)射频热凝治疗椎间盘疾病注意事项

①穿刺可致椎管内出血和神经损伤,应密切关注肢体感觉、肌力、反射及大小便情况。

②经硬膜囊穿刺可能导致腰穿后低颅压性头痛。经硬膜囊穿刺次数较多时,术后卧床可延至5～6d,并鼓励多喝水。若2周后仍有严重低颅压性头痛,可行硬膜外血贴治疗。

③术后数日出现剧烈腰背痛和发热,要考虑到椎间盘炎,应立即查ESR、CRP和脊柱MRI。

④术后卧床2～3d,3d后佩戴护腰下床活动。

⑤2周内不宜做腰背肌锻炼,2周后可逐渐开始腰背肌锻炼。

⑥2个月内不宜剧烈活动和负重弯腰,2个月后逐渐恢复日常生活和运动。

(二)脉冲射频治疗慢性疼痛疾病

1.脉冲射频治疗慢性疼痛的机制

脉冲射频的连续输出会在针尖周围产生75℃以上的温度,这一温度足以造成神经损伤。研究发现42～44℃的温度即可有效抑制专门传递痛觉的C纤维,而不影响其他的感觉和运动神经纤维,从而在缓解疼痛的同时,保留神经的正常功能。

2.脉冲射频治疗慢性疼痛的适应证

(1)用于外周混合神经的疼痛治疗,有效缓解疼痛的同时不影响其他神经的功能。

(2)适用于神经根性疼痛(如坐骨神经痛、根性颈痛、胸痛)、脊神经背根神经节治疗。

(3)其他对温度敏感的神经(如三叉神经眼支、C4、C8、T1 及下段骶神经)的疼痛治疗。

3.脉冲射频治疗的实施

(1)在影像学技术的引导下使用射频穿刺针穿刺,确认穿刺针尖位于拟调制神经附近。

(2)高频刺激($50\sim100\,Hz$,$0.3\sim0.5\,mA$)诱发支配区域麻木疼痛,低频刺激($1\sim5\,Hz$,$1\,mA$)支配肌肉不自主抽动,确认穿刺针尖距离神经足够近。

(3)给予脉冲射频($42\,℃$、$120\sim240\,s$,$2\sim3$ 个周期)。

(三)射频治疗的护理

1.术前护理

(1)术前评估:评估患者的一般情况(包括血、尿常规,肝、肾功能及电解质,出、凝血时间)、疼痛情况、对射频治疗的耐受性、心理状况等。

(2)心理护理:护理人员向患者详细解释该项治疗的原理、方法,说明该手术的必要性、优越性及可能出现的并发症等,使患者有心理准备并消除负面情绪,从而让患者积极配合护理及治疗。

(3)术前准备:备好术中用药、用物、急救器材等。

(4)屏气及体位训练:术中需屏气或特殊体位的患者,在术前需向其说明训练的目的及重要性,一般提前三天训练正确的屏气方法及评价患者对特殊体位的耐受性。

2.术中护理

(1)安全管理:仔细核查患者信息、介入手术名称,防止手术部位及术式的错误;如需 CT 引导,由于 CT 检查床较窄,护士需全程陪同,防止坠床的发生。

(2)射频设备的应用及观察:体位安放好后,将一次性负极板贴附于身体较平坦处。射频仪工作时,要注意观察显示器上的技术参数,如阻抗、输出功率、电极温度的变化,当正常工作时数值变化不大,若出现显著变化则提示工作异常,需及时报告医生。

(3)体位护理:如需特殊体位,应用软枕帮助患者固定体位,摆放时应注意动作轻柔。手术过程中协助患者持续保持正确的体位,如患者不能坚持,可暂停手术数分钟,让患者休息片刻。

(4)屏气指导:颈部或胸部手术进针时可能伤及胸膜,进针过程中需要患者屏气,要正确指导患者在合适时间(一般在呼气末或吸气末)屏气,以利术者进针达到预定的深度。

(5)病情观察:术中全程监测患者的生命体征,保持静脉输液通畅,一旦发生意外,立即参与抢救工作。

(6)疼痛评估:术中按需评估并记录疼痛分值,为治疗提供参考。

(7)并发症的观察:术中可能会出现穿刺部位出血、血肿、气胸、药物过敏、低血压、头晕、头痛、恶心、呕吐,以及头颅、躯干或四肢感觉和运动情况异常等并发症,一旦发现,立即配合医生做好处理。

3.术后护理

(1)病情观察:详细了解手术过程及术中情况,观察并记录患者的生命体征,出现异常及时汇报医生。

（2）穿刺点的护理：注意观察穿刺点有无渗血、渗液或皮肤烫伤，保持穿刺部位敷料干燥。

（3）并发症的观察及护理：观察患者有无头晕、头痛、恶心、呕吐、躯干或四肢感觉及运动情况异常等并发症，出现异常及时汇报医生。长期大剂量服用阿片类药物的患者，术后疼痛明显缓解也不能立即停药，而需要逐步撤药以防止戒断反应的发生，同时注意观察有无阿片类药物过量反应。

（4）疼痛评估：术后动态评估并记录疼痛分值，及时了解手术的疗效。

（5）健康教育：向患者解释术后可能出现的并发症，指导患者采用相应预防措施。

【知识链接8-2】　　　　射频治疗的健康宣教单页

射频治疗是指通过射频热凝或射频调制阻断痛觉神经传导，阻断疼痛的恶性循环，治疗疼痛疾病的一种治疗手段。为了能更好地配合治疗，请您做好以下几点：

（1）手术前几天，我们会对您进行屏气和特殊体位的训练，以便您在术中能更好地配合。

（2）请您沐浴、更衣，做好个人卫生，注意保暖，防止感冒；术前禁食6h，禁饮4h。

（3）手术前，请您穿上病员服，我们会有专人送您至CT机手术室行手术治疗。

（4）手术过程中请您配合医生摆好体位，配合做好屏气。

（5）手术过程中有任何不适的症状，请您立即告诉医护人员。

（6）手术结束返回病房后，请您保持穿刺点伤口敷料的干燥，关注您的疼痛情况以及其他不适症状，并及时告诉我们。

（7）如果您长期服用阿片类止痛药，手术过后，疼痛缓解了，也请您不要自行停药，我们会根据您的情况，逐步为您将药减量直至停药，以免出现一些不适症状。

五、慢性疼痛的臭氧治疗

（一）臭氧的作用机制

臭氧（O_3）用于治疗人类疾病已有160余年的历史。近年的基础研究和临床实践发现臭氧可通过以下机制参与调节人类功能和治疗疾病。

1.抗炎止痛

（1）拮抗炎症因子释放，扩张血管，改善回流，减轻局部的充血水肿；中和白介素可溶性受体，抑制 IFN-α、TNF-α 释放，增加 β 转移生长因子和 IL-10 的释放，刺激氧化酶过度表达，中和炎症反应中产生的反应性氧化物，拮抗炎症反应中的免疫因子释放。

（2）抑制炎症因子的释放，消除神经末梢释放致痛物质（如 P 物质、磷脂酶 A_2 等）。臭氧也可直接作用于神经末梢，刺激抑制性中间神经元释放脑啡肽类物质，产生镇痛作用。

2.臭氧对椎间盘的作用

（1）椎间盘内注射的作用机制：臭氧具有极强的氧化能力，将它注入突出的椎间盘髓核组织内可以瞬间氧化髓核组织内的蛋白多糖及破坏髓核细胞，使蛋白多糖的功能丧失，髓核组织的渗透压不能维持，导致水分丧失而萎缩，从而降低椎间盘内压力，消除对神经根的压迫。

（2）臭氧盘外注射的作用机制：突出的髓核及纤维环压迫硬脊膜、神经根及周围静脉，引起回流障碍,出现渗出和组织水肿。纤维环断裂后释放的糖蛋白和β蛋白等作为抗原物质,使机体产生免疫反应,形成无菌性炎症。臭氧可刺激氧化酶过度表达,中和炎症反应中过量产生的反应性氧化产物,拮抗炎症反应中的免疫因子释放,扩张血管,改善回流,减轻神经根周围的水肿和炎症。

(二)臭氧治疗慢性疼痛疾病的适应证

1.软组织、关节和神经病理性疼痛的治疗

(1)关节病:如肩关节、骶髂关节、髋关节或膝关节等。

(2)软组织痛:如肩周炎、腰肌劳损或筋膜疼痛综合征等。

(3)神经病理性疼痛:如带状疱疹后神经痛(Postherpetic Neuralgia,PHN)、三叉神经痛。

2.脊柱或椎间盘相关疼痛的治疗

(1)颈椎病:颈椎关节、椎间盘内及硬膜外腔注射。

(2)腰椎间盘突出症:椎旁、腰肌沟、硬膜外腔及盘内注射。

(3)腰椎手术后综合征的治疗。

(三)臭氧治疗慢性疼痛疾病的禁忌证

(1)椎间盘完全脱出。

(2)骨性椎管狭窄、侧隐窝狭窄。

(3)椎间隙狭窄,椎间盘高度$< 75\%$,严重脊椎不稳定。

(4)症状进展迅速,伴高位肌麻痹或马尾神经症状。

(5)有精神疾患不能配合手术者。

(6)合并严重中枢神经系统疾病或循环极度不稳定者。

(7)穿刺部位有感染,或合并全身感染性疾病。

(8)甲状腺明显肿大或有甲状腺功能亢进未能控制者。

(9)凝血功能障碍,蚕豆病患者。

(四)臭氧的临床应用

1.臭氧治疗软组织、关节和神经病理性疼痛

(1)臭氧治疗软组织和关节疼痛:注射器抽取O_2/O_3混合气体,浓度$20\sim40\mu g/ml$,压痛点局部浸润。

(2)神经病理性疼痛的臭氧治疗:

①局部治疗:$25\sim35\mu g/ml$的O_2/O_3混合气体,椎旁间隙注射或皮损区局部皮下注射。

②全身治疗:O_3大自血疗法,将O_3处理后的自体血回输,治疗带状疱疹后神经痛等顽固性神经痛。

(3)臭氧椎间盘内注射:在C形臂X线或CT引导下穿刺针进入椎间盘内,椎间盘造影复制出平时疼痛,经穿刺针注入$20\sim40\mu g/ml$的O_2/O_3混合气体,$2\sim3ml$/颈椎间盘,$5\sim10ml$/腰椎间盘。

(4)硬膜外腔和椎旁注射臭氧:在C形臂X线或CT引导下穿刺针进入硬膜外腔或椎旁间隙,回吸无血、无脑积液,注入造影剂见造影剂沿硬膜外腔或椎旁间隙内分布,经穿刺针注入$20\sim40\mu g/ml$的O_2/O_3混合气体,$3\sim5ml$/颈椎间盘,$6\sim8ml$/腰椎间盘。

(五)臭氧治疗的并发症

(1)穿刺部位疼痛、血管损伤引起血肿、外周神经损伤。

(2)椎间隙或椎管内感染。

(3)脊髓、脊神经根损伤。

(4)臭氧过敏、臭氧致气体栓塞。

六、慢性疼痛的神经电刺激疗法

(一)周围神经电刺激术

1.经皮神经电刺激术（Transcutaneous Electrical Nerve Stimulation,TENS）

通过特定部位皮肤上的电极，发放增强伤害性传入纤维中粗纤维活性的电刺激，激活粗纤维，从而抑制伤害性信号的传入，达到缓解疼痛的目的。韩济生院士结合中医经络理论改进了 TENS，显著扩大了 TENS 的治疗范围，增进了疗效。TENS 由于无创和几乎无副作用，可以用于所有类型疼痛的辅助治疗。

2.植入性电极周围神经电刺激术

将刺激电极植入外周神经附近，通过电极发放电刺激，抑制伤害性信号的上传，将疼痛感觉转变为可接受的良性感觉（如轻叩感、麻刺感等），从而缓解剧烈的疼痛。植入性电极周围神经电刺激术常用于涉及外周神经的顽固性疼痛的治疗，例如复杂性局部疼痛综合征（CRPS）、顽固性枕大神经痛或带状疱疹后神经痛的治疗。

(二)脊髓电刺激

脊髓电刺激（Spinal Cord Stimulation,SCS）是将刺激电极植入椎管内（通常是硬膜外腔），刺激电极发放脉冲电流刺激脊髓后柱以减轻或缓解疼痛。随着 SCS 技术的逐渐成熟，SCS 已成为当今疼痛治疗领域的核心治疗技术之一。

1.SCS 的电极植入和调试

(1)测试电极植入：将穿刺电极通过硬膜外腔穿刺后植入硬膜外腔相应脊髓节段，脉冲刺激发生器不埋入体内，而是通过导线与硬膜外腔的刺激电极连接。通过调整脉冲刺激的强度、时程、波宽和频率测试脊髓电刺激能否有效缓解疼痛，以决定是否植入永久性刺激装置。

(2)穿刺法植入永久刺激装置：如果测试电极可有效缓解疼痛，则将永久性埋入式脉冲发生器通过外科手术埋入腹部或胸壁内，埋于皮下隧道的导线将脉冲刺激由脉冲发生器传至刺激电极，持续不断地抑制疼痛和痉挛等伤害性感觉。

(3)外科电极的植入：指采用外科手术的方式逐层切开各层组织直至硬膜外腔，然后将专用的板状电极固定在硬膜外腔。脉冲发生器的埋植同穿刺电极埋植。外科电极的植入虽然创伤大，但也有疗效更可靠和固定更牢固的优点。

2.SCS 的适应证

(1)脊椎手术后综合征、复杂性局部疼痛综合征。

(2)带状疱疹后神经痛、幻肢痛、残肢痛、周围神经损伤后疼痛。

(3)周围血管缺血性疾病所致的肢体疼痛和缺血以及心绞痛等。

3.SCS 的禁忌证

(1)局部感染或全身严重感染的患者。

（2）电极置入部位严重畸形，无法穿刺或植入外科电极者。

（3）全身状况过于衰竭的终末期患者。

（4）无法有效沟通交流及不能配合治疗的患者。

（5）精神异常或严重情绪障碍患者、拒绝接受该疗法的患者。

4. SCS的并发症

（1）电极或电刺激引发的不适感，发生率高达40%，但绝大多数较轻微，患者可以耐受。

（2）与手术和机械原因相关的并发症发生率约为10%，包括脊髓损伤、脑脊液漏、感染、电极移位、导线接触不良、脉冲刺激发生器障碍等。最常见的是电极移位和感染。

5. SCS的疗效

（1）SCS治疗脊柱手术后综合征所致的腰腿痛，短期疗效较好，但远期疗效降低。LeDoux报告，1个月时有效率为90%以上（疼痛减轻50%以上），1年时有效率为76%，5年时有效率为70%。

（2）SCS治疗CRPS的疗效与脊椎手术后综合征相似，在众多慢性疼痛中，CRPS对SCS的治疗反应是最佳的。SCS治疗其他慢性疼痛的疗效顺序为：糖尿病性周围神经病＞带状疱疹后神经痛和肋间神经痛＞幻肢痛和脊髓损伤后神经痛。

（3）SCS治疗外周血管缺血性疾病效果良好，表现为疼痛明显缓解，缺血改善，部分患者缺血性溃疡甚至得到愈合，截肢率明显下降。Claeys报告，SCS治疗后3年，仍有61%的患者疼痛缓解75%以上，并且仍保留着肢体；4年后肢体保留率仍有66%。

（4）Anderson等的初步研究表明SCS可有效缓解心绞痛，改善心肌灌注，同时不会掩盖急性心肌缺血时的症状。

（三）神经电刺激疗法的护理

1. 心理护理

患者经历长时间的疼痛煎熬，生活和睡眠受明显影响，多合并焦虑和抑郁。护理人员在评估患者一般资料（家庭、性格特点、心理状况等）、疼痛史、用药史的基础上，积极与其沟通，耐心倾听患者的主诉，热情、真诚地关注患者，给予心理疏导，并调动患者家庭支持系统给予支持，教会并训练患者呼吸放松法，以缓解负性情绪。

2. 神经电刺激试验治疗期间护理

（1）植入临时电极进行电刺激试验治疗期间，严密监测患者生命体征，定时换药，观察伤口敷料情况及有无脑脊液漏；遵医嘱进行防感染、止痛、止血和支持治疗；指导患者操作体外刺激器，告知刺激感受如同按摩感，如有变化或不适感及时报告医生。

（2）观察脊髓刺激器运转情况，并记录各种参数。患者自我报告是评估疼痛的唯一可靠标准。刺激的电压、脉宽、频率设定需因人而异，根据患者的主诉和VAS评分进行调节；治疗期间患者禁止行短波透热疗法、微波透热疗法、超声波透热疗法和核磁共振（MRI）检查；禁止淋浴，如有出汗及时更换创口敷料；创口出现红、肿、热、痛及时处理，防止感染；能下床患者避免剧烈活动，如颈部、躯干过度屈伸或回旋等，避免摔倒和受碰撞；患者避免长时间坐姿，不要拿超过2.5kg的物品，翻身时避免牵拉导线，防止电极移位；长期卧床患者，功能锻炼时避免弯曲、扭转、伸展身体。

3. 植入永久性刺激器后的观察和护理

（1）植入后6h内，每隔1h监测并记录患者的生命体征1次；观察伤口敷料，如有出汗应及时更换。

(2)植入术后 12h 内静卧。

(3)植入后 2d,协助患者下床活动,活动时注意保持肩与腰同一方向,避免手臂举过头和肩、腰部用力伸展等运动。

(4)置入后应继续动态评估并记录疼痛情况,每 2h 评估 1 次。

4.出院指导及随访

(1)建立通信联系卡,了解患者康复期状况并及时指导患者调整刺激器参数。

(2)鼓励患者进行康复运动,保持愉悦心情,如出现感觉异常及时就诊。

(3)告知患者及家属心脏起搏器、超声设备、电疗器、防盗器等能影响刺激器,不要接近雷达天线、广播天线、高压设备及强磁场。

(4)刺激器电池寿命为 3~4 年,要按时更换电池。

(5)告知家属置入刺激器后第 1 个月内,椎管内的阻抗变化最大,所需的电流强度也随之最大,2 个月后阻抗会基本稳定。

(6)指导患者及家属出院后正确使用遥控器控制疼痛。

(7)置入刺激器 6~8 周内应遵守试验期的注意事项,保护脊髓刺激器,预防并发症的发生;1 个月内至少每周随访 1 次,调整参数并检查脊髓刺激器的维护情况,以后随访间隔时间可延长。

七、鞘内药物输注疗法

鞘内药物输注系统植入术是指经皮穿刺,将导管置入蛛网膜下腔预定位置,通过导管将阿片类药物或其他药物注入蛛网膜下腔达到迅速镇痛的目的。包括导管和给药装置在内的一套装置被称为鞘内药物输注系统。根据导管外接端口和给药装置是否完全埋入体内,可分为完全植入式和部分植入式鞘内药物输注系统。由于鞘内注射吗啡时,其镇痛效能相当于口服给药的 300 倍,所以鞘内给药可显著减少阿片类药物用量,显著改善镇痛效果,同时降低不良反应强度和发生率。

(一)部分植入式鞘内药物输注疗法

1.部分植入式鞘内药物输注系统的植入

首先行蛛网膜下腔穿刺,将导管置入蛛网膜下腔,并使导管尖端尽可能地接近疼痛区域所对应的脊髓节段,然后在患者腹部埋植一个硅胶输液港(Port),经皮下隧道将蛛网膜下腔导管与 Port 连接。需要向蛛网膜下腔输注药物时,只需消毒 Port 所在处的皮肤,用专用蝶翼针刺入 Port,连接患者自控电子镇痛(Patient Controlled Analgesia,PCA)泵,即可实施鞘内患者自控镇痛治疗。通常部分植入式鞘内药物输注系统在体内留置时间为 3~6 个月,但临床上留置 1 年以上者也不鲜见。

2.鞘内输注的药物

吗啡为主,经常联合输注小剂量的局部麻醉药,特殊情况下也可输入齐考诺肽、氯胺酮、巴氯芬或右旋美托嘧啶等。

3.部分植入式鞘内药物输注疗法的优点

整个系统费用约为完全植入式鞘内药物输注系统的 1/10,安装操作相对简单,外接式 PCA 泵的容量可以根据患者需要进行调整。

4.部分植入式鞘内药物输注疗法的缺点

始终需要外带 PCA 泵,PCA 泵与 Port 连接处仍为有创连接,既影响了患者的活动和生活质量,也增加了感染和导管移位或断开的概率。

5.部分植入式鞘内药物输注法的适应证

(1)癌痛:"三阶梯"治疗无法有效缓解疼痛,预期生存时间不超过 1 年。

(2)骨质疏松症:重度骨质疏松造成的病理性骨折,外科手术治疗后疼痛仍无法缓解,其他用药途径给予止痛药无法缓解疼痛或副作用无法耐受。

(3)顽固性疼痛:顽固性神经痛、顽固性内脏痛、复杂性局部疼痛综合征(CRPS)及脊柱手术后综合征等。

(二)植入式鞘内药物输注疗法

1.植入式鞘内药物输注系统的安装

切开棘上韧带表面皮肤和皮下,暴露棘上韧带,经棘上韧带行蛛网膜下腔穿刺,将导管置入蛛网膜下腔,并使导管尖端尽可能地接近疼痛区域所对应脊髓节段,使用专用"锚定器"将导管固定在棘上韧带上,经皮下隧道将蛛网膜下腔导管引至腹部,腹部做 4～5cm 切口,分离至腹肌筋膜层,将植入式输液泵埋入切口并固定在腹肌筋膜上。使用特制穿刺针经皮穿刺至电子输液泵的储药囊中,将需输注药物注入储药囊。注药完毕后,整个输注系统与外界再无联系,向蛛网膜下腔的给药完全由埋入体内的电子输液泵执行。

2.植入式鞘内药物输注疗法的优点

整个系统完全植入体内,患者在不加药时可自由进行各种活动,对患者生活影响极小。

3.植入式鞘内药物输注疗法的缺点

储药囊容量只有 20～60ml,无法满足用药剂量较大患者的需求;另外,每例患者高达 15 万～20 万元的费用也限制该疗法的广泛应用。

(三)鞘内药物输注疗法的并发症

1.Port 或植入式电子输液泵引发的局部不适感,多数较轻微,患者可以耐受。

2.与手术和机械原因相关的并发症,包括脊髓损伤,脑脊液漏,感染,导管移位、脱落或断裂,Port 或植入式电子输液泵电极移位和植入式电子输液泵故障等。

(四)部分植入式鞘内药物输注疗法的护理(植入式鞘内药物输注疗法的护理基本相同)

1.术前护理

(1)术前评估:评估患者的一般情况(包括血、尿常规,肝、肾功能及电解质,出、凝血时间)、患者疼痛情况、对手术的耐受性、心理状况等。

(2)术前患者准备:①向患者说明手术的目的、步骤、安全性及术中配合的注意事项,使其了解治疗过程,并告知患者术后可能出现的不适症状。②手术备皮、修剪指(趾)甲、沐浴更衣;备好术中器械、用药、急救药品等;通知手术室;做好过敏试验;必要时术前 30min 适当给予镇静剂,消除紧张心理。

(3)术前物品准备:0.25%利多卡因、生理盐水等,联合麻醉包、手术器械包一个,输液港装置一套。

2.术后护理

(1)病情观察:术后向手术医生了解手术过程,监测生命体征;观察腹部切口和背部切口有无肿胀、渗血、血肿、感染等。

（2）一般护理：妥善固定药物输注通道外露部分，防止受压、折曲、脱落，保持管道的通畅和密闭性；嘱患者着宽松、柔软的棉质衣服，避免压迫和摩擦药物输注通道的体表皮肤。切口愈合后，腹部输液港连接针头处常规每周换药一次。蝶翼针每周更换一次。埋入式输注系统不可用含肝素的生理盐水冲洗，仅可用生理盐水溶液 0.5～1ml 进行冲洗。

（3）预防切口与椎管内感染的护理：注意体温的变化，观察腹部切口有无渗血、渗液，保持切口的清洁、干燥，避免切口感染。严格执行无菌操作原则，每次加药要严格无菌操作，注入时使用精密药液过滤器，接头处用无菌透明敷贴密封防止细菌沿管道侵袭，严防椎管内感染。

（4）药物不良反应的观察及护理：使用阿片类药物后常见的并发症有便秘、恶心、呕吐、嗜睡、呼吸抑制、排尿困难等，在护理中要注意多观察。

3.健康教育

向患者宣教术后可能出现的并发症，指导患者采用相应的预防措施。

【知识链接 8-3】　　　　鞘内药物输注疗法的宣教单页

鞘内药物输注疗法是通过微创手术，将一套药物输注系统植入您体内，通过这一输注系统，再借助自控镇痛泵注入吗啡或其他药物，以缓解您的疼痛。为了更好地配合治疗，请您注意以下几点：

（1）术前一天，请您沐浴、更衣，做好个人卫生，并注意保暖，防止感冒。

（2）手术当天，请您穿上病员服，我们会有专人送您至手术室行手术治疗。

（3）术后请您着宽松、柔软的棉质衣服，避免压迫和摩擦输注通道的体表皮肤。植入部位避免硬物撞击，以免输药壶移位或损坏。

（4）请您保持腹部和背部的切口清洁、干燥，避免切口污染而致感染。

（5）连接自控镇痛泵治疗期间，请妥善固定药物输注通道外露部分，防止受压、折曲、脱落，保持管道的通畅和密闭性。

（6）阿片类药物治疗期间，可能会出现便秘、恶心、呕吐、嗜睡、呼吸抑制、排尿困难等副反应，请您及时告知我们，我们会为您积极治疗。

（7）出院后，请您每周到医院更换针头及敷料；每天进行疼痛评估并记录，以便我们了解您的病情。

八、经皮椎体成形术

（一）经皮椎体成形术(Percutaneous Vertebroplasty，PVP)

PVP 指在影像引导下，经皮穿刺至病变椎体，将聚甲基丙烯酸甲酯(Polymethyl methacrylate，PMMA，骨水泥)注入椎体中，恢复椎体形态和稳定性，从而缓解疼痛，恢复患者功能。

（二）经皮椎体后突成形术(Percutaneous Kyphoplasty，PKP)

PKP 与 PVP 不同的是，在穿刺针到达病变椎体中后，将一个可膨胀气囊置入并使其膨胀，恢复椎体形态，纠正脊柱后凸畸形，在椎体中形成一个低压空间，然后再将骨水泥注入。

（三）PVP 和 PKP 的适应证

（1）颈、胸、腰、骶椎体的溶骨性转移瘤。

(2)椎体血管瘤。

(3)椎体骨髓瘤。

(4)骨质疏松所致椎体压缩性骨折。

(5)椎体骨折引起的背痛,经系统保守治疗无效,排除其他可以引起背痛的疾病,如椎间盘疾病、脊神经后支或小关节疾病等。

(四)PVP 和 PKP 的禁忌证

(1)凝血功能障碍。

(2)恶病质、全身衰竭。

(3)脊柱病理性骨折已造成脊髓或神经压迫,并产生症状。

(4)椎体后缘有明显骨破坏。

(5)成骨性椎体骨转移。

(6)严重椎体压缩性骨折(椎体高度减少 70%以上)者。

(五)椎体成形术的并发症

(1)骨水泥椎体外漏出,漏向椎管内或椎间孔时可压迫脊髓或脊神经,严重者造成截瘫或剧烈根性疼痛,漏出量较大或症状严重者应立即行外科手术治疗。

(2)椎体成形时造成局部炎症或骨水泥微量漏出时可致术后局部神经刺激症状,经局部封闭和对症治疗后多可缓解。

(3)骨水泥微粒进入血液循环引发过敏反应,严重时可致休克。骨水泥填充时的高压致脂肪进入循环和骨水泥凝固时的高温致使气体进入循环均可造成不同程度的栓塞现象。注射骨水泥后要密切观察循环状况,并准备相应抢救措施。

(4)穿刺相关的并发症,包括椎弓根、肋骨、胸骨骨折、神经损伤和气胸等。

(六)椎体成形术的疗效

(1)PVP 或 PKP 治疗椎体压缩性骨折的疗效均好于保守疗法,PVP 和 PKP 的见效更快,远期疗效更佳。PVP 和 PKP 治疗椎体压缩性骨折时,97%的患者在术后 24h 疼痛即显著缓解。随访 5 年,所有患者对疗效仍感满意。

(2)PVP 与 PKP 相比,后者的疗效略好,尤其是当患者脊柱后凸畸形明显,PKP 的远期疗效更好,患者功能恢复更佳。另外,PKP 的骨水泥外漏比例更低。

(七)椎体成形术的护理

1.术前护理

(1)术前评估:评估患者的一般情况(包括血、尿常规,肝、肾功能及电解质和凝血分析)、对手术的耐受性、心理状况和疼痛等情况。

(2)术前患者准备:

①术前应向患者说明手术目的、步骤、安全性及术中配合的注意事项,让患者了解治疗的过程,并告知患者术后可能出现的不适症状。

②术前训练患者床上排尿,以免术后患者不习惯床上排尿而造成尿潴留。

③术前 2～3d 让患者行俯卧位、腰部过伸位锻炼,时间由短渐长,循序渐进,以便适应术中、术后的强迫体位,提高手术的耐受性。

④手术野备皮、修剪指(趾)甲、沐浴更衣;做好过敏试验;术前禁食 6h,禁饮 4h;必要时术前 30min 适当给予镇静剂,消除紧张心理。

（3）术前物品准备：2％利多卡因、骨水泥、椎体扩展球囊导管、椎体成形导向系统及手术器械包一个。

2.术中护理

（1）安全管理：仔细核查患者信息、手术名称，防止手术部位及术式的错误；由于CT检查床较窄，护士需全程陪同，防止坠床的发生。

（2）体位护理：腹部垫软枕，俯卧位，摆放时应注意动作轻柔，手术过程中协助患者持续保持正确的卧位。

（3）病情观察：保持静脉通路通畅，手术过程中要注意倾听患者的主诉，密切观察其面色、呼吸、血压及心率的变化，有无胸痛、咳嗽及肢体反射情况，如出现心悸、气促、恶心、呕吐、下肢麻木、触电性疼痛等异常情况，应立即配合医生做好处理。

（4）骨水泥的调配和使用：在无菌条件下，先注入粉剂，再注入水剂，向同一方向搅拌。待调成稀薄糊状，抽入多个注射器内备用，排尽空气。开始调制骨水泥后，护士每隔1min向医师报告一次，使其掌握注入时机。当检测骨水泥可拔出丝成牙膏状时即可进行注射。当医生注射完毕一个注射器内骨水泥时，护士立即递上下一个注射器，以缩短注射时间。手术台上留置少量骨水泥以观察其固化程度。

3.术后护理

（1）病情观察：术后向手术医生详细了解手术过程及术中情况；持续心电监测12h，观察并记录患者的生命体征，出现异常及时汇报医生并配合做好处理。

（2）穿刺点的护理：注意观察穿刺点有无渗血、渗液，保持穿刺部位敷料干燥，换药时严格执行无菌操作，减少感染机会；术后遵医嘱使用抗生素3～5d。

（3）体位护理：术后卧硬板床，绝对卧床2h，协助患者翻身，翻身时保持脊柱在同一条受力线，防止腰部扭曲。术后12h可下床活动。

（4）饮食护理：饮食宜清淡，避免刺激性食物，给予易消化、高营养食物，多食高钙食品；忌烟酒。

（5）并发症的观察及护理：患者术后可能出现骨水泥外渗、肺栓塞等并发症，若患者出现双下肢麻木、疼痛、活动障碍、呼吸困难、胸痛、晕厥或休克等，应及时汇报医生，配合做好处理。

（6）疼痛评估：术后动态评估并记录疼痛分值，及时了解手术止痛的疗效；术后有可能会出现一过性的疼痛，应遵医嘱及时给予对症处理。

4.健康教育

（1）帮助患者学习简单的疼痛评估方法，让患者积极参与到疼痛评估和治疗中，以便获得更好的治疗效果。

（2）术后3～5d开始教会患者腰背肌锻炼的方法，出院后避免重体力劳动，多晒太阳，多食高钙食品。

【知识链接8-4】 **经皮椎体成形术宣教单页**

经皮椎体成形术指在影像引导下经皮穿刺将骨水泥注射到病变椎体，增加椎体强度，提高脊柱稳定性，消除或减轻背痛的一种方法。为了更好地配合治疗，请您注意以下几点：

（1）术前2～3d，您需要进行俯卧位和腰部过伸位的训练，以便您在术中能更好地配合。

（2）术前一天,请您沐浴、更衣,做好个人卫生,并注意保暖,避免感冒。

（3）手术当天,请您穿上病员服,耐心等待,我们会有专人送您至手术室行手术治疗。

（4）手术过程中请您配合医生摆好俯卧位,放松心情;有任何不适,请立即告诉医护人员。

（5）手术结束返回病房后,请您绝对平卧 2h,12h 后可下床活动;您可以进食清淡、易消化、高营养的食物,多食高钙食品,避免刺激性食物,忌烟酒。

（6）手术后由于术中组织的损伤或骨水泥放热、炎症等,您有可能会出现一过性的疼痛,请您不要紧张,及时告诉医护人员,我们会积极为您处理。

（7）术后请您保持背部穿刺点敷料的干燥,关注您的疼痛情况以及是否有不舒服的症状出现,并及时告诉我们,以便我们能更好地为您治疗。

九、放射性粒子植入疗法

在癌痛的治疗中,部分患者的疼痛来源于肿瘤组织对邻近组织器官或神经的刺激和压迫,如能使肿瘤体积缩小,治疗肿瘤的同时还可使疼痛显著缓解。放射性粒子植入术指将放射性粒子植入肿瘤内部,利用放射线对肿瘤进行放射治疗的方法。由于植入放射性粒子的射线有效工作距离仅 10mm 左右,所以在治疗时放射线的剂量全部局限于肿瘤组织之内,邻近的健康组织可免于射线的伤害,在最大限度地杀灭肿瘤细胞的同时,可最大限度地保护邻近组织。

常用的植入性放射性粒子是碘-125。治疗前可根据 CT 和 MRI 了解肿瘤的三维立体结构,制订粒子植入计划。在影像学技术指导下,按照事先制订的粒子植入计划,通过穿刺或自然腔道将放射性粒子植入预定位置。植入的放射性粒子可以在数周至数月的时间内对周围肿瘤组织产生放射性效应。

（一）放射性粒子植入疗法的适应证

（1）中晚期原发性恶性肿瘤,已无法手术切除治疗者。

（2）转移恶性肿瘤,无手术治疗条件或体外放射治疗疗效不佳者。

（3）肿瘤压迫造成剧烈疼痛,其他止痛治疗疗效不佳者。

（二）放射性粒子植入疗法的禁忌证

（1）恶液质,不能耐受治疗者。

（2）Kamofsky 功能状态评分(KPS)小于 60 分,预期生存小于 3 个月。

（三）放射性粒子植入疗法的并发症

（1）穿刺相关的并发症,如出血、邻近重要器官损伤(如气胸和肠道穿孔)和感染等。

（2）放射性粒子植入相关的并发症,如粒子移位、粒子脱落。

（四）放射性粒子植入术的护理

1.术前护理

（1）详细叙述病情,进行体检。

（2）熟悉手术步骤和过程及可能出现的并发症。

（3）指导患者练习在床上排大、小便。

（4）遵医嘱做碘过敏试验及有关药敏试验。

(5)嘱患者术前 1d 洗澡,必要时备皮。

(6)如有发热、上呼吸道感染、月经来潮、备皮部位感染等,应及时报告医生,可暂停手术。

(7)术前 8h 禁食,4h 禁饮。

2.术后护理

(1)术后每 30～60min 测量血压、脉搏、呼吸各 1 次,连续 3h。

(2)严密监测生命体征,术后 3d 内监测体温,4 次/d,若体温高于 38.5℃应及时降温。

(3)术后应卧床休息 24h,术侧下肢应禁止活动 6h,严禁弯曲。

(4)沙袋压迫穿刺点 6h,观察有无渗血及血肿。24h 后无异常,可解除压迫。

(5)严密观察术侧下肢足背动脉搏动情况、皮肤颜色、温度感觉的变化,严防血栓形成。

(6)根据手术用药情况,观察肾功能变化,鼓励患者多饮水。

(7)患者疼痛不能忍受时,告知医生,及时给予对症处理。

(8)严密观察粒子植入部位皮肤颜色、温度等变化,注意是否有局部疼痛。

(9)注意观察局部是否有粒子流出。

(10)前列腺癌患者放射性粒子植入术后 24h 内,应注意观察有无血尿及尿道刺激症状。植入术后 1～2d 内,应用便器小便,注意观察有无粒子流出。

3.术后放射防护

(1)患者与患者之间的防护:接受粒子植入手术的患者术后尽量居住单人房或集中在同一病房;无条件者,床间距在 1m 以上;避免到其他病房走动,以减少对其他患者的辐射。

(2)家属与患者之间的防护:嘱家属尽量保持在 1m 以上的距离陪护患者,孕妇及儿童不宜接触患者。

(3)医护人员与患者之间的防护:各种治疗护理应集中进行,缩短受照射的时间;根据粒子植入部位选择远端肢体静脉穿刺,将输液架放在患者手术部位的远端,如床尾等。

(4)患者家属宣教:向患者及家属宣教粒子防护的相关知识,告知家属要避免与患者长时间密切接触,尽量不要站在粒子植入的一侧,应与粒子植入部位保持一定距离。尽量减少探视,尤其要禁止婴幼儿及孕妇进入病房;患者术后 6 个月(3 个半衰期)内,与家人之间只需采用 1m 距离防护即可,6 个月后不必防护。

(田素明、赵云、羊波)

小　结

慢性疼痛经常导致患者功能障碍、抑郁和睡眠障碍等,同时研究证明慢性疼痛也带来巨大的经济损失。因此,医务人员应高度认识和重视慢性疼痛的治疗及护理。

全面的疼痛评估是慢性疼痛诊断和治疗的基础,护理人员需要准确掌握疼痛的全面评估方法,包括疼痛的强度、性质、部位、时间等,把疼痛作为"第五生命体征"来管理。

药物治疗是慢性疼痛的主要治疗手段,包括阿片类药物、NSAIDs、抗抑郁药、抗惊厥药、骨骼肌松弛药、局部用药等。护士在药物治疗中应做好评估,正确给药,观察药物的不良反应,并做好风险管理和健康宣教等。

微创和介入治疗手段是慢性疼痛治疗的突破性进展,使许多原来无法治愈的慢性疼痛获得治愈。治疗的方法包括针刺疗法、神经阻滞疗法、射频治疗、经皮椎体成形术等。护士要了解治疗方法的机制,做好术前准备、术中配合、术后护理及患者的健康宣教,从而减少并发症的发生,提高治疗效果。

(赵云)

参考文献

[1] Marcus D A. Chronic pain: a primary care guide to practical management [J]. Annals of Pharmacotherapy, 2005, 46(7-8):1220.

[2] Mäntyselkä P, Kumpusalo E, Ahonen R, et al. Pain as a reason to visit the doctor: a study in finnish primary health care[J]. Pain, 2001, 89(2):175-180.

[3] Gureje O, Simon G E, Von K M. A cross-national study of the course of persistent pain in primary care [J]. Pain, 2001, 92(1):195-200.

[4] Breivik H, Collett B, Ventafridda V, et al. Survey of chronic pain in Europe: prevalence, impact on daily life, and treatment[J]. European Journal of Pain, 2006, 10(4):287-333.

[5] Ekman M, Jönhagen S, Hunsche E, et al. Burden of illness of chronic low back pain in Sweden: a cross-sectional, retrospective study in primary care setting[J]. Spine, 2005, 30(15):1777-1785.

[6] Perquin C W, Hazebriek-Kampschreur A M, Hunfeld J M, et al. Pain in children and adolescents: a common experience[J]. Pain, 2000,87(1):51-58.

[7] Campo J V, Comer D M, Jansen-Mcwilliams L, et al. Recurrent pain, emotional distress, and health service use in childhood[J]. Journal of Pediatrics, 2002,141(1):76-83.

[8] Roth-Isigkeit A, Thyen U, Stöven H, et al. Pain among children and adolescents: restrictions in daily living and triggering factors[J]. Pediatrics,2005,115(2):e152-e162.

[9] Perquin C W, Hunfeld J A, Hazebroek-Kampschreur A M, et al. The natural course of chronic benign pain in childhood and adolescence: a two-year population-based follow-up study[J]. European Journal of Pain,2003,7(6):551-559.

[10] Sleed M, Eccleston C, Beecham J, et al. The economic impact of chronic pain in adolescence: methodological considerations and a preliminary costs-of-illness study[J]. Pain,2005,119(1):183-190.

[11] Elliott A M, Smith B H, Penny K I, et al. The epidemiology of chronic pain in the community[J]. Family Practice, 2001, 18(3):292-299.

[12] 张叶宁,张海伟,宋丽莉,等. 心理痛苦温度计在中国癌症患者心理痛苦筛查中的应用[J]. 中国心理卫生杂志,2010,24(12):897-902.

[13] Roth A J, Kornblith A B, Batel-Copel L, et al. Rapid screening for psychological distress in men with prostate cancer: a pilot study[J]. Cancer, 1998, 82(10):1904-1908.

[14] 周玲,孔红武,王薇. 慢性疼痛患者整体疼痛评估量表的汉化及信效度评价[J]. 中华护理杂志, 2014, 49(9):1121-1124.

[15] Anderson K O, Dowds B N, Pelletz R E, et al. Development and initial validation of a scale to measure self-efficacy beliefs in patients with chronic pain[J]. Pain, 1995, 63(1):77-84.

[16] Thomas C H. Spinal cord mechanisms of chronic pain and clinical implications[J]. Current Pain & Headache Reports, 2010, 14(3):213-220.

[17] Gatchel R J, Peng Y B, Peters M L, et al. The biopsychosocial approach to chronic pain: scientific advances and future directions[J]. Psychological Bulletin, 2007, 133(4):581-624.

[18] Martin B I, Deyo R A, Mirza S K, et al. Expenditures and health status among adults with back and neck problems[J]. Jama, 2008, 299(6):656-664.

[19] Chou R, Ballantyne J C, Fanciullo G J, et al. Research gaps on use of opioids for chronic noncancer

pain: findings from a review of the evidence for an American Pain Society and American Academy of Pain Medicine clinical practice guideline[J]. Journal of Pain, 2009, 10(2):147-159.

[20] Stein C, Reinecke H, Sorgatz H. Opioid use in chronic noncancer pain: guidelines revisited[J]. Current Opinion in Anaesthesiology, 2010, 23(5):598-601.

[21] da Costa B R, Nüesch E, Kasteler R, et al. Oral or transdermal opioids for osteoarthritis of the knee or hip[J]. Cochrane Database of Systematic Reviews,2014(9):CD003115.

[22] Dworkin R H, O'Connor A B, Audette J, et al. Recommendations for the pharmacological management of neuropathic pain: an overview and literature update[J]. Mayo Clinic Proceedings, 2010, 85(3):S3-S14.

[23] Carville S F, Arendt-Nielsen L, Arendt-Nielsen S, et al. EULAR evidence-based recommendations for the management of fibromyalgia syndrome [J]. Annals of the Rheumatic Diseases, 2008, 67(4): 536-541.

[24] Klement A, Häuser W, Brückle W, et al. Principles of treatment, coordination of medical care and patient education in fibromyalgia syndrome and chronic widespread pain[J]. Schmerz, 2008, 22(3): 283-294.

[25] Burckhardt C S, Goldenberg D L, Crofford L J, et al. Guideline for the management of fibromyalgia syndrome: pain in adults and children[M]. APS Clinical Practice Guideline Series No. 4. Glenview, IL,USA: American Pain Society, 2005.

[26] Cepeda M S, Camargo F, Zea C, et al. Tramadol for osteoarthritis [J]. Cochrane Database of Systematic Reviews, 2006(3):CD005522.

[27] Bennett R M, Kamin M, Karim R, et al. Tramadol and acetaminophen combination tablets in the treatment of fibromyalgia pain: a double-blind, randomized, placebo-controlled study[J]. American Journal of Medicine, 2003, 114(7):537-545.

[28] Manchikanti K N, Manchikanti L, Damron K S, et al. Increasing deaths from opioid analgesics in the United States: an evaluation in an interventional pain management practice[J]. Journal of Opioid Management, 2008, 4(5):271-283.

[29] Paulozzi L J, Annest J L. US data show sharply rising drug-induced death rates[J]. Injury Prevention Journal of the International Society for Child & Adolescent Injury Prevention, 2007, 13(2):130-132.

[30] Manchikanti L, Singh A. Therapeutic opioids: a ten-year perspective on the complexities and complications of the escalating use, abuse, and nonmedical use of opioids[J]. Pain Physician, 2008, 11(2 Suppl):63-88.

[31] Singh G, Triadafilopoulos G. Epidemiology of NSAID induced gastrointestinal complications[J]. Journal of Rheumatology Supplement, 1999, 56(2):18-24.

[32] Vo T, Rice A S, Dworkin R H. Non-steroidal anti-inflammatory drugs for neuropathic pain: how do we explain continued widespread use? [J]. Pain, 2009, 143(3):169-171.

[33] Kroenke K, Krebs E M. Pharmacotherapy of chronic pain: a synthesis of recommendations from systematic reviews[J]. General Hospital Psychiatry, 2009, 31(3):206-219.

[34] Guggenheimer J, Moore P A. The therapeutic applications of and risks associated with acetaminophen use: a review and update[J]. Journal of the American Dental Association, 2011, 142(1):38-44.

[35] Verdu B, Decosterd I, Buclin T, et al. Antidepressants for the treatment of chronic pain[J]. Drugs, 2008, 68(18):2611-2632.

[36] Attal N, Cruccu G, Haanpää M, et al. EFNS task force/CME article EFNS guidelines on pharmacological treatment of neuropathic pain[J]. European Journal of Neurology, 2006, 13(11):

1153-1169.

[37] Arnold L M. Management of psychiatric comorbidity in fibromyalgia[J]. Current Psychiatry Reports, 2006, 8(3):241-245.

[38] Arnold L M, Clauw D, Wang F, et al. Flexible dosed duloxetine in the treatment of fibromyalgia: a randomized, double-blind, placebo-controlled trial[J]. Journal of Rheumatology, 2010, 37(12):2578-2586.

[39] Gendreau R M, Thorn M D, Gendreau J F, et al. Efficacy of milnacipran in patients with fibromyalgia [J]. Journal of Rheumatology, 2005, 32(10):1975-1985.

[40] Tan T, Barry P, Reken S, et al. Guidelines: Pharmacological management of neuropathic pain in non-specialist settings: summary of nice guidance[J]. British Medical Journal, 2010, 340(7748):707-709.

[41] Crofford L J, Rowbotham M C, Mease P J, et al. Pregabalin for the treatment of fibromyalgia syndrome: results of a randomized, double-blind, placebo-controlled trial[J]. Arthritis Rheum,2005, 52: 1264-1273.

[42] Chou R, Huffman L H. Medications for acute and chronic low back pain: a review of the evidence for an American Pain Society/American College of Physicians Clinical Practice Guideline[J]. Annals of Internal Medicine, 2007,147(7):505-514.

[43] Finnerup N B, Sindrup S H, Jensen T S. The evidence for pharmacological treatment of neuropathic pain[J]. Pain, 2010, 150(3):573-581.

[44] See S, Ginzburg R. Choosing a skeletal muscle relaxant[J]. American Family Physician, 2008, 78(3): 365-370.

[45] Mason L, Moore R A, Edwards J E, et al. Systematic review of efficacy of topical rubefacients containing salicylates for the treatment of acute and chronic pain[J]. British Medical Journal, 2004, 328(7446):995-997.

[46] Turk D C, Okifuji A. Pain terms and taxonomies of pain. In: Fishman S M, Ballantyne J C, Rathmell J P. Bonica's Management of Pain[M]. 4th ed. Philadelphia,PA: Lippincott Willianms and Wilkins,2010.

[47] Schonstein E, Kenny D T, Keating J, et al. Work conditioning, work hardening and functional restoration for workers with back and neck pain[J]. Cochrane Database Systematic Reviews, 2003 (1):CD001822.

[48] Hoffman B M, Papas R K, Chatkoff D K, et al. Meta-analysis of psychological interventions for chronic low back pain[J]. Health Psychology Official Journal of the Division of Health Psychology American Psychological Association, 2007, 26(1):1-9.

[49] Morley S, Eccleston C, Williams A. Systematic review and meta-analysis of randomized controlled trials of cognitive behavior therapy and behaviour therapy for chronic pain in adults, excluding headache[J]. Pain, 1999,80(1-2):1-13.

[50] Henschke N, Ostelo R W J G, van Tulder M W, et al. Behavioural treatment for chronic low-back pain[J]. Cochrane Database of Systematic Reviews, 2010(7):CD002014.

[51] Dixon K E, Keefe F J, Scipio C D,et al. Psychological interventions for arthritis pain management in adults: a meta-analysis[J]. Health Psychology, 2007,26(3):241-250.

[52] Montgomery G H, Duhamel K N, Redd W H. A meta-analysis of hypnotically induced analgesia: How effective is hypnosis? [J]. International Journal of Clinical & Experimental Hypnosis, 2000, 48(2): 138-153.

[53] Jensen M, Patterson D R. Hypnotic treatment of chronic pain[J]. Journal of Behavioral Medicine, 2006, 29(1):95124.

[54] Thieme K，Turk D C，Flor H. Responder criteria for operant and cognitive-behavioral treatment of fibromyalgia syndrome[J]. Arthritis & Rheumatism，2007，57(5)：830-836.

[55] Guzmán J，Esmail R，Karjalainen K，et al. Multidisciplinary rehabilitation for chronic low back pain：systematic review[J]. British Medical Journal，2001，322(7301)：1511-1516.

[56] Verhaak P F，Kerssens J J，Dekker J，et al. Prevalence of chronic benign pain disorder among adults：a review of the literature[J]. Pain，1998，77(3)：231-239.

[57] Tan G，Craine M H，Bair M J，et al. Efficacy of selected complementary and alternative medicine interventions for chronic pain[J]. Journal of Rehabilitation Research & Development，2007，44(2)：195-222.

[58] Haake M，Müller H H，Schade-Brittinger C，et al. German Acupuncture Trials (GERAC) for chronic low back pain：randomized, multicenter, blinded, parallel-group trial with 3 groups[J]. Archives of Internal Medicine，2007，167(17)：1892-1898.

[59] Witt C M，Lüdtke R，Wegscheider K，et al. Physician characteristics and variation in treatment outcomes：are better qualified and experienced physicians more successful in treating patients with chronic pain with acupuncture? [J]. Journal of Pain，2010，11(5)：431-435.

[60] Furlan A D，van T M，Cherkin D，et al. Acupuncture and dry-needling for low back pain：an updated systematic review within the framework of the cochrane collaboration[J]. Spine，2005，30(8)：944-963.

[61] Manheimer E，White A，Berman B，et al. Meta-analysis：acupuncture for low back pain[J]. Annals of Internal Medicine，2005，142(8)：651-663.

[62] Gilron I，Max M B. Combination pharmacotherapy for neuropathic pain：current evidence and future directions[J]. Expert Review of Neurotherapeutics，2005，5(6)：823-830.

[63] Turk D C. The potential of treatment matching for subgroups of patients with chronic pain：lumping versus splitting[J]. Clinical Journal of Pain，2005，21(1)：44-55.

[64] Tulder M W V，Koes B，Seitsalo S，et al. Outcome of invasive treatment modalities on back pain and sciatica：an evidence-based review[J]. European Spine Journal，2006，15(1)：S82-S92.

[65] Baillie J M，Power I. Morphine, gabapentin, or their combination for neuropathic pain[J]. The New Endland Journal of Medicine，2005，352(25)：1324-1334.

[66] Gilron I，Bailey J M，Tu D，et al. Nortriptyline and gabapentin, alone and in combination for neuropathic pain：a double-blind, randomised controlled crossover trial[J]. Lancet，2009，374(9697)：1252-1261.

[67] Dworkin R H，Turk D C，Farrar J T，et al. Core outcome measures for chronic pain clinical trials：IMMPACT recommendations[J]. Pain，2003，106(3)：337-345.

[68] 刘延青，崔健君. 实用疼痛学[M]. 北京：人民卫生出版社，2013.

[69] Hebl J R. Mayo 区域麻醉与超声引导神经阻滞图谱[M]. 周大春，裘燕，等译. 北京：人民卫生出版社，2012.

[70] Hadzic A. 区域麻醉与急性疼痛治疗学[M]. 倪家骧，孙海燕，等译. 北京：人民卫生出版社，2011.

[71] Waldman S D. 疼痛治疗技术[M]. 倪家骧，译. 北京：北京大学医学出版社，2011.

[72] Longworth S，Saunders S. 镇痛注射技术图解[M]. 傅志俭，宋文阁，等译. 济南：山东科学技术出版社，2008.

[73] 纪荣明. 麻醉解剖实物图谱[M]. 北京：人民卫生出版社，2006.

[74] Tsui B，Hopkins D. Electrical nerve stimulation for regional anesthesia. In：Boezaart A P. Orthopaedic anesthesia[M]. New York，USA：McGraw-Hill Professional，2006.

[75] Handoll H H，Koscielniak-Nielsen Z J. Single, double or multiple injection techniques for axillary

brachial plexus block for hand，wrist or forearm surgery[M]．The Cochrane Library．John Wiley & Sons，Ltd，2006：CD003842．

[76] Mannion S，O'Callaghan S，Walsh M，et al．In with the new，out with the old? Comparison of two approaches for psoas compartment block[J]．Anesthesia & Analgesia，2005，101(1)：259-264．

[77] Hadzic A，Vloka J D．Femoral nerve block．In：Peripheral nerve block：principles and practice[M]．New York，USA：McGraw-Hill Professional，2004．

[78] Boezaart A P，Koon R．Rosenquist R W．Paraverterbral approach to the brachial plexus：an anatomic improvement in technique[J]．Regional Anesthesia and Pain Medicine，2003，28(3)：241-244．

[79] Cuvillon P，Ripart J，Jeannes P，et al．Comparison of the parasacral approach and the posterior approach，with single-and double-injection techniques，to block the sciatic nerve[J]．Anesthesiology，2003，98(6)：1436-1441．

[80] Neal J M，Hebl J R，Gerancher J C，et al．Brachial plexus anesthesia：essentials of our current understanding[J]．Regional Anesthesia & Pain Medicine，2002，27(4)：402-428．

[81] Choyce A，Peng P．A systematic review of adjuncts for intravenous regional anesthesia for surgical procedures[J]．Canadian Journal of Anesthesia，2002，49(1)：32-45．

[82] Karmakar M K，Chui P T，Joynt G M，et al．Thoracic paraverterbral block for management of managenment of pain associated with multiple fractured ribs in patients with concomitant lumbar spinal trauma[J]．Regional Anesthsia and Pain Medicine，2001，26(2)：169-173．

[83] Marhofer P，Oismüller C，Faryniak B，et al．Three-in-one blocks with ropivacaine：evaluation of sensory onset time and quality of sensory block[J]．Anesthesia & Analgesia，2000，90(1)：125-128．

[84] 刘小立，牛爱清.星状神经节阻滞[M].太原：山西科学技术出版社，1994.

[85] 宋文阁.实用临床疼痛学[M].郑州：河南科学技术出版社，2008.

[86] 韩济生.临床技术操作规范：疼痛学分册[M].北京：人民军医出版社，2004.

[87] 赵继军.疼痛护理学[M].北京：人民军医出版社，2010.

[88] 祁淑娥，孙海燕，杨立强，等.CT引导下腹腔神经丛毁损治疗顽固性腹部癌痛的护理[J].护士进修杂志，2013，28(8)：763-764.

[89] 毛燕君，张玲娟，袁亿里，等.CT引导下腹腔神经丛阻滞术治疗顽固性癌痛的介入护理配合[J].护士进修杂志，2009，24(9)：845-846.

[90] 杨惠林.椎体成形术[M].北京：人民军医出版社，2009.

[91] 黄秀红，赵金彩，赵莉，等.PVP和PKP治疗骨质疏松性椎体压缩骨折的护理[J].中华现代护理杂志，2012，18(4)：404-406.

[92] 鲁秀平，张秋玲，李燕辉，等.经皮椎体成形术治疗脊柱转移瘤的观察及护理[J].中华护理杂志，2007，42(11)：985-986.

[93] 路平，毛燕君，许莲琴，等.CT引导下[125]I粒子植入治疗转移性肝癌的护理[J].解放军护理杂志，2008，25(2)：41-42.

[94] 王俊杰.放射性粒子组织间近距离治疗肿瘤[M].2版.北京：北京大学医学出版社，2004.

[95] 唐玉芳.[125]I粒子植入治疗胰腺癌的护理[J].中国实用护理杂志，2010，27(20)：56-57.

[96] 周谊霞，王林.疼痛护理学[M].北京：人民卫生出版社，2013.

【练习题】

1.请简述慢性疼痛的定义。

2. 慢性疼痛评估的核心要点有哪些？

3. 简述用于慢性疼痛治疗的药物种类。

4. 简述不同类型疼痛的一线治疗药物。

5. 简述疼痛药物治疗的护理要点。

6. 简述慢性疼痛多学科联合康复治疗的主要内容。

7. 在慢性疼痛的治疗中为何要提倡多学科合作？

8. 简述慢性疼痛常见微创和介入疗法的名称。

9. 简述针刺治疗的术后护理要点。

10. 简述腹腔神经丛阻滞的术后护理要点。

11. 请简述鞘内药物输注系统植入术后的护理要点。

【在线视频】

二维码 8-1　腹腔神经丛毁损术患者的护理管理

二维码 8-5　神经电刺激植入术的护理

二维码 8-2　椎体成形术患者的护理管理

二维码 8-6　带状疱疹后神经痛的治疗与护理

二维码 8-3　射频热凝技术治疗疼痛的护理管理

二维码 8-7　颈椎内镜围手术期护理

二维码 8-4　鞘内药物输注治疗疼痛的护理管理

第九章　癌症疼痛的护理

【学习目标】

理论要点

1. 掌握阿片类镇痛药物不良反应的防治及护理要点。

2. 熟悉癌症疼痛的概念、分类和病理生理学知识。

3. 熟悉阿片类药物的剂量滴定原则和过程。

4. 熟悉各种常见癌痛综合征的护理。

5. 熟悉癌症疼痛患者常见心理问题的识别要点。

技能要点

1. 能根据癌症疼痛的评估原则,正确恰当地开展疼痛评估。

2. 能正确说出 WHO 三阶梯止痛的五个基本原则,并在临床工作中予以执行。

3. 能够针对癌症患者疼痛管理中的常见误区,恰当地对患者开展健康教育。

癌症疼痛(Cancer Pain)是指癌症、癌症相关性病变及抗癌治疗所致的疼痛,简称癌痛。疼痛是癌症患者最常见的症状之一,初诊癌症患者疼痛发生率约为 25%,晚期癌症患者的疼痛发生率为 60%~80%,其中 1/3 为重度疼痛。癌症疼痛如果得不到缓解,可能会引起或加重其焦虑、抑郁、乏力、失眠和食欲减退等症状,严重影响其日常活动、自理能力、社会交往能力及生活质量。癌痛得不到充分治疗是一项较为普遍的现象,是极其严重而又易被忽视的全球性公共健康问题。因癌痛得不到治疗的绝望患者和家属可能因此而寻求非正规治疗。

癌痛规范化治疗(Good Pain Management,GPM)是近年来提出的癌痛治疗理念,其目标是:①持续持久地缓解疼痛。对有些癌痛患者来说,使癌痛完全缓解并不现实,但应该通过治疗将疼痛降至最轻。②控制药物不良反应。很多晚期癌痛患者需要应用大剂量阿片类药物镇痛,在缓解疼痛时还应考虑到最大限度地降低药物的不良反应。③将疼痛及治疗带来的心理负担降至最低。④最大限度地提高生活质量。治疗癌痛的意义远远超出缓解疼痛本身,通过规范化治疗疼痛,可以提高患者的生活质量,有助于患者发挥其在家庭和社会中的职能,充分享受生活的乐趣。本章包括了癌痛概述、评估、治疗及护理四节内容。

(童莺歌)

第一节　癌症疼痛概述

【案例导入 9-1】

赵某,女,60岁,因"淋巴瘤"入院。患者主诉双下肢持续性酸胀(NRS评分3分),到了晚上尤其明显(NRS评分5分)。入院当晚患者NRS评分5分,医嘱予"吗啡即释片10mg口服"。但患者及家属拒绝接受阿片类药物治疗,认为双下肢酸胀是化疗后引起的药物不良反应,并不是癌痛,而口服吗啡等同于是吸毒,会成瘾。

作为患者的责任护士,了解到患者拒绝接受阿片类药物治疗的原因是对癌痛缺乏正确的认识,担心药物成瘾。面对这样的问题,你将如何与患者进行沟通?

一、癌痛治疗现状

在姑息治疗中,WHO一直致力于把癌痛提到重要和优先解决的地位。1982年,WHO成立癌症疼痛治疗专家委员会。1986年,WHO正式出版《癌症疼痛治疗》(*Cancer Pain Relief*)。该书作为癌痛治疗指南,提出了癌痛药物治疗的五项基本原则。该指南又被称为癌症三阶梯止痛治疗原则。WHO曾提出,2000年要实现"让癌症患者无痛"的目标,但到目前为止仍然未能完全实现。

1990年,我国开始推行WHO癌症三阶梯止痛治疗原则。1991年,卫生部颁布《关于在我国开展"癌症病人三级止痛阶梯治疗"工作的通知》。1999年,我国出版《癌症病人三阶梯止痛治疗指导原则》(修订版)。2002年,我国出版《癌症病人三阶梯止痛治疗指导原则》(第二版)。

为进一步加强我国肿瘤规范化诊疗管理,提高癌痛规范化诊疗水平,2011年,卫生部制订了《癌症疼痛诊疗规范(2011年版)》,并在全国范围内开展创建"癌痛规范化治疗示范病房"活动。经过近6年的推广和普及,示范病房的带动和示范作用已经显现。但是,我们也认识到,由于我国人口众多,地区间发展不平衡,我国疼痛治疗与发达国家比较还有相当大的差距,建立肿瘤和癌痛规范化治疗管理的长效机制任重而道远。

二、癌痛的病因与分类

(一)癌痛病因

癌痛的病因多样,大致可分为以下三类:

(1)肿瘤相关性疼痛:因肿瘤直接侵犯压迫局部组织,肿瘤转移累及骨骼等组织所致。

(2)抗肿瘤治疗相关性疼痛:常见于手术、创伤性检查操作、放射治疗,以及细胞毒性药物治疗后产生。

(3)非肿瘤因素性疼痛:包括其他合并症、并发症等非肿瘤因素所致的疼痛。

(二)癌痛分类

1.按病理生理学机制主要分为伤害感受性疼痛和神经病理性疼痛

(1)伤害感受性疼痛是因有害刺激作用于躯体或脏器组织,使该结构受损而导致的疼痛。伤害感受性疼痛与实际发生的组织损伤或潜在的损伤相关,是机体对损伤所表现出的生理性痛觉神经信息传导与应答的过程。伤害感受性疼痛包括躯体痛和内脏痛。躯体痛常表现为钝痛、锐痛或者压迫性疼痛。内脏痛通常表现为定位不够准确的弥漫性疼痛和绞痛。

(2)神经病理性疼痛是由于外周神经或中枢神经受损,痛觉传递神经纤维或疼痛中枢产生异常神经冲动所致。神经病理性疼痛常表现为刺痛、烧灼样痛、放电样痛、麻木痛、麻刺痛、枪击样疼痛。幻觉痛、中枢性坠胀痛常合并自发性疼痛、触诱发痛、痛觉过敏和痛觉超敏。

2.按发病持续时间分为急性疼痛和慢性疼痛

癌痛大多表现为慢性疼痛。慢性疼痛与急性疼痛的发生机制既有共性也有差异。慢性疼痛的发生,除伤害感受性疼痛的基本传导调制过程外,还可表现出不同于急性疼痛的神经病理性疼痛机制,如伤害感受器过度兴奋、受损神经异位电活动、痛觉传导中枢敏感性增强、离子通道和受体表达异常、中枢神经系统重构等。

癌痛的发生机制既包括了因外周疼痛感受器受刺激或传入神经纤维受损伤所致的伤害感受性疼痛,也包括了因内脏神经、运动神经及自主神经受损引起的神经病理性疼痛。了解神经病理性疼痛的发病机制,有助于解释一些癌症患者在肿瘤消除或损伤修复后仍然出现疼痛症状的现象,也有助于解释某些癌症患者的疼痛强度超过了神经或组织损伤的范围。

三、癌痛管理中的障碍因素

调查表明,癌痛管理中的障碍主要源于医务人员,药品供应及管理,患者、家属及社会三个方面。

医务人员方面:①对癌痛及镇痛治疗工作重视不够。②对癌痛评估不足,未常规使用疼痛评估工具。③对癌痛镇痛药物及辅助用药知识不足。④在癌痛的评估和治疗上存在误区。

药品供应及管理方面:①镇痛药品种还不能充分满足临床需要。②患者获取阿片类镇痛药不够方便。③镇痛药品的费用较高,不少患者无法承受长期镇痛治疗的药品费用。④部分临床常用镇痛药,包括强阿片类镇痛药,未列入医疗基本用药及医疗保险基本用药范围。

患者、家属及社会方面:①在癌痛治疗上存在较多错误观念,如因缺乏癌痛及镇痛治疗知识,担心过早使用镇痛药,今后无镇痛药可用。②误认为疼痛意味着癌症已发展至晚期。③误认为接受强阿片类药物治疗就意味着开始吸毒及放弃抗癌治疗。④认为应该忍受疼痛。

【知识链接 9-1】 　　　　　　　　**癌痛治疗的常见误区及正确观念**

误区 1:非阿片类药物比阿片类药物更安全。

正确观念:对于需要长期接受镇痛药物治疗的患者,使用阿片类药物更安全有效。对于既往未接受过阿片类药物治疗的患者,大剂量阿片类药物可能引发呼吸抑制和中枢神经系统不良反应。如果正确滴定用药剂量,防治药物的不良反应,长期用药对肝脏及肾脏等重要器官无明显毒性作用。相比之下,长期应用非甾体类抗炎镇痛药可引起胃肠道和肾脏毒性,并且会明显抑制血小板功能。大剂量对乙酰氨基酚可引起肝脏毒性。因而如果能正确使用，阿片类药物对患者而言是安全的。

误区2：只在疼痛剧烈时才用镇痛药。

正确观念：对于疼痛患者，及时、按时用镇痛药才更安全有效，而且所需要的镇痛药强度和剂量也最低。另外，长期疼痛还会引起一系列病理生理变化，影响患者的情绪和心理健康，甚至出现因疼痛导致的交感神经功能紊乱，表现为痛觉过敏和异常疼痛等难治性疼痛。因此，应及早治疗疼痛。

误区3：用阿片类药物出现呕吐、便秘等不良反应，应立即停药。

正确观念：阿片类药物引发的呕吐、镇静等不良反应一般仅出现在用药的最初几天，数日后症状多自行消失。除便秘外，阿片类药物的不良反应大多是暂时性或可耐受的。对阿片类药物的不良反应进行积极预防性治疗，并采用合适的剂量，可以减轻或避免不良反应的发生。

误区4：哌替啶是最安全有效的镇痛药。

正确观念：WHO早已明确不推荐使用哌替啶为癌症疼痛治疗药物。首先，哌替啶的镇痛作用强度仅为吗啡的1/10，代谢产物去甲哌替啶的清除半衰期长，而且具有潜在神经毒性及肾毒性。此外，因哌替啶口服吸收利用率差，多采用肌内注射给药，且肌内注射本身会产生疼痛。再者，使用哌替啶易产生成瘾。因而哌替啶不宜用于慢性癌症疼痛或慢性非癌症疼痛治疗。

误区5：对阿片类药物剂量的增加应该有所保留。

正确观念：如果阿片类药物用药剂量不足，只会带来没有任何收益的风险。有证据显示，长期疼痛刺激会在患者的中枢神经系统形成疼痛记忆，并形成病理性重塑，导致外周伤害性感受器的敏感性增强，使疼痛进一步加重，从而使疼痛的控制更加困难。值得重视的是，缓解疼痛所需阿片类药物剂量的个体差异非常大。临床上常由于阿片类药物用量不足导致疼痛控制不佳，但不少医师误认为患者接受阿片类药物治疗无效，因此放弃阿片类药物治疗。阿片类药物作用没有封顶效应，剂量的增加应该持续进行，直至达到镇痛效果与可耐受不良反应之间的平衡状态。

误区6：使用阿片类药物必然会出现呼吸抑制。

正确观念：疼痛患者合理使用阿片类药物比较安全，虽然当用药剂量不当，尤其是合并肾功能不全、活性代谢产物蓄积时，患者可能会出现呼吸抑制。在剂量滴定后连续治疗5~7d后，患者通常可以对呼吸抑制作用产生耐受，同时不会产生镇痛耐受，这也是阿片类药物适合长期治疗的原因之一。而疼痛本身也是呼吸抑制的天然拮抗剂。另外，缓控释剂型阿片类药物因峰浓度低，不易发生呼吸抑制。

误区7：静脉使用阿片类药物比口服阿片类药物更有效。

正确观念：决定镇痛疗效的是作用于阿片受体的药物浓度，而非给药途径。静脉给药的优势在于首剂起效更快。只要剂量相同，口服给药与静脉给药同样有效，但不良反应的特点不同，静脉用药更容易产生恶心，并更易增加患者对吗啡的耐受性。

误区8：如果患者要求增加阿片类药物剂量，表明其产生耐受或成瘾。

正确观念：当患者要求增加阿片类药物剂量的时候，可能是因为对药物产生了耐受。患者对阿片类药物的不良反应很容易产生耐受，但对镇痛作用的耐受与成瘾完全无关。更多情况下患者要求加大剂量是假性耐受或假性成瘾的结果，即可能是医师的治疗剂量本身偏低,无法提供充分镇痛,或是疾病进展、活动过度、药物相互作用等因素导致药物需求增加或有效剂量减少,临床上应该仔细观察、注意鉴别,不应随意诊断患者为成瘾。

注:其他疼痛管理中的误区及正确观念详见第十一章第三节。

(董明芬、朱春芳)

第二节　癌痛的评估

【案例导入 9-2】

患者,女,42 岁。因"官颈癌术后 9 年,腰痛 6 月余"入院。查体:T 36.8℃,HR 120 次/min,R 19 次/min,BP 102/64mmHg,体重 42kg,意识清醒,慢性病容,皮肤黏膜正常,腹部平软,全腹部无明显压痛、反跳痛,腰 2 椎体明显压痛。疼痛评估结果:腰部持续性酸痛,24h NRS 评分最高 6 分、最低 2 分、平均 3 分,当前 3 分,目前口服羟考酮缓释片 40mg,q12h,自觉疼痛控制不满意。

问题 1:对该患者,需要进一步评估疼痛的哪些内容?

问题 2:你需要在生命体征单上记录患者的疼痛评分,应该记 3 分还是 6 分?

癌痛评估是合理、有效进行止痛治疗的前提,其主要目的是分析病因,做出正确诊断,为制订治疗方案提供依据。癌痛评估应当遵循"常规、量化、全面、动态"评估的原则。进行评估时应详细询问病史,包括疼痛的部位、强度、性质以及疼痛对患者生活质量的影响。医护人员应该主动询问癌症患者的疼痛病史,仔细倾听患者关于疼痛的主诉,相信患者关于疼痛感受的叙述。

一、癌痛的评估原则

(一)常规评估原则

癌痛常规评估是指将疼痛评估作为"第五大生命体征"进行评估,医护人员主动询问癌症患者有无疼痛,评估疼痛病情,并进行记录。住院患者的首次疼痛评估应当在入院评估时完成。对于经筛查有疼痛症状的癌症患者,应当将疼痛评估列入护理常规监测和记录的内容。癌痛常规评估应当鉴别癌痛爆发性发作的原因,例如需要特殊处理的病理性骨折、脑转移、感染以及肠梗阻等急症所致的疼痛。

(二)量化评估原则

癌痛量化评估是指使用疼痛强度评估量表等量化标准评估患者疼痛剧烈程度,需要患者密切配合。量化评估疼痛时,应当重点评估最近 24h 内患者最严重和最轻的疼痛强度、平均的疼痛强度及目前的疼痛强度。首次量化评估应当在患者入院评估时经筛查存在疼痛即刻完成。癌痛量化评估通常使用数字评分量表(NRS)、脸谱疼痛评定量表(FPRS)及词语分级量表(VRS)等方法。

(三)全面评估原则

癌痛全面评估是指对癌症患者的疼痛病情进行全面评估,包括疼痛程度、病因及类型(躯体性、内脏性或神经病理性),疼痛发作情况(疼痛性质、加重或减轻的因素),止痛治疗情况,重要器官功能情况,心理精神情况,家庭及社会支持情况,以及既往史(如精神病史、药物滥用史)等。应当在患者入院后24h内进行首次全面评估。在疼痛的持续治疗过程中,应当在给予止痛治疗3d内或在疼痛达到稳定缓解状态时进行再次全面评估,原则上不少于2次/月。

简明疼痛评估量表(BPI)可用于癌痛的全面评估,评估疼痛及其对患者情绪、睡眠、活动能力、食欲、日常生活、行走能力及与他人交往等生活质量的影响。应当重视和鼓励患者描述对止痛治疗的需求及顾虑,并根据患者病情和意愿,制定患者功能和生活质量最优化目标,进行个体化的疼痛治疗。

(四)动态评估原则

癌痛动态评估是指持续、动态评估癌痛患者的疼痛变化情况,包括疼痛强度、性质变化情况,爆发性疼痛发作情况,疼痛减轻及加重因素,以及止痛治疗的不良反应等。动态评估对于药物止痛治疗剂量滴定尤为重要。在止痛治疗期间,应当记录用药种类及剂量滴定、疼痛强度及病情变化。

二、癌痛评估的内容及方法

癌痛是由综合性的多因素所致。癌痛诊断应在评估疼痛的原因、部位、强度、性质、使癌痛加重或减轻的相关因素、癌痛治疗的效果和不良反应等基础上进行。

(一)疼痛病史

1.疼痛部位及范围

了解疼痛发生的部位及范围,并且最好在人体解剖示意图上标明疼痛的部位及范围,包括有无放射痛及牵涉痛。躯体痛的定位较明确,内脏痛则难以准确定位。

2.疼痛性质

仔细询问疼痛的性质特征对疼痛病因的诊断非常重要。例如,描述为灼痛或枪击样疼痛,提示疼痛性质可能为神经病理性疼痛。躯体疼痛大多表现为针刺样痛、刺骨痛、钻痛、压痛、跳痛或酸痛等。内脏器官的疼痛常表现为挤压痉挛样疼痛、绞痛、胀痛、牵拉痛、钝痛或游走性痛等。

3.疼痛强度

准确评估疼痛强度是有效止痛治疗的前提,如同糖尿病患者测血糖、高血压患者测血压一样重要。首选方法是让患者自我评估疼痛强度。疼痛强度评估具体方法参见第三章。

在让患者自我评估疼痛强度的时候,应该考虑到患者的情绪和认知功能状况。认知功能障碍的患者难以准确评估疼痛强度。少数有严重心理压力的患者表现出不太愿意叙述自己疼痛的病史。认识患者的躯体疼痛与认识患者精神上的痛苦同等重要。对存在心理和精神障碍的癌痛患者,不仅需要药物镇痛治疗,还要心理治疗。

4.疼痛发生时间特征及频率

疼痛发生的时间特征及频率是行紧急处理或常规诊治的重要参考因素。突发性疼痛的治疗策略不同于慢性持续性疼痛。如果患者的疼痛表现为慢性持续性疼痛与发作性突发性疼痛二者兼有，应该在用长效镇痛药持续给药治疗的同时，备用短效即释性镇痛药，以利于充分缓解疼痛。

5.疼痛发作相关因素

评估与疼痛发作、加剧及减轻相关的因素，有助于进行个体化综合镇痛治疗。使疼痛加重的因素有全身不适、失眠、乏力或焦虑等。减轻疼痛的因素有睡眠改善、获得理解、精神放松、其他症状缓解或情绪改善等。

6.疼痛对生活质量的影响

当患者出现中度或重度疼痛时，疼痛就会干扰和影响患者的生活质量。在评估疼痛的同时，还应该评估疼痛对患者生活质量的影响。疼痛对生理方面的影响包括功能、体力、运动、食欲及睡眠；疼痛对心理方面的影响包括生活乐趣、娱乐、焦虑、抑郁、恐惧、精力的集中和自控能力等；疼痛对精神方面的影响包括情绪、内心痛苦、思想转变和信仰等；疼痛对患者社会活动和交往的影响包括人际关系、情感和性功能等。

BPI采用0～10数字法评估疼痛强度及疼痛对日常活动、情绪等7项生活质量指标的影响。睡眠异常是疼痛对生活质量最常见的影响。睡眠异常可表现为睡眠时间缩短、入睡困难、易醒或早醒等一种或多种情况。

(二)肿瘤病史

了解患者的肿瘤发病和诊断治疗过程，包括了解肿瘤类型、病变范围、治疗方法及治疗经过，了解目前肿瘤病变是否已被控制。如果肿瘤病变未得到控制或复发，应该进一步了解肿瘤病变的部位及范围，抗癌治疗方法、效果及不良反应，患者对治疗的期望及目标。了解癌症及抗癌治疗所致的问题，包括厌食、疲劳、恶心、呕吐、吞咽困难、便秘、排尿困难、性功能异常以及是否留置中心静脉导管等。了解疼痛治疗史，包括镇痛用药的种类、药物剂型、药物剂量、给药途径、用药间隔、镇痛治疗效果及不良反应等。

(三)既往史及个人史

既往史包括既往患病史、有无合并疾病、重要器官功能状况、过敏史及药物滥用史。个人史包括年龄、受教育程度、职业、婚姻状况、居住地、宗教信仰、风俗习惯、种族、家庭成员及支持系统等个人及社会背景情况。

(四)体格检查

尽管疼痛的部位、性质及强度的评估主要依赖于患者的主诉，但是仍然有必要对疼痛患者开展体格检查，以利于进行全面的评估。体格检查包括对患者的精神状态、面容和表情、步态和体位等检查，关节检查和神经系统检查。另外，影像学检查、实验室检查及其他一些特殊辅助检查也是不可或缺的。

由于骨转移是癌痛最常见的原因，因此应重视癌症患者骨骼系统的检查。肺癌、乳腺癌等易发生骨转移，因此患者一旦出现骨疼痛，应考虑进行影像学检查排除骨转移。然而，由于骨转移的疼痛症状可能出现于X线拍片检查显示骨密度破坏之前，因此需要借助更灵敏的检查方法。放射性核素骨扫描、磁共振骨扫描检查诊断肿瘤骨转移灵敏度明显高于X线拍片检查。诊断性神经阻断试验可以了解疼痛传导的通路，为破坏性神经阻滞治疗提供预后判断依据。

（董明芬、杨柳）

第三节　癌痛的治疗

【案例导入 9-3】

患者,男,67 岁。因"腰部酸痛、胸腹部不适伴右下肢麻木 2 月余"收住普外科,初步诊断为肝脏多发转移瘤。入院后予西乐葆 200mg q12h,曲马多缓释片 100mg q12h 口服止痛治疗。予肝肿块穿刺病理诊断为低分化腺癌,考虑肺部来源可能性大,无手术指征,因而转至肿瘤科继续治疗。评估:右上腹部持续刺痛,右肩部、髋部持续性钝痛,NRS 评分 7 分,大便通畅。医嘱予口服盐酸吗啡片 10mg。

问题:WHO 的癌症三阶梯止痛原则包含哪些方面内容?

癌痛的治疗方法分为四大类,即病因治疗、镇痛药物治疗、非药物治疗和微创治疗。WHO 的癌症三阶梯止痛原则是癌痛治疗的基本共识。癌痛治疗的主要目的是持续、有效地消除疼痛,降低药物的不良反应,将疼痛带来的心理负担降到最低,最大限度地提高生活质量。药物治疗是癌痛治疗的主要方法。药物和非药物镇痛治疗同时联合应用优于两种方法的序贯使用。在进行镇痛药物治疗前,应该评估患者是否可以接受放射治疗、化疗及减瘤手术等抗癌治疗,根据患者具体情况,合理、有计划地综合应用有效的止痛治疗手段。

一、病因治疗

针对引起癌痛的病因进行治疗。癌痛的病因是由癌症本身及并发症等所致。针对癌痛病因给予抗癌治疗,如手术、放射治疗或化疗等,可以较理想地解除癌症疼痛。

(一)抗癌治疗

对于因癌症本身引起的疼痛,可通过抗癌治疗达到解除疼痛的目的。

1.手术治疗

根治性手术治疗是癌症治疗的主要方法。而对于晚期及终末期癌痛患者,抗癌治疗大多为姑息性治疗。姑息性手术可通过部分切除肿瘤、解除肿瘤造成的压迫或梗阻性病变达到缓解疼痛及其他症状的目的。但许多晚期及终末期癌症患者无法承受创伤性手术治疗。

2.放射治疗

放疗是抗癌治疗的手段之一。姑息性放疗是癌痛治疗的有效手段,尤其是患者发生骨转移疼痛、脊髓受压、脑转移等情况下。放疗不仅能有效缓解骨疼痛,而且可以控制肿瘤生长,降低发生病理性骨折的危险。放疗也是脑转移姑息治疗的首选治疗方法。放疗通过控制脑转移病灶,减轻脑水肿及颅内高压,从而解除头痛,并减少颅内占位病灶对患者生命的威胁。姑息性放疗对患者的损伤相对较小,适用于一般情况较差的晚期癌症患者。

3.化疗及分子靶向治疗

化疗及分子靶向治疗也是癌症治疗的有效方法。对化疗药物敏感的肿瘤,姑息性化疗能较迅速缓解因肿瘤压迫或侵犯神经组织所引起的疼痛。对化疗中度敏感的肿瘤,姑息性化疗也可能缓解肿瘤所致的疼痛。而对化疗敏感性差,尤其是终末期癌症患者,试图通过化疗缓解疼痛是不恰当的。

(二)针对其他病因的治疗

癌症患者的合并症或抗癌治疗所致的并发症可引起或加重癌痛,例如,感染是癌症患者的常见合并症,及时预防和控制感染有利于缓解疼痛。

二、镇痛药物治疗

药物治疗是癌痛治疗的主要方法,可分为三大类:①非阿片类药物,常用于治疗轻至中度疼痛;②阿片类药物,用于治疗中度至重度疼痛,吗啡为其代表药物;③辅助性药物,包括抗焦虑药物、抗抑郁药物、抗惊厥药物和皮质类固醇等其他药物。

(一)WHO癌症三阶梯止痛治疗原则

根据WHO癌症三阶梯止痛治疗原则,癌痛药物止痛治疗的五项基本原则包括:

1.口服给药

口服是首选的给药途径,患者能口服药物时应首选口服止痛药。除非急性疼痛需要尽快采用起效更快的给药途径,或患者出现口服不能耐受的副作用时,才考虑其他给药途径。不能吞咽或存在口服吸收障碍的患者可采用非口服途径,如透皮贴剂、栓剂纳肛止痛,静脉或皮下给药。静脉途径给予阿片类药物起效快,适于需要快速止痛的患者。

2.按阶梯给药

根据疼痛强度按阶梯选择止痛药物。轻度疼痛可选择NSAIDs;中度疼痛可选择弱阿片类药物,并可合并应用NSAIDs;重度疼痛可选择强阿片类药物,并可合并应用NSAIDs。

在使用阿片类药物的同时,合并使用NSAIDs,可以增强阿片类药物的止痛效果,并可减少阿片类药物的用量。如果能达到良好的镇痛效果,且无严重的不良反应,低剂量强阿片类药物也可用于中度疼痛的治疗。如果患者诊断为神经病理性疼痛,应首选三环类抗抑郁药物或抗惊厥药物等。

随着WHO癌症三阶梯止痛治疗原则内容的不断更新,这种按疼痛程度"爬楼梯"式的用药方法已逐渐淡出,目前不再机械地按阶梯分割,而是把疼痛看作一个连续的过程,将阿片类药物的使用范围扩大到所有癌痛患者。轻度癌痛(NRS 1～3分)初始治疗时使用第一阶梯药物,中至重度癌痛(NRS 4分及以上)则需阿片类药物治疗。对已经过镇痛治疗的轻度疼痛患者和有第一阶梯使用禁忌证的轻度疼痛患者,现在认为可直接使用阿片类药物镇痛。一些强阿片类药物在低剂量(羟考酮每日20mg、吗啡每日30mg、氢吗啡酮每日4mg)时属于第二阶梯药物。第二阶梯药物(主要是可待因)的使用有明显弱化的趋势,并体现在多国的治疗指南中。

3.按时给药

癌痛多表现为持续性慢性过程,按时给药时止痛药物可在体内达到稳态血药浓度,有效缓解基础性疼痛。常选择持续镇痛时间长的控缓释型药物。按时给药后,如出现爆发痛时,还应按需给予快速止痛治疗,常选择起效快的即释型药物。

4.个体化治疗

按照患者病情和缓解癌痛所需的药物剂量,制订个体化用药方案。使用阿片类药物时,由于个体差异,阿片类药物无理想标准用药剂量,应当根据患者的病情,使用足够剂量药物,使疼痛得到缓解。同时,还应鉴别是否存在神经病理性疼痛,考虑联合用药可能。

5.注意具体细节

对使用止痛药物的患者要加强监护,密切观察其疼痛缓解程度和机体反应情况,注意药物联合应用的相互作用,并及时采取必要措施尽可能减少药物的不良反应,以期提高患者的生活质量。

(二)药物选择与使用方法

根据癌痛的强度、性质、正在接受的治疗及伴随疾病等情况,合理选择止痛药物和辅助药物,个体化调整用药剂量和给药频率,防治不良反应,以期获得最佳止痛效果,减少不良反应的发生。

1. NSAIDs

NSAIDs 是癌痛治疗的基本药物,不同的 NSAIDs 有相似的作用机制,具有止痛和抗炎作用,常用于缓解轻度疼痛,或与阿片类药物联合用于缓解中、重度疼痛。常用于癌痛治疗的 NSAIDs 包括布洛芬、双氯芬酸、对乙酰氨基酚、吲哚美辛、塞来昔布等。

NSAIDs 常见的不良反应有消化性溃疡、消化道出血、血小板功能障碍、肾功能损伤、肝功能损伤等。其不良反应的发生与用药剂量及使用持续时间相关。NSAIDs 的限制剂量为布洛芬 2400mg/d,对乙酰氨基酚 2000mg/d,塞来昔布 400mg/d。当 NSAIDs 用药剂量达到一定水平以上时,增加用药剂量并不能增强其止痛效果,但药物毒性反应将明显增加。因此,如果需要长期使用 NSAIDs 或日用剂量已达到限制性用量时,应考虑更换为阿片类止痛药;如为联合用药,则只增加阿片类药物用量。

2.阿片类药物

阿片类药物是中、重度癌痛治疗的首选药物。临床上常用于癌痛治疗的短效阿片类药物有吗啡即释片等,长效阿片类药物有吗啡缓释片、羟考酮缓释片、芬太尼透皮贴剂等。对于慢性癌痛治疗,推荐选择阿片受体激动剂类药物。长期使用阿片类止痛药时,首选口服给药途径,有明确指征时可选用透皮吸收途径给药,也可临时皮下注射用药,必要时可以自控镇痛方式给药。

(1)初始剂量滴定。阿片类止痛药的疗效及安全性存在较大个体差异,需要逐渐调整剂量,以获得最佳用药剂量。对于初次使用阿片类药物的患者,按照如下原则进行滴定:①使用吗啡即释片进行滴定;根据疼痛强度,拟定初始固定剂量 5~15mg,q4h;用药后若疼痛不缓解或缓解不满意,应于 1h 后根据疼痛强度给予滴定剂量(表 9-1),密切观察疼痛强度及不良反应。②第一天治疗结束后,计算第二天药物剂量:次日总固定量=前 24h 总固定量+前 24h 总滴定量。第二天治疗时,将计算所得次日总固定量分 6 次口服,次日滴定量为前 24h

表 9-1　剂量滴定增加幅度参考标准

疼痛强度(NRS)	剂量滴定增加幅度
7~10 分	50%~100%
4~6 分	25%~50%
2~3 分	≤25%

总固定量的 10%～20%。③依法逐日调整剂量,直到疼痛评分稳定在 NRS 0～3 分。如果出现不可控制的不良反应,疼痛强度 NRS<4 分,应该考虑将滴定剂量下调 25%,并重新评估病情。此方法可简称为"按时给药滴定法"。

对于未使用过阿片类药物的中、重度癌痛患者,推荐初始用药选择短效制剂,个体化滴定用药剂量,当用药剂量调整到理想止痛及安全的剂量水平时,可考虑换用等效剂量的长效阿片类药物。对于已使用阿片类药物治疗疼痛的患者,根据患者疼痛强度,按照表 9-1 要求进行滴定。

(2)以羟考酮缓释片为背景用药的剂量滴定。对疼痛病情相对稳定的患者,可考虑使用阿片类药物控释剂作为背景给药,在此基础上备用短效阿片类药物,用于治疗爆发性疼痛。羟考酮缓释片兼有速释和缓释特点,起效时间和达峰值时间与速释吗啡相似。首次使用羟考酮缓释片 10mg,其中即释部分剂量相当于即释吗啡 5.7～7.6mg,符合《成人癌痛临床实践指南》(NCCN)规定的 5～15mg 起始剂量要求。羟考酮缓释片的缓释部分药物浓度呈平台状态,在此基础上,用速释药物进一步滴定,有助于加速滴定的完成。

对于非阿片类药物耐受的中、重度癌痛患者(NRS≥7 分),起始剂量为羟考酮缓释片10mg,q12h 口服。首次服药 60min 后评估疗效和不良反应,疼痛评分未变或加大者,增加50%～100%的速释吗啡片;疼痛评分降至 NRS 4～6 分者,重复相同剂量的速释吗啡片;疼痛评分降至 NRS 1～3 分者,则在最初的 24h 内按照当前有效剂量按时给药。

对于阿片类药物耐受的中、重度癌痛患者,参照阿片类药物剂量换算表(表 9-2),将其他强阿片类药物转换为相应剂量羟考酮缓释片的 1/2,q12h 口服。首次服药 60min 后进行评估,疼痛评分降至 NRS 1～3 分者,则在最初的 24h 内按照当前有效剂量按时给药(剂量相当于目前 24h 羟考酮缓释片总量的 10%～20%);疼痛评分未变或增加者,增加50%～100%的速释吗啡片;疼痛评分降至 NRS 4～6 分者,重复相同剂量的速释吗啡片。若患者滴定前使用的镇痛药为芬太尼贴剂,则需要撕下芬太尼贴剂 18h 后才可使用羟考酮缓释片。

表 9-2　阿片类药物剂量换算表

药物	非胃肠给药	口服	等效剂量
吗啡	10mg	30mg	非胃肠道：口服=1∶3
可待因	—	200mg	非胃肠道：口服=1∶1.2 吗啡(口服)：可待因(口服)=1∶6.5
羟考酮	7.5～10mg	15～20mg	吗啡(口服)：羟考酮(口服)=(1.5～2)∶1
芬太尼透皮贴剂	25μg/h(透皮吸收)	—	芬太尼透皮贴剂剂量(μg/h,q72h) =1/2×口服吗啡剂量(mg/d)

24h 后计算阿片类药物总剂量,换算为等效羟考酮缓释片,即为 24h 羟考酮缓释片剂量,分成 2 份,每 12h 给药一次维持治疗。维持治疗期间对患者出现的爆发痛给予 24h 镇痛药物总量的 10%～20%进行解救治疗,如 24h 内出现 3 次及以上的爆发痛,考虑增加背景剂量,即前 24h 羟考酮固定量加上前 24h 速释吗啡片总解救量,换算为等效羟考酮缓释片剂量。

(3)维持用药。常用的长效阿片类药物包括吗啡缓释片、羟考酮缓释片、芬太尼透皮贴剂等。在应用长效阿片类药物期间，应当备用短效阿片类止痛药。当患者病情变化、长效止痛药物剂量不足或发生爆发性疼痛时，立即给予短效阿片类药物，用于解救治疗及剂量滴定。解救剂量为前24h用药总量的10%～20%。当每日短效阿片类药物解救用药次数大于3次时，应当考虑将前24h解救用药换算成长效阿片类药物按时给药。

阿片类药物之间的剂量换算，可参照换算系数表（见表9-2）。更换阿片类药物种类时，仍然需要仔细观察病情。

如需减少或停用阿片类药物，则采用逐渐减量法，即先减量30%，两天后再减少25%，直到每天剂量相当于30mg口服吗啡的药量，继续服用两天后即可停药。

（4）应用阿片类药物的注意事项。

①明确患者的疼痛是否为肿瘤急症所致。常见的肿瘤急症包括骨折或承重骨的先兆骨折，脑实质、硬脑膜或软脑膜转移癌，与感染相关的疼痛，内脏梗阻或穿孔等。如系肿瘤急症所致疼痛应立即进行相关的病因治疗。

②明确患者是否存在阿片类药物耐受。美国食品药品监督管理局（Food and Drug Administration，FDA）对阿片类药物耐受的定义为：已按时服用阿片类药物至少1周以上，且每日总量至少为口服吗啡60mg、羟考酮30mg、氢吗啡酮8mg、羟吗啡酮25mg或其他等效药物；用芬太尼贴剂止痛时，其剂量至少为$25\mu g/h$。不能满足上述持续止痛治疗时间和剂量要求时则定义为阿片类药物未耐受。对于阿片类药物未耐受的患者初始用药时，建议首选短效阿片类药物进行个体化滴定以确定用药剂量。

③阿片类药物治疗的安全性。使用阿片类药物时，对老年和肝肾功能不全患者必须加以重视，他们对止痛药物敏感，可能较低剂量就会引起过度镇静等副作用。因此，应从较低剂量起始，缓慢加量。另外，对使用苯二氮䓬类药物的人群要注意谵妄和过度镇静的发生，适当减少阿片类药物剂量有助于改善谵妄。呼吸抑制是使用阿片类药物最严重的副反应，发生前患者常有过度镇静，因此过度镇静是适度减少阿片类药物的早期警告信号。

3. 辅助用药

辅助镇痛药物包括抗惊厥类药物、抗抑郁类药物、皮质激素、N-甲基-D-天冬氨酸受体（NMDA）拮抗剂和局部麻醉药。辅助药物能够增强阿片类药物止痛效果，或产生直接镇痛作用。辅助用药的种类选择及剂量调整，需要个体化对待。

常用于治疗神经病理性疼痛的辅助药物有：

（1）抗惊厥类药物。用于神经损伤所致的撕裂痛、放电样疼痛及烧灼痛，如卡马西平、加巴喷丁、普瑞巴林。加巴喷丁100～300mg口服，每日1次，逐步增量至300～600mg，每日3次，最大剂量为3600mg/d；普瑞巴林75～150mg，每日2～3次，最大剂量为600mg/d。

（2）三环类抗抑郁药。用于中枢性或外周神经损伤所致的麻木样痛、灼痛，该类药物也能改善情绪和睡眠，如阿米替林、度洛西汀、文拉法辛等。阿米替林10～25mg口服，每晚1次，逐步增至最佳治疗剂量。

药物止痛治疗期间，应当在病历中记录疼痛变化及药物的不良反应，以确保患者安全、有效、持续缓解癌痛。

三、非药物治疗

在癌痛的治疗中，非药物治疗措施能增加止痛治疗的效果，并贯穿应用于整个治疗过程中。有些方法需要由专业人员引导开展,但还有些方法简单易行,可由患者自己实施。

(一)提供舒适的休养环境

保持病房环境安静、清洁、整齐,空气清新,光线柔和,尽量减少不良环境因素对患者的影响,以利于患者休息和睡眠。

(二)指导患者安置舒适的体位

指导患者采取舒适、能够减轻疼痛的体位。如半坐卧位可以减轻腹部的张力,改善呼吸,缓解腹部的疼痛。

(三)热敷和冷敷

热敷可促进血液运行,使肌肉松弛,减轻疼痛、紧张和焦虑。可用布包裹热水袋敷于疼痛处,或将毛巾放在65℃的水中浸透取出拧干,装入塑料袋内,外用布包裹敷于痛处。热敷的时间在30min左右。禁忌对放射治疗区域进行热敷。

冷敷通过刺激皮肤冷感受器,经局部交感性反应引起血管收缩,使渗出减少,并抑制局部组织液和淋巴液的生成,使局部组织的肿胀减轻。此外,冷敷能延缓神经传导速度,降低末梢神经的敏感性,提高痛阈,从而起到缓解疼痛的作用。进行冷敷时,可以用毛巾包裹冰块,或将冷毛巾放在身体表面疼痛部位,每次持续时间不超过15min。冷敷不适用于放射治疗区域及外周血管性病变区域。

(四)推拿

推拿又称为按摩,指通过在人体体表一定部位施以各种手法,或配合进行某些特定的肢体活动来防治疾病的一种方式。推拿包括按法、摩法、揉法、捏法等多种技术。推拿通过调节机体神经兴奋性,疏通经络,调整经络、气血与脏腑的功能,改善心理并起到镇痛作用。

(五)针灸

根据中医理论,疼痛多由脏腑、经络、器官的气机受到干扰而引起。经络中气血运行不畅是发生疼痛的主要原因,即"不通则痛"。针灸止痛通过针具或灸具或穴位注射,起到疏通经络、行气活血的作用,使病变部位的血液循环得以改善,并调整机体的生理功能,从而起到止痛的作用。

(六)经皮神经电刺激

经皮神经电刺激是指通过皮肤将特定的低频脉冲电流输入人体以缓解疼痛。

(七)转移注意力

运用语言或非语言的交流方式分散患者的注意力,对缓解疼痛具有积极的作用。鼓励患者进行一些分散注意力的活动,如看电视、听收音机等。

(八)放松

可指导患者通过深呼吸、瑜伽、冥想等方法帮助人体放松。

(九)音乐疗法

很多研究表明,音乐疗法能有效缓解疼痛。可以根据患者的喜好,选择一些舒缓的乐曲。音乐疗法每次以30min左右为宜,每日进行2~3次。

(十)心理治疗

心理治疗方法包括心理情感支持、认知治疗、行为治疗、暗示、催眠疗法等。为癌痛患者及家属提供情感及心理支持治疗,应该贯穿于癌痛治疗的全过程。倾听患者对疼痛的感受,向患者解释疼痛治疗的基本知识,与患者及家属进行开放性语言交谈等是心理情感支持治疗的重要方法。必要时可以考虑给予抗焦虑、抗抑郁药物治疗。

四、微创治疗

微创治疗是在医学影像学的基础上,以影像技术为导向,集医学影像技术、药物治疗、生物、基因技术和高科技(如射频消融、激光、超声聚焦、内镜、腔镜等)为一体,具有精确定位、精确治疗、创伤小、痛苦轻、疗效确切等优点的现代肿瘤治疗方法。现代肿瘤微创治疗已由传统的肿瘤介入放射学发展为 MRI 微创治疗、CT 微创治疗、DSA 微创治疗、内镜及腔镜微创治疗,涵盖了药物治疗(溶栓、化疗栓塞)、消融治疗、生物基因治疗的微创导入等多种治疗方法。

癌痛微创治疗方法可以分为神经毁损和神经调节两种。神经毁损通过物理方法阻断疼痛的传导途径;神经调节则是通过脊柱内或心室内用药动力性或功能性抑制疼痛传导途径。目前临床上开展较多的治疗方法包括射频消融术(Radiofrequency Ablation,RFA)、骨水泥成形术、神经阻滞(Nerve Block)、电刺激治疗、蛛网膜下腔吗啡自控镇痛(PCSA)等。微创治疗还处于发展时期,临床医生要严格掌握适应证,实事求是地评价疗效及不良反应。对于癌痛患者而言,微创治疗只能减轻患者的痛苦,是在其他方法治疗无效后采取的一种姑息性治疗,而不是根治性治疗。

【案例分析 9-1】   **阿片类药物剂量转换**

患者,男性,55 岁,因诊断"右肺癌 3 年余,靶向治疗中"入院。3 年前因体检发现"右上肺占位"入院检查,查肺部 CT 提示:右上肺占位,纵隔淋巴结肿大,肺穿刺提示右上肺腺癌。2013 年 2 月始予培美曲塞二钠联合顺铂化疗共 4 周期,后肺内病灶进展,全身多处转移,行特罗凯靶向治疗 3 年。患者半年前出现腰部酸痛,考虑肿瘤骨转移引起的混合性疼痛,予奥施康定 10mg q12h 口服,疼痛控制欠佳,爆发痛频繁,影响夜间睡眠,逐渐加量至 90mg q12h 口服。目前疼痛控制可,NRS 评分 1~2 分,每天排便 1 次,2016 年 6 月 24 日患者为进一步治疗收住肿瘤内科。

入院时患者腰部酸痛,NRS 评分 2 分,无明显恶心、呕吐情况,杜密克口服通便治疗后大便通畅。2016 年 7 月 5 日起患者反复出现黑便,经止血治疗后未见明显好转,大便隐血试验＋＋＋。2016 年 7 月 7 日无痛胃镜提示:慢性非萎缩性胃炎,未见明确的出血点。予禁食,并行肠镜检查,故停用奥施康定,改为芬太尼透皮贴剂 25.2mg q72h 外用止痛治疗,腰痛控制可,NRS 评分 1 分。

分析:该患者最初开始为奥施康定 10mg q12h 口服,逐渐加量至 90mg q12h 口服,后因消化道出血不能口服药物,改为芬太尼透皮贴剂 25.2mg q72h 外用。在此过程中涉及阿片类药物转换,计算过程如下:奥施康定 90mg q12h 口服,相当于口服奥施康定剂量为 180mg/d,按照吗啡:羟考酮＝(1.5~2):1,那么相当于口服吗啡的剂量为 360mg/d(临床上通常按 2:1 计算)。依据换算公式:芬太尼透皮贴剂剂量(μg/h q72h)＝1/2×口服吗啡剂量(mg/d),那么芬太尼透皮贴剂的剂量应为 180μg/h,故医嘱予多瑞吉 25.6mg q72h 外用止痛治疗(芬太尼透皮贴剂 25μg/h 相当于 4.2mg/贴)。

(董明芬、付丽萍、王凯峰)

第四节　癌症疼痛的护理

一、疼痛筛查

癌症患者的疼痛发生率较高,美国国立综合癌症网络(NCCN)发布的《成人癌痛治疗指南》(2016 版)强调了疼痛筛查的重要性,明确提出医护人员在每一次接诊患者时都要对其进行疼痛筛查。

疼痛筛查的目的是找出伴有疼痛的患者和预期可能发生疼痛的患者。对筛查出的疼痛患者进行全面评估,并提供规范的疼痛治疗;对于预期可能发生疼痛的患者,如要进行临床操作(包括伤口护理、皮肤和骨髓活检、动静脉置管等),虽然这些操作引起的疼痛是一种急性的、短暂的体验,但患者通常伴有明显焦虑情绪,因此应在实施会诱发疼痛的操作前一定时间给予半衰期较短的速释型阿片类药物或局部麻醉药或非药物措施预防疼痛。主诊医师和主管护士作为多学科团队中的主要成员,也是患者的首诊人员,应首先关注疼痛,对就诊患者进行疼痛筛查,对患者的疼痛做到早发现、早干预。

桑得斯(Cicely Saunders)在 20 世纪 60 年代早期第一次使用了"Total Pain(全方位疼痛)"的概念。他强调晚期癌症患者的疼痛由躯体、心理、社会和精神多方面因素所致,是一种多维度的疼痛。此概念的提出有助于医护人员认识到:在镇痛需求之外,癌痛患者还需要人性化的关怀和社会的帮助。在治疗和护理过程中,护士与患者接触时间最多,往往最先了解患者的各种不适症状,护士在疼痛管理中的独特、关键作用正日益显现出来。本节对癌痛护理操作流程展开分析,重点介绍癌痛患者的用药护理、心理护理及癌痛综合征的护理。

二、癌痛护理操作流程

癌痛护理操作流程包括疼痛评估、健康教育、给药、护理记录、出院随访等多个环节。对癌痛患者实施全人、全家、全程照顾,各个环节需紧密相扣,相辅相成。

(一)评估

疼痛是患者的主观感受,对于意识清醒的患者而言,要相信患者的主诉。而对于儿童和一些无法自我表达疼痛的患者,应鼓励家属和照顾者汇报疼痛情况,或通过患者的行为、表情等表现来评估疼痛。

评估时机如下:

(1)在患者入院时筛查是否存在疼痛。

(2)在患者的住院过程中关注其是否存在疼痛。

(3)对存在疼痛的患者开展全面评估。

(4)在实施镇痛干预后,根据干预措施的不同(如镇痛药物的给药途径、达峰值的时间),确定疼痛再评估的时机。

(5)对疼痛得到良好缓解的患者,动态评估其疼痛的变化情况。

(二)镇痛治疗及护理

1. 给予非药物镇痛措施

安慰患者,解释病情,予以心理支持。协助患者卧床休息,并安置舒适体位。用多种方法分散注意力。物理疗法应注意相应的适应证和禁忌证。

2.实施药物干预措施

熟悉 WHO 癌症三阶梯止痛治疗原则。使用止痛药物需核对医嘱、患者信息、止痛药物名称、剂量、使用时间、途径、按时、正确给药。用药后注意观察病情,发现不良反应及时处理。

(三)健康教育

1.病情告知

告知患者及家属疼痛一开始只是身体受到伤害所发出的警告信号,一旦伤害去除,疼痛也会相应消失。疼痛持续超过 3 个月为慢性疼痛,经过治疗仍可以缓解。

2.健康教育

(1)时机:覆盖患者治疗全过程,包括入院时宣教、住院期间教育(给药前、给药中、给药后)、出院前指导、出院后随访及门诊复诊时。

(2)形式:①一对一指导。住院期间选择合适的空间、环境和时间,由责任护士对患者实施有针对性的个体化指导。出院后采取电话随访的形式。②集体宣教。定期召集患者,在示教室等场合举办健康教育讲座。③注意事项。实施宣教前先与患者相互交流,从简单的询问生活起居开始,慢慢引导到疼痛相关的内容。提供疼痛相关的健康教育资料,如宣教手册、宣教处方、宣教视频及在病房宣传栏张贴疼痛资料等。宣教后,请患者重复、回忆健康教育的内容,了解其学习效果。鼓励家属参与宣教活动。

(3)内容:癌症疼痛管理的观念、疼痛评估的方法、疼痛治疗的方法、副反应处理等。

3.记录疼痛日记

疼痛日记是患者对疼痛对其日常活动的影响和止痛措施实施情况等内容的记录。它有助于医务人员明确癌痛的病因、使疼痛加重或缓解的因素及各类止痛措施的效果,为个体化的疼痛管理计划的制订提供参考信息。护士应指导患者记录疼痛日记。在疼痛日记中需要记录的信息包括:

(1)正在使用的药物和疼痛控制方法,如按摩、理疗等。止痛药物包括医生开具的药物、药店中购买的非处方药等。

(2)疼痛的感觉及部位等。采用疼痛 NRS、FPRS、VRS 等评估工具记录疼痛强度。描述疼痛性质的词语举例:跳痛、酸痛、火辣辣的痛、电击样痛、一碰就痛、刀割样痛、锐痛、持续痛、钝痛、戳痛、撕裂样痛、刺痛、放射痛、绞痛、胀痛等。

(3)使疼痛加重的因素,如吞咽、走路、翻身等。

(4)使疼痛缓解的办法,如冷敷、冥想等。

(5)疼痛对睡眠、工作、生活和情绪等方面的影响。

(6)止痛药物的不良反应,如便秘、恶心、呕吐等。

如果患者的疼痛没有得到良好的控制,需要每 1~2h 记录一次,或每 4~6h 记录一次疼痛日记。如果疼痛控制良好,可以每天或隔数天记录一次疼痛日记。

(四)记录

护士应对所有新入院患者进行疼痛筛查并在入院评估单中进行记录。对于有疼痛的患者,护士应将疼痛评估、干预过程、疼痛再评估及不良反应记录在疼痛护理单、护理记录单或特护记录单中。近年来有多家医院将疼痛评估结果记录于体温单上,并将传统的体温单更名为生命体征记录单。

【知识链接 9-2】 疼痛日记

日期/时间	描述你的疼痛(如疼痛部位、强度、持续时间、疼痛性质,疼痛对睡眠、情绪、工作、生活和活动功能的影响)	使疼痛加重及缓解的因素	止痛药物名称、剂型、剂量、使用方法,是否出现药物不良反应,如便秘、恶心等	非药物止痛方式,如转移注意力、放松、冥想、听音乐等

附:出院疼痛患者随访记录单

一般信息	姓名:	住院号:	年龄:	性别:男□ 女□
	诊断:	经管医生:	本人电话: 家属电话:	疼痛强度评分工具:NRS□、 FPRS□、VRS□

	入院日期: 出院日期: 随访日期:	出院镇痛药物	1.羟考酮缓释片 每次剂量:_____ 给药频度:_____ 2.芬太尼透皮贴剂 每次剂量:_____ 给药频度:_____ 3.其他:_____ 每次剂量:_____ 给药频度:_____
	是否按时用药:	是□ 否□	

回访信息	疼痛部位	右 左 前 左 右 后	疼痛控制	疼痛强度评分: 疼痛性质: 持续时间: 疼痛部位(备注):
	不良反应	有 □ 无 □	是否排便困难: 是□ 有无呕吐: 有□ 有无头晕: 有□ 有无嗜睡: 有□ 有无排尿困难: 有□ 其他不适:_____	备注

随访建议:遵嘱服药□ 饮食指导□ 门诊随访□ 咨询专科医生□ 随访护士:

(五)随访

1.出院疼痛患者随访

建立出院疼痛患者随访制度,做好随访记录。定期对出院疼痛患者进行随访,指导患者居家时的疼痛评估及用药护理,建议患者按时复诊。

2.门诊疼痛患者随访

建立门诊疼痛患者随访制度,做好随访记录。定期对门诊疼痛患者进行随访,指导患者遵从医嘱治疗,建议患者及时就诊。

三、癌痛的用药护理

(一)阿片类药物剂量滴定的护理

剂量滴定过程需要医生、护士、患者及家属的共同参与。在剂量滴定中护士需要完成评估、实施镇痛、观察记录和健康教育四个流程。

1. 评估

疼痛评估是进行剂量滴定的第一步。由护士和医生对患者进行全面疼痛评估,并且在给予干预措施后,根据药物起效时间开展再评估。通常,口服给药后 60min,皮下注射后 30min,静脉注射后 15min 进行再评估。

2. 实施镇痛

医生开具医嘱后,护士须准确及时执行医嘱。此外,护士还应指导患者使用非药物措施减轻疼痛。

3. 观察记录

主要观察止痛效果及药物的不良反应。要动态全面评估患者的疼痛缓解情况,观察滴定过程中与镇痛药物相关的不良反应,如恶心呕吐、头晕、皮肤瘙痒、便秘、尿潴留、过度镇静和呼吸抑制等。详细记录滴定开始时间、滴定过程以及滴定结束时间,并记录患者疼痛的部位、性质、强度、伴随症状、心理状态等。

4. 健康教育

患者及家属的疼痛治疗观念影响着疼痛治疗的开展。在剂量滴定全程中,应对患者及家属就疼痛评估方法、止痛药物的作用及不良反应等知识进行宣教。对于存在止痛治疗错误观念的患者,应提供针对性、个体化的健康宣教,以提高其止痛治疗的依从性。

(二)使用芬太尼透皮贴剂的护理

芬太尼透皮贴剂使用后 6～10h 开始显效,12～24h 血药浓度逐渐升高达到临床有效镇痛浓度,并在此后 48h 内维持在有效镇痛浓度水平。因而使用芬太尼透皮贴剂无法进行快速的止痛及用药剂量的调整。每剂更换时间为 48～72h。在除去贴剂后,血清芬太尼浓度在大约 17h(13～22h)内下降 50%,因此在撤药后仍需观察 24h。

使用芬太尼透皮贴剂时,对粘贴部位的选择、粘贴处的皮肤准备、粘贴牢度、局部皮肤的温度都有严格的要求。芬太尼透皮贴剂使用方法如下:

1. 使用准备

选择干净、干燥、无破损及少毛发的皮肤,避开有外伤、放射线治疗及淋巴水肿的皮肤。建议选择前胸、后背、上肢或大腿内侧、腹部等皮肤平坦部位。易流汗者建议贴在双上臂,贴剂不易脱落;腹水患者不建议贴于腹部。局部皮肤用清水擦拭后抹干,不可用酒精、肥皂等有机溶剂。

2. 粘贴方法

沿包装袋边缘撕开并取出贴片,撕去一边的 S 型透明保护膜,避免接触黏性成分。将贴片平整地贴在患者的皮肤上,再撕去另一边的 S 型透明保护膜。在使用时需用手掌用力按压 30s,并用手指沿贴片边缘再按一次,确保贴片与皮肤充分接触。注意芬太尼透皮贴剂应在打开密封袋后立即使用。

3.换贴

使用72h后更换新贴片,换贴时需要更换粘贴部位。把用过的废贴揭下,将黏性部分对折,放回原包装袋。

4.注意事项

皮肤温度持续超过40℃会使血清芬太尼的吸收利用速度提高1/3。因此,不要在粘贴部位使用热水袋,或将粘贴部位靠近热源。患者出现发热及时告知医生。

5.记录

将芬太尼透皮贴剂的使用列为护理交接班内容。除了记录疼痛评估相关内容外,在护理记录中记录贴片的粘贴时间、部位、剂量及更换时间。

(三)阿片类药物不良反应的防治及护理

阿片类药物的副作用可在短期内形成耐受,并随着给药时间的延长而逐渐缓解。只有便秘不会产生耐受,需积极防治。

1.便秘的防治及护理

便秘指粪便干结、排便困难或排便不尽感和排便次数减少。便秘的病因包括药物因素和非药物因素。便秘既是晚期癌症患者的常见症状,也是阿片类药物及常用辅助镇痛药物(如加巴喷丁、阿米替林)的常见副作用。

(1)评估:应对便秘进行全面评估,了解原因,明确诊断。晚期癌症患者的便秘可分为器质性和功能性两类。应详细询问与便秘有关的病史,两次排便间隔时间、大便性状、费力程度、排气情况、每日进食量及主要成分、饮水量及排尿情况、服药种类和名称以及既往便秘治疗情况等,还应详细询问患者是否合并其他伴随症状,如恶心、呕吐、腹痛等。腹部检查有助于判断粪块的位置和软硬度、胃肠蠕动情况及是否合并肠梗阻等。必要时还应进行直肠指诊。腹部X线检查有助于判断是否合并肠梗阻,了解粪石的位置和便秘的程度等。

(2)预防:应排除便秘形成的可逆因素,如为体质虚弱的患者改进排便条件,病情允许时增加膳食纤维和液体摄入量等。适当运动,养成定时排便的习惯。在保证患者有足量液体摄入的前提下,补充纤维素产品,如车前子、甲基纤维素等。对长期口服阿片类药物的患者,需应用药物预防便秘。

(3)治疗:根据作用机制不同,药物分为粪便软化剂和刺激性泻剂两类,有些药物或复合制剂兼有以上两种功能。粪便软化剂主要包括多库酯钠、聚乙二醇、乳果糖、氢氧化镁、山梨醇等;刺激性泻剂主要有比沙可啶、蒽醌类(番泻叶、鼠李皮)、酚酞、矿物油(石蜡油、蓖麻油等)。口服药物治疗便秘前应明确患者是否有直肠内粪块滞留。发现患者直肠内有不易排出的粪块时,可首先考虑经直肠使用通便的栓剂,若无效则应灌肠。首选温盐水或清水灌肠,也可采用磷酸盐类灌肠;当粪便非常坚硬时,还可考虑石蜡油保留灌肠。以上措施均失败时,可考虑人工直肠取便。

中药防治便秘是我国的一大特色。便秘一般分为虚实两类,治疗前先应辨证施治,以调理气机,滋润肠道为治疗原则。常用的中成药有麻仁润肠丸(或胶囊)、番泻叶颗粒、苁蓉通便丸等。应在中医指导下合理选用。

(4)护理:指导患者增加纤维食物摄入,适当增加饮水量。指导患者按摩腹部,鼓励适当运动。指导患者每天训练定时排便,正确使用通便药物,必要时灌肠处理。

2.恶心、呕吐的防治及护理

恶心、呕吐是止痛治疗常见的副作用,患者在同时接受化疗、放疗等抗肿瘤治疗时更为常见。患者在并发胃肠道炎症、溃疡、便秘和肠梗阻时也常发生恶心、呕吐。此外,代谢性因素,如肝肾功能衰竭、肿瘤所致的高钙血症、副肿瘤综合征、心理和精神因素也会导致恶心、呕吐。患者恶心、呕吐的病因及诱因多种多样,因此在治疗前应首先明确病因。

(1)预防:恶心、呕吐等不良反应大多出现在患者初次使用阿片类药物的最初几天内。初用阿片类药物的数天内,可考虑同时给予甲氧氯普胺等止吐药物预防,如无恶心症状,则可停用止吐药。

(2)治疗:根据医嘱使用止吐药物(如甲氧氯普胺等),酌情加用 5-羟色胺拮抗剂(如昂丹司琼等),必要时使用地塞米松。给药过程中应评估患者恶心、呕吐的程度以及使用止吐药后症状缓解的程度。需要注意的是,甲氧氯普胺属于多巴胺受体拮抗剂,能阻断下丘脑多巴胺受体,抑制催乳素抑制因子,禁用于乳腺癌患者。如恶心持续一周以上,需要重新评估病因,考虑更换阿片类药物。

(3)护理:创造舒适的休养环境,指导患者卧床休息,放松情绪,避免不良刺激。出现前驱症状时协助患者取坐位或侧卧位,预防误吸。安抚患者,及时清理呕吐物,更换清洁床单。尽早纠正诱因及使用对症处理药物。必要时监测生命体征。记录每日出入量、尿比重、体重及电解质平衡情况等。发生剧烈呕吐时暂禁饮食,遵医嘱补充水分和电解质。

3.谵妄的防治及护理

谵妄是一种急性或亚急性起病的神经精神性疾病,表现为认知功能障碍伴昼夜节律紊乱。谵妄在临床上常被漏诊,且易与痴呆混淆。阿片类药物所致谵妄的发生率低于 5%,多见于首次大剂量使用或快速增加剂量的患者。

(1)评估:评估患者意识水平、注意力、思维、认知、记忆、精神行为、情感和觉醒规律的改变。评估患者谵妄发生的药物及环境因素。保持环境安静,避免刺激。

(2)病因治疗:去除可逆性病因可有效缓解谵妄,如调节水电解质平衡,纠正脱水等。对于药物所致的谵妄,一旦确诊应减量或停药。

(3)药物治疗:最常应用的是氟哌啶醇,可口服给药(1～2mg/次,每 12h 一次),也可皮下或静脉给药(每日 1～5mg,分两次给药)。地西泮类药物在谵妄的发生及治疗方面有双重作用,该类药物本身可引起停药后谵妄,在谵妄的治疗中又是抗精神疾病药物的辅助用药。终末期患者、地西泮与巴比妥类药物撤药引发谵妄时也可使用地西泮类单药治疗。劳拉西泮最常用,可 1～2mg 口服或舌下给药,还可 0.5～2mg 皮下或静脉给药。

(4)护理:尽可能为患者提供单人病房。医护人员要降低说话声音。照明灯不宜太亮,应用夜视灯。尽量不要改变房间摆设,以免引起不必要的注意力转移。安抚患者,对患者的诉说作出反应,帮助患者适应环境,减少恐惧。应与家属及照护者沟通谵妄发作的反复性和持续性,争取理解、配合。必要时使用约束带,保护患者,避免外伤。

4.尿潴留的防治及护理

阿片类药物可增加内脏平滑肌的张力,使膀胱括约肌张力增加而导致尿潴留。老年、同时使用镇静剂、合并前列腺增生症等因素,能增加尿潴留发生的危险性。在同时使用镇静剂的患者中,尿潴留发生率可高达 20%。

(1)预防:尿潴留重在预防,使用阿片类药物止痛的老年患者应尽量避免同时使用镇静剂,避免膀胱过度充盈,积极治疗前列腺增生。

(2)治疗:临床治疗尿潴留时应首先尝试非药物治疗手段,诱导患者自行排尿,可以采取流水诱导法,或热水冲洗会阴部和(或)膀胱区按摩。诱导排尿失败时可考虑中医针灸治疗,针刺阴陵泉、足三里、中极等穴位,可在较短时间内促进排尿。上述治疗无效时可考虑导尿,持续尿潴留难缓解的患者可考虑换用止痛药。

(3)护理:告诉患者预防方法,如避免膀胱过度充盈;教会患者使用诱导方法促进排尿;遵医嘱给予药物,如新斯的明,或给予导尿。

5.嗜睡和过度镇静的防治及护理

嗜睡和过度镇静重在预防。药物止痛时应避免快速增量,尤其是老年患者更应密切监测病情,缓慢增加剂量。一旦出现嗜睡和过度镇静,立即报告医生,及时采取处理措施,避免呼吸抑制的发生。

6.瘙痒的防治及护理

皮脂腺萎缩的老年患者,皮肤干燥的患者及晚期癌症、黄疸及伴发糖尿病的患者,使用阿片类药物时容易出现皮肤瘙痒。

(1)预防:注意皮肤卫生,避免搔抓、摩擦,避免应用强刺激性外用药、强碱性肥皂等,贴身内衣宜选择质地松软的棉制品。

(2)治疗:对于轻度瘙痒,给予适当皮肤护理即可,不需要全身用药。瘙痒症状严重者,可以适当选择局部用药和全身用药。局部用药主要选择无刺激性止痒药。皮肤干燥的患者可选用凡士林、羊毛脂等润肤剂。全身用药主要选择 H-受体拮抗剂类抗组胺药物,如苯海拉明 4mg 口服,每日 3 次,或 12mg 口服,每日 1 次;托普帕敏 5mg 口服,每日 2 次;异丙嗪 25mg 口服,每日 2 次;羟嗪 10mg 口服,每日 2 次。该类药物有明显的镇静作用,与阿片类药物同期应用时,能增强相互的镇静作用。因此,建议低剂量应用,并注意个体化调整用药剂量。

(3)护理:保持皮肤湿润,使用润肤露等;穿质地松软、纯棉制品的内衣裤,避免对皮肤造成刺激;遵医嘱用药。

7.眩晕的防治及护理

眩晕主要发生于阿片类药物治疗的初期。晚期癌症、老年、体质虚弱、合并贫血的患者容易发生眩晕,应避免初始用药剂量过高。轻度眩晕可在使用阿片类药物数日后自行缓解。中、重度眩晕则需要酌情减少阿片类药物的剂量。严重者可酌情考虑应用抗组胺类、抗胆碱能类或催眠镇静类药物,以减轻眩晕症状,如苯海拉明 25mg 口服,或美克洛嗪 25mg 口服。此外,宜卧床休息,改变体位时动作宜慢,防止发生坠跌。

8.精神错乱及中枢神经系统毒性反应的防治及护理

阿片类药物引起精神错乱罕见,主要发生于老年及肾功能不全的患者。临床应注意与其他原因所致的精神错乱相鉴别,如中枢神经系统病变、高钙血症及其他药物所致等。可给予氟哌啶醇 0.5~1mg 口服,q4~6h。需专人看护,防止患者自伤或外伤的发生。

使用哌替啶的患者易出现中枢神经系统毒性反应。哌替啶口服生物利用度差,重度疼痛者口服用药需要加大剂量,此时中枢神经系统毒性反应将会明显增加。因此哌替啶不推荐用于癌痛的治疗。

9.阿片类药物过量和中毒的治疗及护理

疼痛本身是阿片类药物的天然拮抗剂,也是阿片类药物呼吸抑制等不良反应的天然拮抗剂。当患者疼痛得到控制后,需及时降低阿片类药物的剂量。

(1)临床表现:当阿片类药物用药剂量不当,尤其是合并肾功能不全时,易致呼吸抑制,表现为呼吸次数减少(<8次/min)和/或潮气量减少、潮式呼吸、发绀、针尖样瞳孔、嗜睡状甚至昏迷、骨骼肌松弛、皮肤湿冷,有时可出现心动过缓和低血压;严重时可出现呼吸暂停、深昏迷、循环衰竭、心脏停搏、死亡。

(2)呼吸抑制的解救治疗:①保持呼吸道通畅,辅助或控制通气;②呼吸复苏;③使用阿片类药物拮抗剂:纳洛酮0.4mg加入10ml生理盐水中,静脉缓慢推注,必要时每2min增加0.1mg。严重呼吸抑制每2～3min重复给药,或将纳洛酮2mg加入500ml生理盐水或5%葡萄糖液中(0.004mg/ml)静脉滴注。输液速度根据病情而定,严密监测,直到患者恢复自主呼吸。解救治疗时还应考虑到阿片类控释片可在体内持续释放的问题。口服用药中毒者必要时洗胃。

(3)护理:评估和监测患者的呼吸频率、节律、深浅度及指脉氧饱和度;保持呼吸道通畅,给予吸氧;备好简易呼吸器和抢救药品;遵医嘱按时给药。

综上所述,阿片类药物的不良反应除便秘外,大多是暂时性或可耐受的。便秘可以通过调整饮食、多饮水及应用缓泻药等方法预防。呕吐、镇静等不良反应一般出现在用药的最初几天,数日后症状多自行消失。预防性治疗可以减轻或者避免阿片类药物的不良反应。

(四)NSAIDs和辅助性镇痛药物的用药护理

1. NSAIDs

NSAIDs常见的不良反应有消化道溃疡、血小板功能障碍和肝、肾功能损伤等。预防措施包括:

(1)选择适当的药物种类。COX-2特异性抑制剂在与传统NSAIDs镇痛消炎作用相似的情况下,可以使严重胃肠毒性反应和消化道出血的危险性明显降低,但长期使用有引起心血管并发症之虑,使用时应注意。

(2)长期用药者,控制用药剂量。不同种类的NSAIDs均有胃肠毒性作用,而且其毒性反应与用药剂量关系密切。建议限制NSAIDs的用药剂量。根据临床经验,一般将NSAIDs的上限剂量限定为标准推荐用药剂量的1.5～2.0倍。

(3)联合用药预防消化道溃疡。可以选择性联合使用抗酸剂、米索前列醇等药物。这些药物也可在一定程度上减少长期使用NSAIDs所导致的胃肠毒性反应。

(4)注意合并症对用药的影响。低血容量、低白蛋白血症等合并症也可能明显增加NSAIDs的肾毒性和耳毒性。

2. 辅助性镇痛药物

用于疼痛治疗的辅助药物种类较多,而且辅助用药的种类选择、用药剂量及持续用药时间等问题尚缺乏统一的标准治疗方案。因此,合用镇痛辅助用药时,应注意药物不良反应的防治及护理。

(1)抗抑郁药和抗惊厥药。抗抑郁药和抗惊厥药是治疗癌症相关神经病理性疼痛的辅助镇痛药物。在使用时,应从小剂量开始,逐渐增加,直至达到满意的镇痛效果。在用药过程中,需要评估是否发生了口干、便干、嗜睡、视觉模糊、排尿困难、尿潴留等不良反应,并及时采取对策。

(2)糖皮质激素类药物。糖皮质激素类药物用于疼痛辅助治疗,尤其适用于辅助治疗肿瘤侵犯中枢神经系统所致的疼痛。地塞米松、泼尼松是常用的糖皮质激素类药物。糖皮质激素用于生理剂量替代治疗时无明显不良反应。不良反应多发生于应用药理剂量治疗时，而且与用药疗程、剂量、用药种类及给药途径等密切相关。

（3）双膦酸盐类。双膦酸盐类药物主要用于治疗由癌症骨转移所引起的骨疼痛，减少骨转移所致的骨相关疾病（Skeletal Related Event，SRE），也用于骨质疏松所引起的骨疼痛。唑来膦酸、帕米膦酸、氯屈膦酸是常用于治疗骨疼痛的双膦酸盐类药物。该类药物不良反应相对较少。常见不良反应：约10％的患者在注射或口服后可有轻度恶心、呕吐或腹泻。用药初期可能出现腹痛、腹胀、腹泻或感冒样发热，一般持续24h左右，可自行逐渐减轻或消失。静脉用药剂量过高或滴注速度过快，可出现蛋白尿及肾功能损伤。用药剂量过高，还可致低钙血症。对双膦酸盐过敏或肾功能不全的患者应减量或禁用。

护理：①该类药物静脉注射用药时，不宜直接推注，要在稀释后缓慢滴注或从中心静脉输注。②注射剂稀释后应在12h内使用。③做好饮食指导，本品如与牛奶、抗酸药和含二价阳离子药物同时服用会降低药效。④如有高钙血症，应在纠正脱水后再使用本类药物。⑤注意保持口腔清洁，建议长期用双膦酸盐类药物治疗的患者避免拔牙等口腔手术损伤。

3.镇痛药及辅助药联合用药的不良反应

阿片类药物与NSAIDs联合用药以及镇痛药与辅助药物联合用药可以明显改善镇痛效果。但是，联合用药同时也会因药物的相互作用与影响而增加不良反应的发生风险。因此，镇痛治疗联合用药时，应酌情减量。联合用药时的不良反应包括消化道溃疡、便秘、肝毒性、肾毒性、排尿困难、镇静、精神症状、凝血功能障碍、心功能异常、呼吸抑制等。

四、癌痛综合征及一般护理

癌症的发生、发展有一定的规律，即细胞无休止和无序的分裂，具有侵袭性和转移性。由于神经的受侵与破坏、骨转移、继发感染、实质脏器被膜的牵张以及中空脏器的梗阻等多种原因，可导致临床常见的癌痛综合征，包括骨痛综合征、盆腔癌痛综合征、癌性肝痛综合征、癌性肠绞痛综合征、癌性胸痛综合征、癌性臂丛神经痛综合征、癌性头痛综合征等。下文将介绍临床常见的癌痛综合征及一般护理。

（一）骨痛综合征

骨痛综合征常见于乳腺癌、肺癌、前列腺癌、肾癌、多发性骨髓瘤等。80％以上的骨转移患者发生疼痛。恶性肿瘤骨转移癌多数发生于躯干骨及四肢近心端骨骼，四肢远心端骨骼低发，末端骨骼少见。在躯干骨中以脊柱最为常见。常以局部疼痛和压痛为首发症状，疼痛有轻有重，夜间为甚，活动后加重。深部的骨转移癌以疼痛及功能障碍为主要症状，浅表的骨转移癌往往同时出现疼痛与肿胀。

一般护理：

（1）拟行放疗的患者，做好放疗相关知识的宣教及护理。

（2）嘱患者走路时防止摔倒或被撞倒。不可用力提物或高举物品，有病变的部位尽量减少承受重量，改变体位时动作要缓慢。

（3）病变累及脊柱时，选择卧硬板床，多卧床休息，以减轻脊柱的负担。起床、翻身时要有医护人员或家属的协助，轴线翻身，动作要缓慢，防止损伤脊髓，造成瘫痪。

（4）如已发生骨折，按骨科要求上石膏或行牵引，并落实相关护理措施。

(5)骨溶解抑制剂口服剂型应空腹或饭前 1h 服用。注射剂不可直接静脉推注,必须缓慢静脉滴注。

(二)盆腔癌痛综合征

盆腔癌痛综合征常见于结直肠癌、妇科恶性肿瘤、膀胱癌。盆腔内肿瘤膨胀性增长,致神经或韧带受侵犯,产生严重而持续的疼痛,可表现为腰痛、下腹或下肢疼痛,有继发感染、出血时疼痛加重。直肠癌手术切除后患者仍觉直肠胀满痛或烧灼痛,坐位或便秘时疼痛加剧。

一般护理:

(1)少进辛辣食物,注意营养。

(2)保持大便通畅,养成良好的排便习惯。

(3)保持会阴部清洁。

(4)指导患者采取放松、变换体位、热敷等能减轻疼痛的方法。

(三)癌性肝痛综合征

癌性肝痛综合征常见于原发或转移性肝癌,由于肿瘤迅速增大使肝包膜张力增加,包膜下癌结节破裂,肝癌结节破裂出血等原因所致。临床表现为右季肋下持续钝痛、呼吸时加重或急腹痛。

一般护理:

(1)给患者心理安慰,提供情感支持。

(2)吸氧。

(3)进清淡饮食,忌油腻。有出血情况,需禁食。

(4)嘱患者活动时注意保护腹部,防止摔倒或腹部被撞击。

(四)癌性肠绞痛综合征

癌性肠绞痛综合征常见于消化道及盆腔恶性肿瘤。疼痛部位通常位于脐周围或上腹部。此外,当局部肠管有绞窄或坏死时,相应部位会产生疼痛,一般为间歇性疼痛,进食加剧,腹部按压或热敷后略有缓解。肠梗阻时可伴腹胀、肠鸣音亢进、呕吐等。

一般护理:

(1)禁食,做好口腔护理。

(2)胃肠减压者保持管道通畅及有效减压。

(3)5-Fu 持续化疗患者要观察消化道反应。

(五)癌性胸痛综合征

癌性胸痛综合征常见于支气管癌和乳腺癌。胸痛部位位于下季肋部,其致痛原因多系上四对胸神经受到肿瘤浸润和刺激。

一般护理:

(1)吸氧。

(2)有胸水者可安置半卧位或坐位。

(六)癌性臂丛神经痛综合征

癌性臂丛神经痛综合征多见于支气管癌或乳腺癌。肿瘤转移侵犯椎体、脊髓或脊神经,造成根性神经痛;肺尖部肿瘤或肿瘤转移至锁骨上窝或腋鞘时,可压迫臂丛神经,出现神经痛。此类疼痛主要系神经受压或损坏引起,通常表现为患侧上肢烧灼样、针刺或电击样疼痛,同时伴有感觉和肌力减退,部分患者还有痛觉过敏或痛觉过度现象。

一般护理:

(1)行放疗患者观察有无放射性肺炎的发生,观察有无咳嗽、咳白色泡沫痰、呼吸急促等症状。出现放射性肺炎时应停止放疗,联合应用大剂量抗生素和激素,吸氧,保暖,卧床休息。

(2)放疗易引起上肢淋巴水肿,抬高患肢,理疗。

(3)行椎体重建术者,做好相关护理。

(七)癌性头痛综合征

癌性头痛综合征常见于脑瘤、继发性脑瘤(以乳腺癌、淋巴瘤、小细胞肺癌、黑色素瘤多见)。疼痛多由颅内血管或因硬膜受压或扭曲、颅内压升高所致。颅内压升高时可伴恶心、呕吐、视乳头水肿、颈项强直。

一般护理:

(1)吸氧,以改善脑组织缺氧。

(2)头颅放疗后急性反应期会出现脑水肿,致颅内压升高。应密切观察有无突发性或进行性加重的头痛、呕吐、嗜睡等。做好患者及家属的宣教工作。

(3)静滴甘露醇时应于30min内输入,防止外渗,协助小便。

(4)防坠床和跌倒,卧床休息时上床栏,单独外出、在家需有人陪伴。

五、癌痛患者的心理护理

癌症已成为一种慢性疾病。癌症患者由于疾病本身及后续的康复治疗导致其应急失调的发生率高,常出现心境恶劣,负性情绪的发生率明显高于普通人群,缺乏有效自我调节的能力,严重影响了患者的心理健康和生活质量。

(一)心理因素与疼痛的关系

1.影响疼痛的心理性效应

心理性成分对疼痛的性质、程度、时间、空间的感知、分辨和反映程度均产生影响,并反映在疼痛的各个环节上。疼痛因人而异,因文化程度而异,对足以引起难以忍受的痛刺激,有些个体可以默不作声地承受。

(1)影响痛冲动的传递过程:疼痛信号可在任何传递水平和环节上受到心理因素的调控,其中以中枢的调控效应最为显著,尤其是对慢性疼痛的影响更引人注目。

(2)影响痛反应过程:在注意、暗示或情绪等心理条件下,对伤害性刺激的痛反应过程可产生明显影响,注意力分散、良性暗示、欣悦情绪可降低痛反应,反之则增强。

(3)影响镇痛效应:患者对医药的信任度、医药知识水平和对暗示接应的程度,均直接影响镇痛效果。有人在临床观察中发现,单纯暗示镇痛可使35%的患者缓解疼痛;不加任何暗示,只使用强烈镇痛药显效者只占54%;凡对安慰剂起效的患者对标准的吗啡镇痛产生效应的达35%;凡对医药失信的患者镇痛效果均不满意。

2.心理素质和人格特征与疼痛的关系

不论是源于心理的疼痛还是源于躯体伤害的疼痛,其痛知觉和痛反应都与个体的心理素质和人格特征有关。

(1)心理素质:主要指个体心理负荷能力、心理的应急强度或情感上的承受能力,这些条件将对疼痛的发生和疼痛的过程产生影响。生活事件的性质和频度是对心理素质的挑战和检验。如果一个人的心理应激阈和心理承受能力偏低,即使生活事件在临界值以下也会出现心身变化,发生慢性疼痛的概率甚高。

(2)人格特征:人格特征是由先天素质和后天条件形成的,随着年龄的增长逐渐处于稳定,形成对客观世界特有的理解、认识和行为方式。如高血压患者常是追求尽善尽美者及具有强迫特质;类风湿关节炎患者则多为文静而敏感的人。

3.文化背景和境遇对疼痛的影响

(1)文化背景:一些民族在特有的礼仪、习俗、信仰、宗教仪式等影响下,人们在疼痛时表现出特殊的行为反应,最明显的是对疼痛的耐受。

(2)境遇对疼痛的调节:境遇也影响疼痛的性质及程度。有人曾观察多次施行手术的患者,如果第一次手术时患者未感到剧痛及由此引起的恐惧,那么在二次手术时患者对疼痛的担心和疑问明显少于首次手术时;相反,如果首次手术曾引起过难以忍受的疼痛,那么在二次手术时就会对疼痛极度恐惧。

(二)癌痛患者的心理干预和护理

在癌症的诊疗中,患者常因惧怕疼痛及止痛用药成瘾等而出现忧虑和恐惧心理。对此,专家表示,缓解癌症患者的疼痛,除了采用综合治疗方法外,心理护理也起着不可忽视的作用。

不同性格、精神状态及社会背景的患者对疼痛的反应各有不同。良好的心理护理能减轻和避免患者的疼痛感。在工作中,与患者建立良好的护患关系,主动热情关怀患者,抽一定时间陪伴患者,让其体会到他并不是孤立地承受痛苦。对于耐受性差,常呻吟、烦躁,过多地依赖和相信止痛剂的患者,在护理过程中可采取帮助、指导和暗示止痛的办法,使患者达到信任、配合和克服的效果。这种暗示作用,往往会使患者不加选择地接受护士的意见和信念,从而解决患者的心理问题,使症状减轻,同时也能调整患者的情绪反应。

1.诱导想象疗法

通过护理人员的诱导,让患者想象一些以往经历过的、令人欢愉的事情和场面,以此来减轻或缓解患者的疼痛。

2.身体放松法

引导患者通过练习气功、瑜伽,与自我暗示的心理疗法结合来放松机体、减轻疼痛。随着心理和机体的放松,不但能缓解患者的焦虑情绪,还能够增进药物的止痛作用。身体放松法还有很多种,如阅读书刊、有节律性呼吸、按摩疼痛部位等。

3.音乐疗法

通过播放一些舒缓、柔和的音乐疏泄患者的不良情绪,从而调动他们的正常生理反应。音乐疗法可以作为癌症患者治疗疼痛的辅助手段之一。近几年随着音乐疗法的不断使用,人们对其产生的作用和良好的效果大多持肯定的态度,并逐渐在很多国家得到广泛使用。

4.疏泄与安慰疗法

疏泄疗法是让患者把自己的痛苦体验倾诉出来,以此来摆脱那些情绪的纠缠,减轻疾病的症状。这就要求护理人员与患者建立起良好的朋友式关系,在充分取得他们的信任和依赖的基础上,患者才能把自己真正的心理感受与病情倾诉出来。在患者倾诉的过程中一定要认真并耐心倾听,千万不要打断他们的述说。在患者倾诉完毕之后,要给予患者关爱与爱抚,这样才能达到疏泄的效果。根据每一个患者的具体情况和个体差异,采用不同的安慰方法。

由于病情发展,患者往往对治疗失去信心,甚至产生自杀的念头。癌症晚期患者的心理反应尤为强烈。对自制力强、不善言谈和不轻易暴露内心世界的患者,护理人员平时要注意主动热情、多接近患者,严密观察患者细微的情绪变化,防止他们走向极端。同时,要告知家人及时了解患者的心理状况,给予体贴入微的照顾。

5.亲情护理

癌症给患者带来了极大的身心痛苦和沉重的经济负担,患者在心理上存在恐惧不安和悲观失望情绪,一般多渴望与亲人团聚在一起,希望在生命最后时刻享受天伦之乐。因此,家人应经常陪伴在患者身边,谈心交流思想,唠唠家常,回忆与家人曾经一起度过的美好时光,让患者时时感受到家庭的温暖,减少心理上的孤独感和凄凉感。

6.死亡教育

中国人从小到大所接受的教育培训缺乏死亡教育内容,人们避讳谈论死亡,恐惧谈论死亡,所以在面临死亡的时候,家属及患者都难以接受。因而,需要对不同文化背景、年龄、性别、病程长短的患者施以个体化的宣教方式和宣教内容,帮助患者及家属正确认识生、老、病、死这一自然规律,认识到生命的真正价值在于质量和经历的过程,最终帮助患者接受死亡也是人生的一部分,从而摆脱对死亡的恐惧和不安,平静面对即将到来的死亡。

【知识链接9-3】 安宁疗护与疼痛控制

临终阶段的疼痛对患者的影响特别大,许多患者都认为,疼痛甚至比死亡本身更让人觉得恐惧及难以接受。临终时对疼痛的恐惧是普遍存在的,这也是有些人寻求安乐死或自杀的主要原因之一。2017年2月,国家卫生计生委办公厅组织制定了《安宁疗护实践指南(试行)》。安宁疗护实践以临终患者和家属为中心,以多学科协作模式进行,主要内容包括疼痛及其他症状控制,舒适照护,心理、精神及社会支持等。因此,疼痛症状的控制是安宁疗护的重中之重,其中对疼痛护理的要求主要包括:

(一)评估和观察

评估疼痛的部位、性质、程度、发生及持续的时间,疼痛的诱发因素、伴随症状、既往史及患者的心理反应;根据患者的认知能力和疼痛评估的目的,选择合适的疼痛评估工具,对患者进行动态的连续评估并记录疼痛控制情况。

(二)治疗原则

(1)根据WHO癌痛三阶梯止痛治疗原则,药物止痛治疗五项基本原则为:①口服给药;②按阶梯用药;③按时用药;④个体化给药;⑤注意具体细节。

(2)阿片类药物是急性重度癌痛及需要长期治疗的中、重度癌痛治疗的首选药物。长期使用时,首选口服给药,有明确指征时可选用透皮吸收途径给药,也可临时皮下注射给药,必要时经患者自控镇痛泵给药。

(3)使用镇痛药物后,要注意预防药物的不良反应,及时调整药物剂量。结合病情给予必要的其他药物和(或)非药物治疗,确保临床安全及镇痛效果。同时要避免突然中断阿片类药物引发戒断综合征。

（三）护理要点

（1）根据疼痛的部位协助患者采取舒适的体位。

（2）给予患者安静、舒适环境。

（3）遵医嘱给予止痛药，缓解疼痛症状时应注意观察药物疗效和不良反应。

（4）有针对性地开展多种形式的健康教育，鼓励患者主动讲述疼痛，教会患者疼痛自评方法，告知患者及家属疼痛的原因、诱因及减轻、避免疼痛的非药物干预措施，包括音乐疗法、注意力分散法、自我暗示法等。

（四）注意事项

止痛治疗是安宁疗护治疗的重要部分，患者应在医务人员指导下进行止痛治疗，规律用药，不宜自行调整剂量和方案。

临终关怀不同于安乐死，临终关怀不促进也不延迟患者死亡，不以延长临终者生存时间为主要目标，而是以提高患者临终阶段的生命质量为宗旨。临终期，治疗的重点是促进身体舒适、控制疼痛、给予生活护理和心理支持，因此目标由治疗为主转为对症处理和护理照顾为主。患者尽管处于临终阶段，但个人尊严不应该因生命活力降低而递减，个人权利也不可因身体衰竭而被剥夺，只要未进入昏迷阶段，仍具有思想和感情。医护人员应维护和支持其个人权利，如保留个人隐私和生活方式、参与医疗护理方案的制订、选择死亡方式等。

（董明芬、童莺歌）

小 结

癌痛是癌症患者最常见的不适症状之一。在癌症治疗过程中，镇痛与抗癌治疗具有同等重要的作用，癌痛控制也是姑息治疗必不可少的内容。近年来，癌痛管理在我国越来越受到重视，随着创建癌痛规范化治疗示范病房工作的推进，护士在癌痛管理中的作用也日益体现并得到了充分肯定。但由于临床护士缺乏系统的癌痛护理知识培训，医学院校的疼痛护理教育也才刚刚起步，某种程度上给癌痛护理的推进带来了障碍。2017年2月9日，国家卫生计生委印发了《安宁疗护中心基本标准和管理规范（试行）的通知》，明确了安宁疗护实践的主要内容包括疼痛及其他症状控制，舒适照护，心理、精神及社会支持等。本章节参考了《卫生部〈癌痛规范化治疗示范病房〉培训教材》中对癌痛护理工作的要求，从癌痛的基础知识、癌痛管理中的误区、癌痛评估原则、癌痛治疗原则及癌痛护理流程等方面进行系统阐释。

（董明芬、童莺歌）

参考文献

[1] 中华人民共和国卫生部（卫办医政发〔2011〕161号）.癌症疼痛诊疗规范（2011年版）[J].临床肿瘤学杂志,2012,17(2):153-158.

[2] 龚黎燕,孔祥鸣,裘友好,等.盐酸羟考酮缓释片联合吗啡片滴定中重度癌痛的临床观察[J].中国疼痛医学杂志,2014,20(7):481-485.

[3] 王剑,潘宏铭,王凯峰.阿片类药物滴定在癌症疼痛治疗中的研究进展[J].全科医学临床与教育,2013,11(1):52-55.

[4] 陈美华,张沂平,叶小红,等.剂量滴定治疗癌痛患者的护理管理[J].医院管理论坛,2016,33(1):45-47.

[5] Klepstad P,Kaasa S,Borchgrevink P C. Starting step Ⅲ opioids for moderate to severe pain in cancer

patients：dose titration：a systematic review[J]. Palliative Medicine,2011,25(5):424-430.

[6] 黄素萍,叶文琴,王筱慧.应用多瑞吉治疗中重度癌痛患者的护理[J].中华护理杂志,2004,39(3):229-230.

[7] 孔秋焕,吕林华,刘玉珊.多瑞吉在肿瘤疼痛患者中的应用[J].全科护理,2010,8(9):2395-2396.

[8] 童莺歌,叶志弘,田素明,等.镇静反应程度评估法在患者自控镇痛疗法呼吸抑制监测中的应用[J].中华护理杂志,2010,45(11):969-971.

[9] 黎晓艳,童莺歌,成燕.医疗机构对住院癌症患者的宗教慰藉服务现状[J].全科护理,2016,14(5):447-450.

[10] 童莺歌,田素明,刘敏君,等.难治性癌痛13例的镇痛护理[J].护理与康复,2014,13(1):47-50.

[11] 董明芬,林爱宝,周红波.疼痛护理小组的培训管理与质量效果评价[J].中华全科医学,2016,14(6):1034-1036.

[12] 董明芬,陈娜,邵静,等.创建"癌痛规范化治疗示范病房"的实践与体会[J].医院管理论坛,2012,29(9):45-47.

[13] 周红波,姚红梅,董明芬.开展疼痛评估对提高住院患者护理满意度的调查分析[J].护士进修杂志,2014,29(8):743-744.

[14] 国卫办医发〔2017〕5号.安宁疗护实践指南(试行).国家卫生计生委办公厅,2017.

[15] 周谊霞,王林.疼痛护理学[M].北京:人民卫生出版社,2013.

[16] 赵继军.疼痛护理学[M].2版.北京:人民军医出版社,2010.

[17] 卫生部医政司.卫生部《癌痛规范化治疗示范病房》培训教材[M].2011.

[18] 徐波.化学治疗所致恶心呕吐的护理指导[M].北京:人民卫生出版社,2015.

[19] 孔祥鸣.癌痛规范化治疗与临床实践[M].上海:上海科学技术出版社,2013.

[20] 沈峰平,周茹珍,席惠君,等.疼痛护理操作流程图示法在癌痛规范化病房中的应用效果[J].中华现代护理杂志,2016,22(19):2727-2730.

[21] 陆宇晗,陈钒.肿瘤姑息护理实践指导[M].北京:北京大学医学出版社,2017.

【练习题】

1.癌痛管理的障碍因素有哪些?

2.请简述癌痛评估的原则。

3.请简述WHO癌痛三阶梯止痛治疗原则。

4.请简述癌痛的非药物治疗措施。

5.请简述癌痛患者的心理护理。

【在线视频】

二维码 9-1　癌痛治疗的五项原则（上）

二维码 9-6　一例肺癌癌痛患者的护理

二维码 9-2　癌痛治疗的五项原则（下）

二维码 9-7　肿瘤患者的心灵关怀

二维码 9-3　改良癌痛"三阶梯"疗法

二维码 9-8　癌痛患者宣教（上）

二维码 9-4　PCIA 技术用于癌痛治疗时的剂量滴定和顽固性癌痛治疗

二维码 9-9　癌痛患者宣教（下）

二维码 9-5　1 例芬太尼透皮贴引起吗啡中毒的护理体会

第十章　特殊人群的疼痛护理

【学习目标】

理论要点

1. 掌握特殊人群的疼痛相关概念、疼痛护理评估和护理措施。

2. 熟悉特殊人群的疼痛特点、存在的护理问题、药物治疗及健康指导。

3. 了解特殊人群疼痛的原因及治疗措施。

技能要点

能正确运用疼痛评估工具对特殊人群的疼痛进行评估,并能提出护理问题,制定正确的护理措施。

【案例导入 10-1】

患儿,男,6个月,肠套叠修复术后1d,生命体征平稳。但患儿哭闹不停,下颌颤抖,双脚踢动。即使患儿妈妈轻拍安抚患儿,也难以平息患儿的哭闹。

1. 作为患儿的主管护士,你将采用何种疼痛评估工具对患儿进行疼痛评估?

2. 你该如何开展疼痛护理?

对于不同人群,疼痛评估和疼痛护理干预有所不同。如儿童由于语言表达、认知和理解能力尚未发育完善,使得儿童的疼痛评估和疼痛干预相对困难;老年人的疼痛通常与多种疾病并存,疼痛评估和干预时要从多方面考虑;女性患者、危重症患者的疼痛护理也不尽相同。本章将从概述、疼痛评估、疼痛治疗和护理、健康教育等几个方面分别对儿童、老年人、女性、危重症患者4类特殊人群的疼痛护理进行阐述。

(刘冬华)

第一节　儿童疼痛护理

一、概　述

儿童年龄越小,疼痛的表达能力越差,疼痛控制程度也越差。临床护理人员疼痛知识的缺乏是儿童疼痛治疗及护理不完善的最主要原因。

(一)儿童疼痛的管理现状

1.儿童疼痛评估现状

国际疼痛研究学会呼吁全球重视儿童疼痛,并强调只有准确的疼痛评估才能做到有效的疼痛控制,但是目前及时、恰当的儿童疼痛评估仍然是一个世界性难题。国内研究表明,护士对儿童开展疼痛评估的能力,受到护士、医生、儿童及家长四者之间的关系,特殊的临床情境,疼痛管理政策以及护理教育等多方面的影响。目前医护人员在评估儿童的疼痛时,多基于与患儿家属的沟通交流,而不能准确使用疼痛评估工具,存在信息的偏倚。

2.护士缺乏儿童疼痛评估相关知识

目前尚缺乏针对儿童疼痛管理的专项培训项目、培训方式和培训内容,评价指标尚未达到标准化、同质化。护士缺乏儿童疼痛评估和相关处理知识,存在一定的错误观念,比如依靠自己的判断而并非相信患儿的疼痛主诉、错误地认为患儿年龄越小对疼痛越不敏感、认为术后急性疼痛是不可避免的等,因而儿童作为一个特殊群体,其疼痛往往未被注意、理解,从而延误了治疗。

3.儿童对疼痛治疗的配合也较成人差

儿童对疼痛的感受易受到父母的影响。家属对疼痛的错误认知(如认为儿童的神经发育不成熟,感觉不到疼痛),儿童服用阿片类药物比成人更危险等,常导致儿童疼痛难以得到恰当评估和管理。再者,儿童由于害怕吃药,往往隐瞒自己的疼痛,从而导致疼痛儿童的治疗配合比成人差。

(二)儿童各年龄阶段的疼痛特点

儿童年龄阶段的划分详见表10-1。

表 10-1　儿童年龄阶段划分

年龄组	年龄段
新生儿期	从胎儿娩出结扎脐带至生出后 28d
婴儿期	出生～12 个月末
幼儿期	1～3 周岁
学龄前期	3 周岁～6、7 周岁
学龄期	6、7 周岁～11、12 周岁
少年儿童期	12、13 周岁～18 周岁

1.新生儿期

新生儿神经系统虽尚未发育成熟,但是痛觉传导功能已经发育完善。因缺乏良好的抑制机制,新生儿对传入的刺激会产生痛觉过敏反应。此外,由于新生儿不会自述,只能通过生理指标和行为指标对其进行疼痛评估。

2.婴幼儿期

18 个月的婴幼儿开始会用语言描述疼痛,医护人员虽无法完全了解婴幼儿的疼痛感受,但可以借助父母的"翻译"来了解婴幼儿的疼痛程度,通过父母的心理支持来缓解婴幼儿的紧张、恐惧和疼痛。

3.学龄前期

此期儿童可以用语言表达疼痛,然而有些儿童因为恐惧打针刻意隐瞒自己的疼痛。医护人员需对他们进行指导及教育,并让父母及家庭成员积极参与,必要时可以采取情景模拟的方式,让患儿明白干预疼痛的目的和益处。这样有助于消除患儿的恐惧,促进疼痛评估的顺利开展和疼痛的有效干预。

4.学龄期

此期儿童能够明确表达自己的疼痛程度及描述疼痛的部位、性质、持续时间。医护人员可应用心理学方法和语言沟通技巧提高儿童对疼痛的表达能力和自我管理能力。

5.少年儿童期

此期儿童发育已经接近成人,能清晰表达自己的疼痛,并能积极配合治疗。

(三)儿童疼痛的常见原因

1.急性疼痛

(1)由组织损伤或有害刺激引起的疼痛,如外伤后、肠套叠、胃肠炎、术后疼痛等。

(2)由于诊断检查及治疗引起的疼痛,如有创检查(静脉穿刺、肌内注射、腰穿等)会引起不同程度的疼痛。

2.慢性疼痛

儿童慢性疼痛不如急性疼痛常见,如慢性的肌肉骨骼疼痛、头痛、腹痛等。儿童常见的癌痛有白血病后疼痛、骨肿瘤疼痛等。

二、儿童疼痛护理评估

(一)儿童疼痛评估原则

QUEETT 是儿童疼痛评估的原则之一,包括向儿童提问(Question the Child,Q)、使用疼痛测评工具(Use Pain Rating Scale,U)、评估行为及生理改变(Evaluate Behavioral and Physiologic Changes,E)、鼓励父母参与(Encourage Parents' Involvement,E)、考虑疼痛的原因(Take Cause of Pain into Account,T)、干预并评价效果(Take Action and Evaluate Results,T)。

(二)儿童疼痛评估方法

1.新生儿疼痛评估方法

(1)行为评估。疼痛时表现为面部表情、肢体反应、行为状态的改变。新生儿面部编码系统(Neontal Facial Coding System,NFCS)可用于新生儿的疼痛评估。新生儿疼痛最可靠的指标是"疼痛面容",包括皱眉、挤眼、张口、鼻唇沟加深。NFCS 的总分为 10 分,共 10 项指标,分别为:①皱眉;②挤眼;③鼻唇沟加深;④张口;⑤嘴垂直伸展;⑥嘴水平伸展;⑦舌呈环状;⑧下颌颤动;⑨嘴呈"O"形;⑩伸舌。

(2)生理指标评估。通过检测生理指标(呼吸、心率、血压、氧饱和度及掌心出汗的变化)来评估新生儿疼痛。采用生理性指标评估疼痛缺乏特异性,必须与行为评估联合使用,不能单独使用。

(3)综合评估。选择行为指标和生理指标对新生儿的疼痛进行综合评估。评分的方法包括新生儿疼痛量表(Neonatal Infant Pain Scale,NIPS)(表 10-2)。NIPS 包括面部表情、哭闹、呼吸类型、上肢运动、下肢运动和觉醒状态 6 项,主要用于评估早产儿和足月儿的操作性疼痛。总分为6项之和，最低为0分，最高为7分，分值愈高表示疼痛愈剧烈。

表 10-2 新生儿疼痛量表（NIPS）

项目	0分	1分	2分
面部表情	安静面容，表情自然	面肌收紧，表情痛苦	—
哭闹	安静不哭	间歇性轻声呻吟	持续性大声尖叫
呼吸类型	与平时一样	呼吸不规则加快，屏气	—
上肢运动	无肌肉僵硬，偶尔随意运动	肌紧张，臂伸直，僵硬或快速屈伸	—
下肢运动	无肌肉僵硬，偶尔随意运动	肌紧张，腿伸直，僵硬或快速屈伸	—
觉醒状态	安静地睡眠或清醒、情绪稳定	警觉，躺卧不安或者坐立不安，摆动身体	—

（4）术后疼痛评估。CRIES量表（C：Cry，R：Requirements of Oxygen，I：Increasing of Vital Signs，E：Expression，S：Sleepless）适用于孕32周以上新生儿的术后疼痛评估，包括哭闹、表情、需氧情况、生命体征改变、失眠5项。每项分值为0～2分，总分为10分，4～6分为中度疼痛，7～10分为重度疼痛。评分在3分以上需要采取止痛措施。研究指出，CRIES有较强的信效度。CRIES量表详见表10-3。

表 10-3 CRIES 量表

项目	0分	1分	2分
哭闹	无	高声哭叫	高声哭叫、难以抚慰
SaO₂>95%所需的氧浓度	无	<30%	>30%
面部表情	无	愁眉苦脸	愁眉苦脸、呻吟
生命体征	HP和BP<术前值	HP或BP升高<术前值的20%	HP或BP升高>术前值的20%
失眠	无	可以入睡，经常醒	难以入睡

（5）早产儿疼痛评估。早产儿疼痛评估量表（Premature Infant Pain Profile，PIPP）是专为早产儿设计的疼痛评估工具，用于早产儿和足月儿的急性疼痛评估。PIPP包含7项，包括孕周、行为状态2个基础指标，心率、血氧饱和度2个生理指标，皱眉、挤眼、鼻唇沟3个行为指标。总分为7项之和，最低为0分，最高为21分，6分以下表示无痛，分值大于12分表示中重度疼痛，得分越高提示疼痛越剧烈。PIPP量表见表10-4。

表 10-4 PIPP 量表

项目	0分	1分	2分	3分
孕周（周）	≥36	32～35	28～31	<28
行为状态	活动/觉醒，睁眼，有面部活动	安静/觉醒，睁眼，有面部活动	活动/睡觉，闭眼，有面部活动	安静/睡觉，闭眼，无面部活动
心率增加次数（次/min）	0～4	5～14	15～24	≥25
血氧饱和度下降（%）	0～2.4	2.5～4.9	5.0～7.4	≥7.5

214

续表

项　目	0分	1分	2分	3分
皱眉*	无	轻度	中度	重度
挤眼*	无	轻度	中度	重度
鼻唇沟*	无	轻度	中度	重度

* 评估时间为30s，"无"为出现该动作的持续时间＜评估时间的9％，"轻度""中度""重度"表示该动作持续时间分别为评估时间的10％～39％，40％～69％，≥70％。

2.婴幼儿疼痛评估方法

婴幼儿由于年龄较小，不能恰当地自述，难以用主观评定法来评估其疼痛，只能采用行为评估法，首选FLACC量表。

3.学前儿童疼痛评估方法

3～7岁儿童定向、综合、抽象能力较差，认知、语言及理解能力正处在逐步完善但并不成熟的阶段，但能理解易懂、直观、带有图谱的评估方法。

（1）Wong-Baker面部表情量表。此量表用微笑、悲伤至哭泣的6种表情代表不同程度的疼痛，评估时只需患儿从中选出一个代表疼痛程度的表情即可。此量表使用范围较广，适用于3岁以上、能够清晰表达疼痛的患儿。

（2）Hester扑克牌评分法（Poker Chip Scale）。此种方法由4张扑克牌组成，第1张到第4张牌（1～4分）分别代表"一点点痛""多一点痛""更痛""最痛"，询问患儿"你现在的疼痛相当于第几张牌表示的疼痛？"根据患儿的指认来确定其疼痛程度。

（3）Eland颜色工具评估法。Eland颜色工具适用于4～9岁的儿童，评估前需要准备"红、橙、绿、蓝、紫、黑"6种颜色，评估时让患儿选择不同颜色表示不同程度的疼痛。

（4）五指距评分法（Finger Span Scale，FSS）。拇指和食指合在一起表示无疼痛，两指离开一点表示轻微疼痛，距离再大一点表示中度疼痛，两指分离最大，表示最剧烈的疼痛。让患儿自己用拇指和食指来表示其目前的疼痛强度。此法易教、易学、有趣，尤其适于病情危重、理解力有困难以及不愿或拒绝使用其他自我报告工具的患儿。

4.学龄期儿童疼痛评估方法

学龄期儿童具有良好的认知能力和语言表达能力，能够很好地理解数字、语言、颜色所代表的疼痛程度，可以准确地描述疼痛的性质、部位。一般采用自我报告的方法对其进行疼痛评估，结合客观疼痛评估工具进行准确的疼痛评估。

5.少年儿童疼痛评估方法

少年儿童的身心发育逐渐趋于成熟，认知能力接近成人，可参照成人的疼痛评估方法对其进行评估。

6.智力缺陷儿童的疼痛评估方法

虽然自我报告一直被认为是评估疼痛的金标准，但不适用于智力缺陷的儿童。无交流能力的儿童疼痛评估表（Non-communicating Children's Pain Checklist，NCCPC）专为有严重残疾而不能进行语言交流的儿童疼痛评估而设计，可用于智力缺陷儿童的疼痛评估。

（三）儿童疼痛评估注意事项

（1）对不同年龄阶段的儿童使用不同的评估方法是准确进行疼痛评估的保障。在选择合适的疼痛评估方法时,应考虑儿童语言能力、认知水平、种族/文化背景、疼痛评估方法的特性(如信度和效度)等因素。

(2)任何一种方法都不能准确有效地评估所有儿童及所有类型的疼痛。多种评估方法的联合使用有助于提高疼痛评估的准确性。疼痛评分不能作为给予止痛药物的唯一依据。

(3)在能获取患儿准确的自我报告时,患儿的自我报告应作为首选的疼痛评估方法。但对于3～5岁的儿童,因为自我评估的可靠性不高,需结合观察性的评估方法或父母的解释对其进行疼痛程度评估。对于不能交流或不能准确交流的患儿,应考虑使用行为指标(如动作和表情)、生理参数(如血压、心率、呼吸频率等)及特殊的疼痛评估方法(如行为疼痛评估)。

(4)必须与患儿、家长或监护人及疼痛管理团队其他人员进行交流,以确保获得准确的疼痛评估结果。

(5)按时、规律地进行疼痛评估和记录,以保证疼痛治疗的有效性和安全性。任何干预治疗后均需评估镇痛效果和药物不良反应。

(6)有些患儿惧怕护士,因此当护士来到床前开展疼痛评估时,患儿的面部表情可能并不能真实反映其疼痛程度。这一点在临床工作中应引起注意。

三、儿童疼痛的治疗和护理

(一)如何发现儿童的疼痛

儿童的疼痛不易被发现和评估,医务人员应从父母"翻译"、医务人员观察和儿童描述三个方面综合判断和评估。

1.父母的"翻译"

当儿童正在经历疼痛时,他可能否认疼痛的存在,或只说是各种理由的不舒服,因为他们害怕一旦说出疼痛,就会接受疼痛治疗(打针或吃药),或导致与父母分离。他们有时认为,疼痛可能只是对他们的一种惩罚。有些儿童不信任陌生人,他只会告诉父母他的各种感受,而拒绝告诉医务人员。甚至有些儿童认为自己的疼痛不需要告诉医务人员,错误地认为医务人员能知道他们何时会疼痛,也会主动给予及时治疗。因此,在疼痛评估过程中医务人员应重视与患儿父母的交流,并根据父母的"翻译",及时发现患儿的疼痛。

2.医务人员的观察

医务人员可根据患儿的行为、生理指标来了解其疼痛。对于3岁以下的儿童,医务人员须结合行为和生理指标的变化来评估其疼痛,但应该区别因与父母分离、恐惧、焦虑和饥饿等因素造成的疼痛假象。而患儿父母常能够从孩子的某些特殊行为来区别疼痛、悲痛或焦虑。

3.儿童的描述

3岁以上儿童如果具有一定的语言能力,一般能够描述疼痛的部位、性质和严重程度,护士可借助疼痛评分标尺,评估出此类儿童的疼痛程度。对于能准确描述疼痛的儿童,他们的主诉是疼痛评估的金标准。

(二)儿童疼痛治疗的原则

(1)基本原则:预防疼痛,对疼痛进行预防性用药治疗,提前干预儿童疼痛。

(2)儿童疼痛治疗的关键:药物与非药物镇痛治疗措施的联合使用,可达到事半功倍的效果。

（3）给药方法：最常用的是口服给药，其次可以直肠给药、舌下给药、静脉注射、硬膜外给药等，尽量避免肌内或皮下注射给药。

（4）尽量避免采用有创检查或治疗手段，以免给患儿带来痛苦。

（5）鼓励患儿家长共同参与疼痛治疗。告知患儿家长疼痛治疗的重要性和必要性，鼓励家长在患儿出现疼痛时及时告知医务人员。

（三）儿童疼痛治疗的意义

孕 25 周，疼痛感受器已经发育。疼痛刺激可引发新生儿出现一系列生理和行为反应，可致日后对疼痛的反应敏感，及短时间或长期的行为异常。使用镇痛药可以降低这些应激反应，减少不良后果的发生。新生儿、婴幼儿和少年儿童均具备主观感知疼痛的能力，应重视儿童的疼痛治疗。

（四）儿童镇痛治疗常用的药物

1. 非甾体类抗炎镇痛药

非甾体类抗炎镇痛药适用于轻度至中度疼痛，对日间手术患儿尤为有效。非甾体类抗炎镇痛药不会产生呼吸抑制和长期依赖。与阿片类药物联合使用能增强镇痛效果，并减少阿片类药物的用量。

2. 阿片类药物

阿片类药物能有效治疗中度到重度疼痛，常见的副作用有恶心、呕吐、瘙痒、尿潴留、呼吸抑制、肠绞痛和便秘。少见的副作用有肌肉痉挛、烦躁、致幻和抽搐。

3. 其他镇痛药物

口服、灌肠、肌注或静注亚麻醉剂量的氯胺酮可以获得强烈的镇痛作用。纳洛酮不能拮抗氯胺酮的镇痛作用。氯胺酮是一种呼吸抑制剂，能减弱机体对二氧化碳的反应。有报道称使用氯胺酮对儿童进行镇痛时，容易发生胃内容物反流误吸的现象。氯胺酮具有支气管平滑肌扩张作用，会使口腔和支气管分泌物增加，而阿托品能起到有效的预防作用。

（五）儿童术后自控镇痛

患者自控镇痛技术（Patient Controlled Analgesia，PCA）是指借助电子镇痛泵，允许患者根据其疼痛情况，自行给予预先设定剂量的止痛药物的方法，可分为静脉 PCA（Patient Controlled Intravenous Analgesia，PCIA）和硬膜外 PCA（Patient Controlled Epidural Analgesia，PCEA）等。研究表明，良好的术后镇痛不仅能降低患儿的疼痛评分，而且对患儿术后康复及减少术后并发症的发生具有重要的意义。PCA 的镇痛效果优于肌内注射和持续输注，已被广泛应用于儿童术后镇痛。

（六）非药物镇痛治疗措施

非药物镇痛治疗措施能起到较好的镇痛作用，可单独或联合药物应用，具有低风险、简单易行等特点，为疼痛治疗的基本措施。主要通过减少伤害性刺激的总量，或直接阻断伤害性感觉传导，或激活下行疼痛调节系统等途径而减轻患儿的疼痛。非药物镇痛治疗措施不能完全替代药物治疗，若患儿具有使用镇痛药物指征时，需使用镇痛药物，而不能单独应用非药物镇痛治疗措施。常用的非药物镇痛治疗方法有以下几种：

1. 母亲/袋鼠样的环抱新生儿（Skin to Skin）

此种体位使妈妈和患儿处于放松状态，能增加肌肤接触，增加母婴交流，增加患儿安全感，不仅可改善患儿呼吸、稳定体温，而且可以减轻患儿的疼痛。

2.屈曲体位

患儿四肢屈曲交叉于胸腹前,类似于正常胎儿姿势。这种体位可以柔和刺激患儿的温度和触觉系统及本体感觉,不仅使患儿感觉安全,还可以减轻患儿的紧张和疼痛。

3.无痛性触觉刺激

按摩、拥抱、摇晃及肌肤接触可刺激婴儿的前庭运动感觉系统而调节行为状态,抚触可以通过皮肤感受器传到中枢神经系统,从而消除孤独、焦虑、恐惧等不良情绪,减轻患儿的疼痛。

4.音乐疗法

给新生儿听音乐或听模拟子宫内的声音,可以稳定新生儿的生理状态,减少激惹行为,提高血氧饱和度。

5.母乳喂养

母乳喂养的儿童可以通过吮吸母乳、与母亲肌肤接触等途径发挥止痛作用,能减轻操作治疗过程中的疼痛。

6.非营养性吸吮

给患儿口含安慰奶嘴,通过刺激口腔的触觉感受器,产生镇痛效果,同时吸吮动作可以给新生儿提供舒适感,增加新生儿对疼痛的耐受能力。

7.蔗糖水缓解疼痛

对于6个月以下的小儿,临床上常使用25%和50%的葡萄糖0.1~2ml。主要用于静脉穿刺、腰椎穿刺、足跟采血等有创性操作,在操作前2min让患儿经口吮吸,能明显缩短患儿哭闹时间。本方法应用方便,价格便宜。但是胎龄较小的早产儿过量服用蔗糖水可以导致高血糖、坏死性结肠炎,在应用时应当注意。

(七)儿童术后疼痛治疗注意事项

(1)术后镇痛是个连续的过程:在麻醉期间,应给予充分的镇痛药物,包括阿片类药物、局麻药和其他药物。术后疼痛治疗应该在麻醉复苏室(Post-anesthesia Care Unit,PACU)就开始,证实镇痛方案安全有效后才能让患儿离开PACU。

(2)提前告知:术前提前告知家长,患儿术后疼痛在术后24~72h内最为剧烈,个别患儿可能持续数日或更长,以便于让患儿家长积极配合疼痛治疗。

(3)掌握给药原则:术后早期定时给药。

(4)多模式镇痛:多种给药途径、多种方式、多种药物联合使用,如阿片类药物联合酮咯酸、对乙酰氨基酚、布洛芬等非甾体类抗炎药等。

(5)个体化给药:不同患儿对镇痛药物的敏感性不同,应该个体化用药。

(6)评估药物副反应:严密监测镇痛药物副反应,积极预防和治疗术后恶心呕吐,而不是在发生镇痛药物副反应时停止使用镇痛药物。对于使用阿片类药物的患儿,应定时监测血氧饱和度及呼吸频率。

总之,患儿术后镇痛应根据年龄、体重、手术类型和临床情况合理给药,提供安全、有效、个体化的镇痛方案,努力达到最优的镇痛效果、最小的不良反应和最佳的生理功能恢复。

(八)护理措施

(1)心理护理:对患儿进行各项操作前,护士要态度和蔼、语言亲切,使患儿消除恐惧情绪,配合治疗及护理。

（2）为患儿提供舒适温馨的环境，保持病区清洁、整齐、明亮。可将一些儿童喜欢的图片悬挂在病区墙上或向患儿提供一些玩具，以分散患儿注意力，减轻疼痛。

（3）根据各年龄阶段儿童的疼痛特点，做好疼痛评估的指导。如教会学龄前儿童描述疼痛的语言以让他们正确表达自己的疼痛。激励学龄前儿童及学龄儿童，增强他们战胜疾病及对抗疼痛的勇气和信心等。

（4）做好家属疼痛相关知识的宣教，与家属建立和谐的合作关系，以便顺利开展患儿的疼痛评估及治疗工作。

（刘冬华）

第二节 老年人疼痛的护理

一、概　述

（一）老年人疼痛现状

我国已进入老龄化社会，老年人的健康问题也逐渐成为社会关注的焦点。据2010年第六次全国人口普查数据显示，65岁及以上人口比例为8.87%。疼痛是老年人的常见症状，有研究表明，老年人群中疼痛的发生率为34.0%～79.5%。疼痛严重影响着老年人的生活质量，如慢性疼痛是老年人发生跌倒的一个重要原因。如何解决老年人疼痛问题，已经成为医学界关注的问题。

（二）引起老年人疼痛的原因

骨性关节炎引起的肌肉骨骼疾患是老年人产生疼痛最常见的原因。据统计，75岁以上老年人关节炎的发生率为70%，且大多数疼痛较剧烈。老年人疼痛的另一个常见原因是神经病理性疼痛，如糖尿病周围神经病变引起的疼痛、三叉神经痛、带状疱疹后疼痛等。癌症疼痛也是老年人疼痛的一种，2/3的晚期癌症患者疼痛较为明显。此外，还有其他原因引起的疼痛，如不典型心绞痛等。

（三）老年人疼痛的特点

1.老年人认知和应变能力下降

随着年龄的增长，老年人反应迟缓、听力下降、理解能力差，有时较少诉说疼痛感觉，常不能清晰地描述疼痛。

2.多种疼痛性疾病并存

老年患者常同时患有多种疼痛性疾病，如骨质疏松症、骨性关节炎、颈椎病、椎管狭窄等。有些为隐袭性疾病，如风湿性多肌痛、不典型心绞痛，给疼痛的诊疗带来了一定困难。

3.对药物反应敏感

老年患者组织器官功能衰退，止痛药用量较年轻人小。

4.疼痛多源于退行性疾病

老年患者的疼痛多由不可治愈的退行性疾病引起，治愈率低、复发率高。此外，由于长期慢性疼痛的存在，需长期服用止痛药，易致一些副作用，如消化性溃疡等。

5.疼痛与心理因素相互影响

老年患者由于机体功能衰退,常感力不从心,甚至失去生活自理能力,加之躯体疼痛的折磨及孤单寂寞,常伴有焦虑、抑郁,而焦虑、抑郁,又可加重疼痛。

(四)影响老年患者疼痛的因素

1.社会环境因素

疼痛使老年患者的社交活动减少、收入减少,疼痛治疗加重了家庭的经济负担,这方面引起的社会环境因素对老年疼痛患者的心理造成了较大的影响。其次,医务人员及患者家属缺乏疼痛治疗知识,对疼痛的认识不足,如过分担心药物的不良反应、药物的耐受性及成瘾性等,也会对老年患者的疼痛治疗带来负面影响。

2.心理因素

(1)情境。情境对疼痛有强烈的影响。

(2)负性情绪。老年患者的疼痛往往与恐惧、焦虑、抑郁、沮丧等负性情绪相关联。

(3)注意力。对刺激的注意程度也是影响老年患者疼痛的重要因素。老年患者的生理状态如若处于低潮,注意力过分集中于疼痛,对疼痛的反应就比较强烈。

(4)态度。产生疼痛差异的一个重要因素是对疾病的态度。若老年患者对自己的疾病过分担心,其对疼痛的感觉就加重;若老年患者对自己的病情漠不关心甚至不承认自己有病,其对疼痛的感受就减弱。

二、老年患者的疼痛评估

(一)老年患者疼痛评估的障碍

1.老年患者疼痛评估的复杂性

(1)老年患者的疼痛常与多种疾病并存,评估其疼痛时要多方面考虑。

(2)临床调查发现,老年人对疼痛的所有反应可以看作是一种依恋行为,患有慢性疼痛的冷漠型老年人通常具有较强的耐受力,常表情严肃,有不满、责备或抱怨等表现,让他人感觉难以理解及亲近。而恐惧型依恋者在遭遇疼痛时,通常采取与冷漠型依恋者相似的方式,即不到万不得已,决不寻求帮助。老年人的反应不敏感,加之精神因素的影响,往往会较少地诉说疼痛和影响疼痛的因素,使得临床上较难对老年人进行有效的疼痛评估。

(3)有些疾病的隐袭性可延误诊治,如不典型心绞痛。

(4)住院老年患者的疼痛由不可治愈性疾病引起的较常见。

(5)老年人感觉损害的发生率较高,随着年龄的增长,老年人的视力、听力、感觉及语言交流能力下降。

(6)老年人认知障碍的发生率高,影响对疼痛评估方法的选择。

2.医务人员存在错误的疼痛管理理念

护理人员认为疼痛是疾病必然的结果,不可能达到彻底的止痛效果,常会劝告患者要忍受疼痛,以至于在指导患者、带教护生过程中无意识地传播了错误的观念。对阿片类止痛药不良反应的盲目担心,甚至错误的认识,使许多医护人员夸大药物成瘾性和呼吸抑制的发生率,而不愿给患者使用止痛药物。

(二)老年患者疼痛评估的原则

(1)重视老年患者的主诉,尽可能获得比较详尽的病史。

（2）进行详尽的体格检查。

（3）对老年患者的疼痛开展全面评估,包括心理状况、认知、行为、性格、文化背景等因素。

（4）治疗过程中进行动态评估及疗效观察。

(三)老年患者全面疼痛评估的步骤

1.老年患者对疼痛的主观初步评估

对老年疼痛患者进行初评时,医护人员可与患者先进行简单的沟通交流,再向患者询问以下问题并做记录:你的疼痛部位在哪里? 你的疼痛程度如何? 你的疼痛何时开始,怎样开始? 何种刺激或什么原因能引起疼痛? 你的疼痛有多长时间,持续性还是间断性? 哪些因素使疼痛缓解,哪些因素加重疼痛? 哪些措施能止痛,哪些措施不能止痛? 疼痛发作时有何症状? 疼痛在哪些方面(如睡眠、食欲、身体、注意力、情绪、社交活动等)对你有影响? 疼痛的变化情况如何?

2.疼痛部位的评估

可采用分区法定位疼痛部位:将身体分为45个区,每个区内标有该区的号码。请患者将自己的疼痛部位在人形图中标出。在相应的疼痛区内,可用绿、红、蓝、黑四色涂盖,分别表示无痛、轻度疼痛、中度疼痛和重度疼痛。如果患者只用笔涂盖了一个区,为1个疼痛记分。不涂盖任何区为0分。

3.疼痛强度的评估

疼痛强度的评估是评估的重要内容,常用的疼痛强度评估工具包括单维疼痛评估工具和多维疼痛评估工具。

(四)老年人常用疼痛评估方法

1.疼痛评估工具

单维疼痛评估工具包括数字评分量表、词语分级量表、视觉模拟评分量表、脸谱疼痛评定量表等。多维疼痛评估工具包括 McGill 疼痛问卷、简明疼痛评估量表等。

2.行为观察

由于疼痛会对个体的生理和心理造成一定的影响,所以疼痛患者经常会表现出一些行为和举止的改变。疼痛相关行为有:①反射性疼痛行为,如惊恐、呻吟、叹气;②自发反应,如跛行、抚摸护卫疼痛部位;③功能限制和功能障碍,如静止不动、过多的躺卧等被动行为;④患者服药的态度和频率;⑤希望引起别人注意的举动;⑥睡眠习惯的改变;⑦生理方面的变化,如体温、脉搏、血压等的变化;⑧意识状态,如困倦、定向障碍、意识消失的睡眠状态等。

3.心理状态的观察

研究表明,老年慢性疼痛患者较非慢性疼痛患者更易出现激惹、抑郁、焦虑等不良心理状态,更常采取屈服、回避的应对方式,而消极的应对方式又会加重疼痛程度。Casten 的研究证实,有效控制疼痛可以消除或减轻患者的焦虑与抑郁,而较高的自我效能感能增强患者战胜疾病的信心,使其采取更有效、积极的生活方式应对疾病和疼痛。故医护人员应关注老年患者的心理状态,加强老年患者的健康教育,改变老年患者对疼痛的认知,协助患者增强信心,树立战胜疾病的信念,促进患者自我效能感的提高。

(五)老年人疼痛评估的注意事项

（1）患者的主诉是疼痛评估的金标准。要相信老年患者的主诉,尽可能获得比较详尽的主诉病史,但对于有认知功能障碍的老年患者,医务人员需对其进行综合评估。

(2)对老年患者进行全面疼痛评估,包括患者的疼痛部位、程度、持续时间、性质、发作规律等。除此还应关注患者的心理状况、认知、行为、文化背景等因素。

(3)在评估过程中,对于一些认知能力减退的老年患者,需用特殊的方法对其进行评估。

三、老年患者疼痛的治疗和护理

(一)老年患者疼痛治疗的原则

由于老年人病理、生理的特点,老年患者比年轻患者更易发生药物相关不良反应,因此,医务人员一定要谨慎权衡用药益处与风险。WHO 的三阶梯止痛法在老年患者慢性疼痛治疗中有很好的指导作用。

(1)老年患者用药有起效慢、体内清除慢的特点,因而要严格掌握药物适应证,合理选择镇痛药物。

(2)老年患者用药适宜从小剂量开始滴定使用,逐步调整到有效镇痛剂量,同时加强镇痛药物副反应的预防及治疗。

(3)加强对长期使用镇痛药物治疗的老年人的关注和监测,及时发现、处理药物的副反应,并对治疗效果进行反复评价,以及时调整镇痛治疗方案。

(二)老年患者疼痛的治疗和护理

老年患者疼痛的病因复杂多样,治疗的主要目的是缓解疼痛症状、改善肢体功能、提高生存质量。因此,治疗老年患者的疼痛应采取以下原则:"标本兼治""多病因兼顾""三分治、七分养";药物、物理、心理治疗和健康指导等多模式镇痛治疗相结合。

1.药物治疗

药物治疗是疼痛治疗最常用的方法。药物包括非甾体类、阿片类、神经营养类、皮质激素类、抗抑郁、抗惊厥、营养骨质和消炎脱水等。

2.心理治疗及护理

老年患者与外界联系较少,生理及心理上的痛苦难以得到及时的倾诉和理解,因而许多老年疼痛患者存在着不同程度的心理问题,产生紧张、焦虑等情绪,从而形成心理—疼痛—病理—心理的恶性循环。因此除采取有效的止痛措施外,心理护理极为重要。要尊重患者的人格,相信患者的感觉。诉说疼痛多是老年人表达情绪或者抑郁的替代方式,医务人员应耐心倾听,帮助患者建立战胜疾病的信心。

(1)减轻心理压力。护士应设法减轻患者的心理压力,安慰患者,稳定患者情绪,耐心听取他们的诉说。良好的心境、放松的身心可增强患者对疼痛的耐受能力。

(2)分散注意力。将患者的关注重点放在活动上,以此分散患者对疼痛的感受,如组织参加钓鱼、散步、练太极等老年人感兴趣的活动。

此外,还有一些能够有效分散老年人注意力的方法,例如:根据老年人的喜好选择能够带来愉快回忆的歌曲;在患者疼痛部位或身体某一部位皮肤上做环形按摩;指导患者进行有节律的深呼吸,用鼻子深吸气,再慢慢从口将气呼出,如此反复进行;回忆往事,聆听患者对往事的回忆和倾诉。

(3)放松疗法。通过自我意识集中注意力,使全身肌肉从头到脚依次放松,可减轻疼痛强度,增加对疼痛的耐受能力。帮助患者有重点地放松身体某个部位,有助于缓解短时锐痛,消除因为慢性疼痛引起的焦虑、紧张情绪。

(4)暗示疗法。不良的暗示可加重患者的疼痛,而良好的暗示疗法可使患者的疼痛减轻甚至消失。对疼痛患者进行催眠状态下的暗示可使患者全身心放松,消除患者焦虑、紧张、恐惧等不良情绪,提高患者对疼痛的耐受力,从而达到减轻疼痛的目的。

(5)行为自我控制疗法,主要适用于慢性疼痛伴有行为障碍的患者。通过护理人员的宣教,改变患者的思想观念和行为状态,通过自我放松、适当活动、分散注意力等来控制患者的感情和行为,从而减轻或消除心理障碍。

3.物理治疗

物理治疗更适合于老年患者的疼痛治疗,如电疗、超声波、冷疗、热疗、水疗、光疗、神经电刺激治疗等。但患有全身性严重疾病及有禁忌证的老年患者禁止使用物理疗法。

(1)冷、热疗法:老年患者应慎用冷、热疗法,尤其是认知功能受损或所敷部位感觉受损者,应特别注意预防烫伤或冻伤。冷疗比热疗更有效,但老年患者更喜欢热疗,亦可以用冷热交替法缓解疼痛。

(2)薄荷脑止痛:薄荷脑是一种外用止痛药物,可用于局部止痛及缓解头痛、头晕等。

(2)针刺疗法:可用于牙痛、头痛、腹痛和腰背痛的治疗。

(刘冬华)

第三节　女性疼痛的护理

一、痛　经

痛经指女性经期前后或行经期间,出现下腹部疼痛、坠胀,头痛、乏力、头晕、恶心、呕吐、腹泻、伴腰酸、腰腿痛等全身不适的症状。痛经是女性特有的一种病理现象,在临床上常见。国外调查发现,全世界多达20%的女性有不同程度的痛经,并且疼痛达到一定程度时将会对日常生活造成影响。痛经分为原发性痛经和继发性痛经,月经初潮不久即出现经期腹痛称为原发性痛经,月经前后虽有痛经症状出现,但生殖器官无明显器质性病变,常见于青春期女性,大约50%的青春期女性月经前后伴有此症。由盆腔器质性疾病或宫颈狭窄引起的痛经称为继发性痛经,多发生于月经来潮3年之后,并且大部分在20~28岁以后开始出现。

(一)痛经的常见病因

1.原发性痛经的常见原因

(1)子宫因素:子宫颈收缩过强,使子宫血流量减少,造成子宫缺血,导致痛经发生。

(2)内分泌因素:痛经发生于排卵期,与激素有关,如前列腺素含量增加,孕激素增加,内啡肽水平低等。

(3)精神因素:研究证明,抑郁和焦虑是原发性痛经最主要的两个情绪因素。抑郁和焦虑等情绪会影响痛觉,使痛阈值降低。

2.继发性痛经的常见病因

继发性痛经是由盆腔器质性疾病,如盆腔炎、子宫内膜异位症、子宫腺肌症、子宫内膜息肉、黏膜下肌瘤、宫腔粘连等所引起的。

(二)痛经的疼痛特点

1.原发性痛经的疼痛特点

(1)原发性痛经在青少年期多见,多发生在初潮后 6～12 个月。

(2)月经来潮后开始疼痛,最早出现在经前 12h,行经第 1 天疼痛剧烈,持续 2～3d 缓解。

(3)疼痛时可伴有头晕、恶心、呕吐、乏力等症状,严重时面色苍白、出汗,甚至发生休克。

2.继发性痛经的疼痛特点

疼痛部位位于下腹部及腰骶部,可放至肛门、阴道,随局部病变加重而加剧。

(三)护理措施

1.心理护理

对患者进行心理卫生教育,安抚患者情绪,告知痛经是一种可治疗的疾病,多数原发性痛经预后良好。护理人员与家属要共同体贴关心患者,解除其心理负担,让患者有积极的心态对待痛经。

2.饮食护理

痛经患者应避免生冷、辛辣、刺激性食品,宜多吃温补的食物,如萝卜、牛肉等。

3.药物治疗的护理

(1)消炎镇痛药物:临床上常用的消炎镇痛药有阿司匹林、布洛芬、塞来昔布等,不良反应以胃肠道和中枢神经系统症状为主,患有严重胃病者不宜服用,肝肾损害者禁止服用。叮嘱患者饭后服药,密切观察不良反应,如出现消化不良、恶心、厌食、腹泻、便秘、头痛、头晕等副反应,应及时治疗。

(2)解痉镇痛药:临床上常用的解痉镇痛药有阿托品、间苯三酚等。告知使用阿托品的患者,用药后会有口干、心悸等症状,叮嘱患者多饮水、静卧。

4.热疗的护理

将热水袋和频谱仪连续低热度应用于局部,对缓解因痉挛、盆腔充血而引起的疼痛尤为有效。温度以 38～42℃、患者感觉温热为宜,时间以 0.5～1h 为宜。热敷时需用毛巾将皮肤与热源隔开,热敷期间应注意观察皮肤有无烫伤。

5.健康教育

(1)注意卫生,预防疾病。有些痛经是由于不注意个人卫生造成的,如一些子宫内膜炎、宫颈炎引起的痛经等。因此,讲究月经期个人卫生对预防痛经有很大的帮助。绝对禁止在月经期性交、坐浴等。

(2)生活规律,加强锻炼,增强体质。月经期要注意休息,保持心情愉快,养成良好的生活习惯。适当开展体育锻炼,以增强体质。

二、分娩疼痛

如何安全有效地开展分娩镇痛一直以来都是备受关注的健康和社会问题。分娩疼痛包括子宫收缩痛、宫颈扩张痛及盆底扩展痛,并随产程进展而加重,进一步的疼痛来自腹膜和盆腔韧带的牵涉痛。WHO 提出每位产妇享有无痛分娩的权利。

(一)原因

1.生理因素

分娩疼痛与产程相关。第一产程疼痛主要是内脏痛,疼痛特点为钝痛,主要是由子宫收缩和宫颈扩张引起的疼痛,疼痛部位主要在下腹部、腰背部;第二产程疼痛主要是内脏和躯体痛,疼痛特点为锐痛,疼痛剧烈,主要是由胎儿下降引起的阴道整体扩张导致的疼痛,表现为下腰、大腿、小腿及会阴部位疼痛;至第三产程疼痛明显减轻,主要由神经传导涉及阴部神经引起。同时产妇的年龄、产次、宫颈成熟度、头盆关系和种族也会影响其疼痛程度。

2.精神因素

产妇接触过多关于分娩疼痛的负面信息、对分娩存在错误的观念等会引起其紧张、焦虑、害怕和忧郁,从而导致子宫肌肉紧张,加重疼痛。此外,疲劳、失望、缺乏关心等也是造成分娩时疼痛加剧的原因。

(二)分娩疼痛的治疗

1.治疗的基本原则

分娩镇痛遵循自愿、安全的原则,以达到最大限度地降低产妇产痛,最低程度地影响母婴结局为目的。分娩镇痛首选椎管内分娩镇痛。当产妇存在椎管内镇痛禁忌证时,在产妇强烈要求实施分娩镇痛时,根据医院条件可酌情选择静脉分娩镇痛方法,但必须加强监测和管理,以防危险情况发生。

2.麻醉和药物镇痛

理想的分娩镇痛应该是在对母婴安全的前提下易于实施、起效快、镇痛效果可靠,并且满足整个产程的要求,不影响宫缩,不阻滞运动神经,使产妇保持清醒状态。

(1)麻醉镇痛。特点是:镇痛效果确切,对产程、产妇和胎儿无明显的影响。目前临床中应用的麻醉镇痛方法有:①连续硬膜外镇痛(PCEA);②蛛网膜下腔阻滞镇痛。

硬膜外分娩镇痛效果确切、对母婴影响小、产妇清醒能主动配合,是目前应用最为广泛的分娩镇痛方法之一,并且当分娩过程中发生异常情况需实施紧急剖宫产时,可直接进行剖宫产麻醉。常用的镇痛药物为$0.0625\%\sim0.15\%$的罗哌卡因或者$0.04\%\sim0.125\%$的布比卡因+芬太尼$1\sim2\mu g/ml$或者舒芬太尼$0.4\sim0.6\mu g/ml$,首次给药剂量为$6\sim15ml/$次,维持量为$6\sim15ml/h$,自控剂量为$8\sim10ml/$次。

蛛网膜下腔阻滞镇痛常用的药物及剂量为:①单次注射阿片类药物:舒芬太尼$2.5\sim7\mu g$或者芬太尼$15\sim25\mu g$;②单次局麻药注射:罗哌卡因$2.5\sim3.0mg$或者布比卡因$2.0\sim2.5mg$;③也可以采用联合用药:罗哌卡因$2.5mg$(或者布比卡因$2.0mg$)+舒芬太尼$2.5\mu g$(或者芬太尼$12.5\mu g$)。

(2)药物镇痛。当产妇对椎管内分娩镇痛方式存在禁忌时,才选择静脉分娩镇痛,但必须根据医院救治条件选择,特别要在麻醉医师严密监测下才能实施。镇静药用于缓解早期产妇的紧张情绪,但要把握合适的用药时机。通常使用巴比妥类药物,如苯巴比妥。阿片类药物是主要的镇痛药物,如吗啡、芬太尼等。

3.非药物镇痛治疗

分娩疼痛还与产妇的心理、精神状态密切相关,要降低分娩疼痛需同时做好:①产前教育,有些孕产妇认为"分娩必须痛"的观念是错误的,必须予以纠正;②锻炼助产动作,如腹式呼吸;③针刺镇痛;④经皮电神经刺激。

(三)分娩疼痛的护理

1.心理护理

积极开展孕期教育,改变孕妇"分娩必须痛"的错误认识。入院后,医护人员应态度和蔼,热情接待,主动与产妇交谈,详细介绍产房环境并讲解临产前各种征象和发展的过程,使产妇有安全感,消除不必要的顾虑。在分娩过程中使用握手或抚摸肩部等非语言沟通技巧分散孕妇注意力,给孕妇以精神支持。

2.创造温馨环境

为孕妇创造温馨舒适的分娩氛围,以患者为中心,提供全方位的优质护理,强调产妇的配偶在产妇分娩中的重要性。

3.分娩疼痛的用药护理

在使用镇痛药时,应科学评估产妇对镇痛药的反应及效果,全产程进行胎心电子监护,监测产妇的血压、脉搏、呼吸、血氧饱和度,严密观察产程进展及宫缩情况,一旦出现不良反应及时处理。对于使用硬膜外镇痛泵的产妇,助产士应注意观察麻醉穿刺部位有无渗出,告知产妇活动时不要牵拉镇痛泵的管道,防止导管从体内脱出。有文献报道,携带硬膜外镇痛泵的产妇在翻身时采取"先侧后移"的方法,即由仰卧位转为侧卧位,再将重心移至床中央,可减少导管的滑脱率。胎儿娩出后重新开启镇痛泵并追加一次给药,至伤口缝合完毕时停止镇痛泵给药。

4.分娩疼痛的非药物干预措施

产妇进入产房后,特殊的环境和氛围会加重产妇的紧张、恐惧心理。在护理过程中,要教会产妇减轻分娩疼痛的办法。

(1)深呼吸法。深呼吸法主要用于第一产程,在宫缩时指导孕妇深吸气,然后缓慢呼出,宫缩间期进行闭眼休息,转为自然呼吸。

(2)音乐疗法。音乐具有缓解疼痛的效果,它可以缓解焦虑,降低心率、血压和呼吸频率,减少去甲肾上腺素的释放,有助于加速分娩的进程。

(3)想象放松法。在分娩中进行积极的想象可以加强放松效果。可向患者宣教:想象呼气时,疼痛通过你的嘴离开你的身体;想象子宫颈变得柔软而有弹性,以促进分娩的顺利进行。

(4)按摩。可在宫缩时按摩下腹部,以减轻产妇的分娩疼痛及紧张焦虑情绪。可让产妇的配偶参与按摩的过程。

5.加强休息和饮食

鼓励产妇多饮水,进营养丰富、易消化饮食。让产妇在间歇期充分休息,以保持体力。

(四)健康教育

(1)向产妇讲解分娩的知识及分娩过程中的注意事项,让产妇充分认识到分娩是正常生理过程,树立进行自然分娩的信心。

(2)对产妇家属尤其是配偶进行指导,让其给予产妇安慰、鼓励和情感上的支持,同时指导产妇按照需要选择合适的卧位,有利于胎头的下降。

(3)指导产妇在宫缩期间进食少量的高热量食物,保持体力。同时对分娩过程中产妇出现的问题积极进行解释和处理,消除产妇在分娩过程中的顾虑和疑惑。

(4)减轻产妇宫缩时的阵痛,通过让产妇听音乐、聊天、按摩等方式缓解产妇的心理压力和疼痛,并及时告知产妇产程进展情况,同时指导产妇进行深呼吸,在宫缩时采取按摩下腹等非药物镇痛的方式,尽量减轻产妇的疼痛。

(刘冬华、孙丽华)

第四节　危重症患者镇静镇痛的护理

一、概　述

国外相关指南认为重症监护室(Intensive Care Unit,ICU)患者的疼痛发生率非常高,ICU 内外科和创伤患者无论休息还是接受日常护理时,经常经历疼痛,心脏外科患者疼痛甚为常见,且未得到良好治疗。未能有效缓解的疼痛和应激对 ICU 患者的负面影响显著而持久。疼痛是 ICU 患者最为关注的问题之一,也是造成患者睡眠不足的主要原因之一。镇静镇痛治疗,是指通过应用药物的手段,缓解或消除患者疼痛,减轻或预防患者焦虑和躁动,催眠并诱导顺利性遗忘的治疗。由于疾病本身的影响,加上不良心理刺激,危重症患者经常会有焦虑、痛苦、绝望、躁动、不合作的情绪反应。操作性疼痛是患者因病情需要接受检查或治疗所引起的疼痛。为了消除或减轻患者的痛苦及躯体或心理不适感,使其能顺利接受各种检查或治疗,对机械通气患者和部分非机械通气患者采取镇静镇痛措施,使其不感知或遗忘在病情危重阶段的各种痛苦,有利于疾病的恢复,体现了人性化的医疗服务。目前,镇静及镇痛治疗已成为危重症患者综合治疗的重要组成部分。

危重症患者应用镇静镇痛药物治疗的益处是:降低氧耗量和代谢率,减轻缺血再灌注损伤,减轻或缓解疼痛,消除心理恐惧,改善睡眠,诱导遗忘,提高舒适度和安全感;保证床边诊疗措施的及时实施,降低并发症和意外情况的发生率;对于机械通气患者,缓解人机对抗,可改善通气;合理的镇静镇痛还可预防和治疗谵妄、认知障碍。

二、危重症患者的疼痛管理策略

目前国内临床上使用的疼痛评估量表很多,数字评分量表(NRS)是比较常用的评估量表,但需要患者具有一定的自我报告及沟通能力。当危重患者不能自述他们自己的疼痛时,临床医生必须使用有效、可靠的工具评估患者的疼痛。美国 2013 年版《成人 ICU 患者疼痛、躁动、谵妄处理临床实践指南》中推荐对所有 ICU 成人患者常规进行疼痛监测;除脑损伤外的 ICU 患者外,若患者运动功能完善,具有可观察的行为,又不能自我报告疼痛,较为有效和可靠的疼痛行为检测工具是行为疼痛量表(Behavioral Pain Scale,BPS)和重症疼痛观察工具(Critical-care Pain Observation Tool,CPOT)。

急重症患者的疼痛治疗原则是:提倡对 ICU 患者进行有创性或可能造成疼痛的操作时,须进行预镇痛或/和非药物干预缓解疼痛。建议治疗重症患者非神经病理性疼痛时,考虑以静脉用阿片类药物为一线药物。考虑到阿片类药物的副作用与剂量呈正相关,建议同时联合应用非阿片类镇痛药,以减少阿片类药物用量(或完全不用阿片类药物),以减轻阿片类药物相关副作用。

227

三、ICU 常用的镇静镇痛药物及给药

(一)镇静药物

丙泊酚(Propofol)是一种新型的静脉麻醉药,具有良好的镇静和催眠作用,但无止痛作用。丙泊酚是一种脂溶性制剂,起效快,静脉给药后 1~2min 内起效;苏醒快,中断用药后患者可迅速恢复意识;在体内几乎无蓄积;与咪达唑仑合用,被推荐用于 ICU 患者的短时间(24h)镇静。丙泊酚的不良反应为低血压和心肌抑制。丙泊酚对支气管有扩张、解痉作用,特别适用于机械通气患者的镇静。单次静脉注射剂量:1~2mg/kg;持续静注剂量:0.5~1.5mg/(kg·h);对呼吸与循环呈剂量依赖性抑制。长期应用有引起高脂血症的危险,对于使用脂肪乳剂的静脉营养患者,一定要加强血脂浓度的监测。

右美托咪定是高选择性 α_2 肾上腺素能受体激动剂,具有中枢性抗交感作用,能产生近似自然睡眠的镇静作用;同时具有一定的镇痛、利尿和抗焦虑作用,对呼吸无抑制,还具有对心、肾和脑等器官功能产生保护的特性。右美托咪定可用于气管内插管患者的镇静、围术期麻醉合并用药和有创检查的镇静。

(二)阿片类镇痛药物

阿片类药物是危重病患者疼痛管理中的基本药物,包括芬太尼、氢吗啡酮、美沙酮、吗啡和舒芬太尼,主要起镇痛作用,配合镇静药物使用能增强镇静作用,具有较强的镇咳和呼吸抑制作用,但不能产生确切的遗忘作用。对一个患者使用阿片类药物的最佳选择和剂量取决于很多因素,包括药物代谢动力学和药效动力学特性。美国 2013 年版《成人 ICU 患者疼痛、躁动、谵妄处理临床实践指南》建议 ICU 患者镇痛应避免使用哌替啶,因为它有潜在的神经毒性作用。

阿片类药物的优点是起效快、易调控、用药量少、代谢产物蓄积较少等;不良反应主要是呼吸抑制、血压下降和肠蠕动减弱,对于老年患者尤其明显。

(三)给药及用药方式

ICU 常用镇静镇痛药物的药代动力学参数和用药参数见表 10-5。镇痛药可采用定量给药的方式。选择间断还是连续静脉注射取决于药物的药代动力学、患者疼痛的频率与严重程度和(或)患者的心理状态。建议首选静脉注射阿片类药物,肠道给予阿片类或其他镇痛药仅限于胃肠道功能良好的患者。

表 10-5 常用镇静镇痛药物的药代动力学参数和用药参数

药物	静脉使用后起效时间(min)	半衰期(h)	活性代谢产物	负荷剂量	维持剂量	副作用
咪达唑仑	2~5	3~11	有	0.01~0.05 mg/kg	0.02~0.1 mg/(kg·h)	呼吸抑制、低血压
丙泊酚	1~2	短期 3~12 长期 50±18.6	无	5μg/(kg·min), 给药时长大于 5min	5~50μg /(kg·min)	注射痛、呼吸抑制、高甘油三酯血症、胰腺炎、过敏或丙泊酚输注综合征等
右美托咪定	5~10	1.8~3.1	无	1μg/kg, 给药时长大于 10min	0.2~0.7μg /(kg·h)	心动过缓、低血压或气道反射消失

续表

药物	静脉使用后起效时间（min）	半衰期（h）	活性代谢产物	负荷剂量	维持剂量	副作用
吗啡	5～10	3～4	有	0.1mg/kg，给药时长大于1min	选择患者耐受的治疗剂量	呼吸抑制、低血压、有累积肝/肾损伤
舒芬太尼	2～3	2～3	无	0.1μg/kg，给药时长大于1min	选择患者耐受的治疗剂量	呼吸抑制、胸壁肌强直

四、护理措施

1.心理护理及宣教

加强对患者的心理疏导，帮助患者树立战胜疾病的信心，减轻患者对疾病和疼痛的担忧与恐惧。向清醒患者及家属说明镇痛治疗的目的和注意事项、疼痛评估方法，确保患者能够正确报告自己的疼痛；向术后患者说明早期活动、深呼吸、咳嗽的重要性。

2.正确评估疼痛并记录

针对不同患者选择合适的疼痛评估工具，除了评估患者静息时的疼痛，也需要注意评估活动（如咳嗽、呼吸、翻身、起床）时的疼痛。具有交流能力的患者的主诉是疼痛评估和镇痛效果评价最可靠的标准，但患者在较深镇静麻醉或者接受肌松剂情况下，常常不能主观表达疼痛的强度，此时疼痛相关行为（运动、面部表情和姿势）与生理指标（心率、血压、呼吸）的变化也可反映疼痛的强度。充分正确地评估疼痛是制订镇痛计划及实施镇痛措施的前提。

3.镇痛药用药护理

医护人员在实施操作时动作应准确、轻柔，避免粗暴，尽量减少疼痛刺激。患者因病情需要进行有创操作时，在充分告知和解释的前提下，可采取镇痛和镇静治疗，以减轻或抑制患者身体和心理的应激反应，使患者耐受相关操作和治疗，如气管插管、气管切开、气道吸引、机械通气、床旁引流、深静脉穿刺、血流动力学监测、肾脏替代治疗、肢体制动等。使用镇痛药后、术后和侵入性操作后，护士要对患者进行疼痛评估；当镇痛治疗方案更改后或当患者出现疼痛主诉时，护士需要及时报告医生。

（刘敏君、刘冬华）

小　结

本章分别对儿童、老年人、女性和危重症患者4类特殊人群的疼痛护理做了详细讲述。护士需要掌握特殊人群疼痛评估工具的选择、使用及疼痛治疗的护理，克服疼痛管理中的障碍，有针对性地为患者提供疼痛管理的健康教育。

（刘冬华）

参考文献

[1] 韩济生.疼痛学[M].北京:北京大学医学出版社,2012.

[2] 赵继军,周玲君.疼痛护理手册[M].北京:人民卫生出版社,2011.

［3］戚少丹，陈劼.新生儿疼痛管理的研究进展［J］.中国护理管理,2015,15(10):1200-1205.

［4］李瑞玲，王靓，戴付敏，等.依恋与老年慢性疼痛关系的研究进展［J］.中华护理杂志,2015,50(5):537-540.

［5］周理云，廖承红.老年护理学［M］.北京:科学出版社,2013.

［6］王灵晓，李漓.广东省护士老年疼痛知识现状调查［J］.中国护理管理,2014,14(2):185-189.

［7］Van Assche L,Luyten P,Bruffaerts R,et al. Attachment in old age:theoretical assumptions,empirical findings and implications for clinical practice［J］. Clinical Psychology Reviev,2013,33(1):67-81.

［8］乐杰.妇产科学［M］.8版.北京:人民卫生出版社,2013.

［9］郑修霞.妇产科护理学［M］.5版.北京:人民卫生出版社,2012.

［10］苟文丽，吴连方.分娩学［M］.北京:人民卫生出版社,2003.

［11］李小寒.基础护理学［M］.5版.北京:人民卫生出版社,2012.

［12］张芬.人工流产患者的心理护理［J］.现代医药卫生,2011,27(9):1400-1401.

［13］刘冬华，徐凌忠.疼痛评估工具的选择及应用研究进展［J］.全科护理,2014,12(3):200-202.

［14］陈泓伯，刘俊，陈利钦，等.每日唤醒在ICU机械通气镇静患者中应用效果的meta分析［J］.中华护理杂志,2014,49(9):1029-1034.

［15］刘冬华，张宗旺，于爱兰.自控镇痛患者疼痛健康教育研究进展［J］.中华护理教育,2014,11(5):385-388.

［16］刘敏，冯其梅.机械通气镇静患者每日唤醒核查表的设计及临床应用［J］.中国护理管理,2016,16(3):422-426.

［17］中华医学会麻醉学分会.中国麻醉学指南与专家共识［M］.北京:人民卫生出版社,2014.

［18］中华医学会麻醉学分会产科学组.分娩镇痛专家共识(2016版)［J］.临床麻醉学杂志,2016,32(8):816-818.

❖❖

【练习题】

1.试述老年人疼痛的特点。

2.简述儿童疼痛的评估原则。

3.儿童疼痛的评估方法有哪些?

4.儿童疼痛的特点是什么?

5.试述分娩疼痛的护理。

【在线视频】

二维码 10-1　护士人文关怀知识

二维码 10-4　疼痛护理信息化

二维码 10-2　英国医院护理进修见闻

二维码 10-5　危重症患者镇静镇痛治疗

二维码 10-3　疼痛护理小组建设

第十一章　疼痛管理质量

疼痛管理质量是医院核心竞争力的重要体现。2011 年,卫生部于《三级综合医院评审标准(2011 版)》中首次将"疼痛治疗管理与持续改进"纳入评审标准,并在全国开展"癌痛规范化治疗示范病房"创建活动。遵照权威评审标准开展疼痛管理质量评价是医院完善疼痛管理及开展持续质量改进的前提和必要条件。

然而,医院疼痛管理质量受到了来自医疗系统、医务人员及患者等多方面因素的影响。部分患者,甚至医务人员对疼痛管理存在着错误的认知,而错误的疼痛观念对疼痛管理质量的影响不可小觑。此外,疼痛管理涉及多学科合作,需要医生、床边护士、疼痛专科护士、药剂师等医务人员的共同努力。护士作为临床工作的一线人员,与患者接触最多,其在疼痛管理中发挥的关键作用也日益得到认可。本章将从疼痛管理质量评审标准、疼痛管理中常见的障碍、错误观念及疼痛专科护士四个方面展开介绍。

(童莺歌)

第一节　疼痛管理质量评审标准

目前已在我国得到应用的医院疼痛管理质量评价标准主要来自国际医院联合委员会(Joint Commission International,JCI)、美国疼痛学会(American Pain Society,APS)及美国护理质量指标国家数据库(National Database of Nursing-sensitive Quality Indicators,NDNQI)三家国外机构及国内的《癌痛规范化治疗示范病房评审标准》和《三级综合医院评审标准(2011 年版)》。本节主要介绍上述 5 项评审标准的具体内容、异同点及在我国的应用情况。

一、国外机构的疼痛管理质量评审标准

目前已在我国医院得到应用的有 JCI、APS 及 NDNQI 三个机构的疼痛管理质量评审标准。

(一)JCI 评审标准

JCI 是国际医疗卫生机构认证联合委员会(Joint Commission on Accreditation of Healthcare Organizations,JCAHO)用于对美国以外的医疗机构进行认证的附属机构,JCI 标准代表了全球医院服务和管理的最高水平,是 WHO 认可的认证模式和标准。

JCI 是国际上较为关注医院疼痛管理质量的评审机构。从 2001 年起,经过多年发展,至 2014 年第 5 版 JCI 评审标准中,与疼痛管理相关的评审标准包括了"疼痛评估、疼痛治疗、患者及家属的宣教及知情同意告知、医务人员培训、医院疼痛管理规章制度的建立"5 个方面,分别分散在"医疗可及性与连续性(ACC)""患者及家属的权利(PFR)""患者评估(AOP)""患者治疗(COP)"4 个章节中。

(1)在疼痛评估方面,JCI 评审标准明确规定了评估的对象、流程和内容。评估对象包括所有的门诊及住院患者,特别强调了对特殊人群,如儿童、青少年、年老体弱者、临终及绝症患者、剧烈疼痛及慢性疼痛患者的疼痛评估。对于一些非急性、不需要进行疼痛评估的患者,如只接受康复治疗的患者、接受集体治疗课程的病情稳定的精神病患者,医院应以书面方式确定其不需要开展疼痛评估。

评估流程包括先对所有门诊及新入院患者进行疼痛筛查,再对确认存在疼痛的患者进行全面评估;此外,在治疗过程中须对患者进行持续评估及干预后再评估。全面疼痛评估的内容包括对患者的身体、心理、社会和经济因素的评估,以及对疼痛的性质、强度、部位、持续时间、既往疼痛发作史、使疼痛缓解或加剧的因素、患者的疼痛缓解目标等的评估。在评估之后,医务人员应根据医院制定的标准,记录疼痛评估结果。

(2)在疼痛治疗方面,JCI 对患者的疼痛治疗权利、诊疗流程作出了规定。首先,医院应尊重和支持患者疼痛评估和治疗的权利,确保疼痛患者能够受人尊敬并享有尊严地接受镇痛治疗。其次,当发现患者存在疼痛时,医院须根据其诊疗范畴、疼痛管理指南和患者需求为其提供治疗,或通过安排转诊的方式治疗其疼痛。此外,医院在防治镇痛治疗并发症的同时,须采取治疗性方法管理疼痛和其他不适症状。再者,医院在疼痛治疗过程中,需考虑患者,尤其是临终患者等特殊群体及家属的社会心理、情感、精神及宗教文化的需求。

(3)在患者及家属疼痛知识的宣教及疼痛治疗的知情同意告知方面,JCI 规定医院应使用标准化的宣教和知情同意告知材料并建立相应的程序。医务人员须向患者及家属提供"评估疼痛及其伴随症状的方法、有效控制疼痛及其伴随症状的重要性、疼痛治疗并发症的处理方案、疼痛治疗相关风险和费用情况、非药物措施减轻疼痛的方法和疼痛治疗的出院指导"6 项内容的宣教及知情同意告知。

(4)在医务人员疼痛知识培训方面,JCI 的评审标准比较简单,仅规定"医院须建立相应的程序对医务人员进行疼痛方面的知识培训"。

(5)JCI 规定了"医院须根据提供的服务范围,建立疼痛管理的标准、程序和相关规章制度",这条评审标准具体落实在"疼痛评估、疼痛治疗、患者及家属的宣教及知情同意告知、医务人员培训"4 个方面,即医院须根据诊疗范畴,在疼痛评估、疼痛治疗、患者宣教及知情同

意告知和医务人员培训方面建立相应的程序。

（二）APS急性疼痛管理质量评价体系

APS是国际上最早关注疼痛管理质量的学术组织。早在1991年APS质量委员会（American Pain Society Quality of Care Committee）就提出了疼痛治疗的质量保证（Quality Assurance，QA）标准。1995年，APS质量委员会在QA标准的基础上提出了质量改进（Quality Improvement，QI）指南及疼痛管理的5个关键要素。

至2005年，APS质量委员会基于循证研究结果，对1995年的QI指南进行了修改和完善。2005年版的QI指南中同样也提出了疼痛管理的5个关键要素，与1995年版QI指南相比，保留了"迅速发现并治疗疼痛"和"监控疼痛管理的过程和效果"，删除了"确保医务人员能便捷地获知镇痛治疗信息""承诺为患者提供镇痛治疗并鼓励报告疼痛"和"规定镇痛技术的详尽流程"，新增了"患者参与疼痛管理""按需评估和调整疼痛管理方案"及"改进治疗模式"3个关键要素。2005年版QI指南提倡多模式镇痛，强调了患者参与疼痛治疗的重要性，突出了对疼痛治疗并发症的防治。

值得关注的是，APS质量委员会在2005年版QI指南中建议使用标准化的质量改进指标监测疼痛管理的过程和结果，并出台了急性疼痛管理质量评价体系（以下简称"APS评价体系"）（表11-1）。该评价体系共包括6项质量指标和12项测量标准。前4项质量指标反映疼痛评估和治疗的过程质量，分别为用数字评估法或描述法记录疼痛强度、定时频繁地记录疼痛强度、采用非肌内注射方式按时给药及多模式镇痛；后2项质量指标则从疼痛控制和疼痛宣教效果出发，评价疼痛管理的结果质量。

表 11-1　美国 APS 推荐的急性疼痛管理质量评价体系

质量指标	测量标准
过程（疼痛评估和治疗）	
1. 用数字评估法（如1～10）或描述法（如轻—中—重度）记录疼痛强度。	1. 被抽查的病历中是否有关于患者疼痛状况的记录？ 2. 在有患者疼痛状况记录的病历中，是否应用数字评估法（如1～10）或描述法（如轻—中—重度）记录疼痛强度？
2. 按照一定间隔时间频繁地记录疼痛强度。	3. 在接受检查的24h中，护士总共（应用数字法或描述法）记录了多少次疼痛强度？
3. 疼痛以非肌内注射的方式得到治疗。	4. 接受镇痛药物肌内注射患者的百分比。
4. 通过定时应用止痛药物的方式治疗疼痛，而且在可能的时候应用多模式镇痛疗法（如联合使用区域或局部镇痛疗法，联合应用非阿片类药物、阿片类药物、辅助镇痛药物以及非药物镇痛措施）。	5. 患者仅接受非阿片类药物镇痛的百分比、仅接受阿片类药物镇痛的百分比、仅接受区域阻滞镇痛的百分比以及接受多模式镇痛疗法（联合非阿片类药物、阿片类药物和区域阻滞技术等各种不同疗法）的百分比。 6. 接受盐酸哌替啶针镇痛患者的百分比。 7. 对患者的提问： （1）除了止痛药物，您是否还接受了其他非药物镇痛措施？ （2）如果回答是，请指出所有采用的方法，如放松、冥思、热敷、冷敷、深呼吸、行走、想象、视觉化、其他：_____。

续表

质量指标	测量标准

结果

5.疼痛被预防或控制在不影响患者功能状态或生活质量的程度。

对患者的提问：

8.请应用疼痛评估标尺(0～10)指出在第1个24h经历的疼痛最剧烈程度。

9.请应用疼痛评估标尺(0～10)指出在第1个24h经历的疼痛最轻程度。

10.在术后24h中,经历中、重度疼痛的频度?
①一直;②频繁;③经常;④偶尔;⑤从未

11.在术后24h中,疼痛对活动、情绪和睡眠的影响怎样(以0～10表示)?

6.患者已被充分告知疼痛管理的信息或充分具有了疼痛管理的知识。

对患者的提问：

12.请对医院所提供的关于疼痛和镇痛方法选择信息的充分程度进行评价：
①太少;②一般;③好;④非常好;⑤极好

摘自:童莺歌,刘敏君,刘冬华,等.5所三级医院术后疼痛管理质量评价分析[J].中华医院管理杂志,2013,29(1):24-28.

(三)美国护理质量指标国家数据库(NDNQI)

早在1994年美国护士学会(American Nurses Association,ANA)就提炼出10项敏感性质量指标以评价护理质量,其中只有"患者疼痛管理满意度"1项指标涉及疼痛管理质量评价。1998年,ANA成立NDNQI,作为美国唯一的国家级护理质量指标数据库,为医疗机构提供通用的护理质量评价指标。目前,NDNQI的护理质量评价指标中涉及疼痛管理的仍仅为1项。NDNQI与APS相似,将"患者疼痛管理满意度"这项结果性指标改为"疼痛评估—干预—再评估循环"这一过程性指标,更加注重了对疼痛护理过程质量的监测。

二、国内有关疼痛管理质量评价的标准

我国疼痛医学起步较晚,直至2011年,国家卫生行政部门才颁布疼痛管理质量评审标准,分别为《癌痛规范化治疗示范病房评审标准》和《三级综合医院评审标准(2011年版)》。文献检索未见我国医疗学术机构或地方行政部门出台的疼痛管理质量评价标准,但有学者尝试自行创建了癌痛规范化治疗和护理的质量指标体系,不过均局限在研究所在医院的小范围应用。

(一)《癌痛规范化治疗示范病房评审标准》

2011年起,卫生部在全国开展"癌痛规范化治疗示范病房"创建活动,初步构建出癌性疼痛管理评审标准。该标准具体从癌痛治疗相关科室的组织结构、医务人员疼痛评估情况、癌痛的规范化治疗、患者宣教及知情同意告知4个方面入手进行评审。

(1)组织结构方面,该标准重点检查医务人员的配备和素质,床旁是否配备疼痛评分表,体温单中是否有疼痛护理单,科室是否配备纳洛酮等阿片类药物中毒的解救药物,医院是否建有麻醉药品和精神药品的规范化管理制度、癌痛规范化诊疗流程和疑难复杂癌痛患者会诊制度、医务人员培训制度、患者宣教及随访等规章制度,是否设有创建"癌痛病房"活动公示栏。

（2）在疼痛评估方面，该标准规定医院对门诊癌痛患者疼痛评估率≥95%，对癌痛患者疼痛动态评估率≥90%，并重点检查"全面动态的评估原则"是否在入院评估、持续评估和干预后再评估环节中得到落实。

（3）在疼痛治疗方面，该标准要求医院对癌痛患者的规范化诊疗率≥80%，治疗有效率≥75%，对出院1周内患者的随访率≥70%，并重点检查医院是否按流程对患者进行规范化诊疗并实施个体化治疗。

（4）在患者宣教及知情同意告知方面，该标准要求被检查科室每季度至少开展一次宣教讲座或科普培训，并检查医院是否通过发放患者宣教手册、建立宣教栏等方式提高患者对癌痛治疗的认知度和用药依从性。

（二）《三级综合医院评审标准（2011 年版）》

2011 年，卫生部出台的《三级综合医院评审标准（2011 年版）》首次将"疼痛治疗管理与持续改进"列入评审标准。该标准从"医院是否建有卫生行政部门规定的诊疗科目及医师资质、疼痛服务范围是否符合规定""是否建立了疼痛评估、疗效评估、追踪访谈等相关制度并规范开展诊疗活动""是否落实了患者宣教及知情同意告知""是否有疼痛治疗常见并发症的预防规范与风险防范程序，及是否对医务人员开展了相关培训""是否有质量与安全管理团队定期评价疼痛诊疗质量以促进持续改进"5 个方面展开评审。

该评审标准将原来的分数制变为国际公认的根据质量管理 PDCA（Plan，Do，Check，Action）原理确定的 A、B、C、D 4 个等级，改变了原来检查错了就扣分的方法，通过评审告诉医院怎么才能做得更好，强调了质量监控和持续改进。

三、5 项评审标准在我国的应用情况及对我国医院的启示

（一）5 项评审标准在我国的应用情况

文献检索可见，上述 5 项评审标准中，JCI 评审标准和《癌痛规范化治疗示范病房评审标准》在我国应用较广。JCI 评审标准适用于指导整个医院、多环节的疼痛管理质量改进工作及进行效果评价。如湖南省肿瘤医院基于 JCI 评审标准，从完善肿瘤患者疼痛管理制度、医务人员疼痛管理知识的规范化培训、患者疼痛评估、记录及宣教、疼痛管理质量改进等多方面着手，形成了一套疼痛管理方法，并从护士疼痛管理理论知识水平、疼痛护理记录单合格率和护士对使用疼痛护理记录单的满意度 3 方面评价实施效果。

《癌痛规范化治疗示范病房评审标准》更多地是在肿瘤科病区得到了应用。如陕西省人民医院通过建立疼痛管理制度和疼痛评估—镇痛—宣教的管理程序、成立疼痛管理小组、培训医务人员等措施对癌痛患者实施规范化管理，对癌痛病房和普通病房癌痛患者的疼痛管理效果及生活质量进行了比较。新乡医学院第三附属医院由具备一定资质的疼痛专科医务人员对癌痛患者进行全面动态评估并不断调整用药，同时对癌痛治疗效果和患者对医护质量的满意度进行了调查。这两家医院均采用了《癌痛规范化治疗示范病房评审标准》，但前者侧重于建立疼痛管理的相关制度和程序，后者侧重于开展全面动态评估。

APS 评价体系在我国医院的术后疼痛管理质量评价中得到了应用。童莺歌等运用 APS 评价体系，对 5 所三级医院的术后疼痛管理质量的调查发现，开展急性疼痛服务的医院在"过程"和"结果"方面均优于未开展急性疼痛服务的医院，建议医院以 APS 评价体系为指导，完善术后疼痛的评估和治疗环节。

NDNQI 评价指标在疼痛护理质量评价中得到了应用。汤磊雯等借鉴 NDNQI 系统,建立了疼痛评估指标,要求对于疼痛评分＞4 分的患者,护士须按评估—干预—再评估的循环进行评估并记录。该指标在医院实施后,相关基准值较实施前得到改善。

未见应用《三级综合医院评审标准(2011 年版)》中疼痛管理质量标准指导疼痛实践的文献报道,这可能是因为疼痛管理质量衡量标准仅是《三级综合医院评审标准(2011 年版)》众多标准中的一小部分,且该指标于 2011 年推出,因而缺乏相关研究。

(二)对我国医院的启示

疼痛管理质量评价在医院疼痛管理中起着举足轻重的作用,它不仅是医院评价疼痛管理质量的试金石,更是医院完善疼痛管理质量的指明灯。当前,虽然越来越多的医院开始重视疼痛管理,但很多医院在如何提高疼痛管理质量上存在困惑。因而,选取恰当的标准评价医院疼痛管理质量,并指导持续质量改进的开展就显得尤为重要。

1.医院要选取适当的疼痛管理质量评价标准

由于疼痛管理具有多学科合作,注重评估、治疗、患者宣教,疼痛治疗结果与患者的功能状态相关等特点,美国学者 Gordon D B 推荐使用"结构—过程—结果"模式指导医院疼痛管理质量评价的开展。结构即医疗环境属性,包括开展医疗服务所需的组织架构、物力和人力资源配备等。过程描述的是如何将结构属性运用到实践中,即患者接受的直接或间接的医疗护理及其他补充性服务。结果即过程所带来的结局表现,目的是评价医疗服务的实施结果。

由于目前缺乏对"结构—过程—结果"要素作出全面规定的疼痛管理质量评价标准,而上述 5 项评审标准又各有侧重,适用情境也不尽相同,此外,国内外社会经济环境以及医疗卫生模式又存在差异,故医院在选择疼痛管理质量评审标准时须结合医院实际,如诊疗范畴、疼痛管理现状、质量改进需求等,以"结构—过程—结果"模式为指导,选择适合本医院的评审标准。

2.医院需明确疼痛管理的结构要素,并加强过程要素建设及重视结果要素

首先,医院需明确疼痛管理的结构要素,可从疼痛评估、治疗、记录、患者宣教和知情同意告知等环节入手,制定并完善疼痛管理相关规章制度,建立疼痛管理流程,明确医务人员工作职责,按诊疗范畴配置镇痛治疗所需的药品和设备,确保疼痛管理有序进行。此外,医务人员在疼痛管理中起关键作用,但目前我国医务人员普遍缺乏疼痛管理知识且对疼痛管理的认识存在误区。因此,医院应建立疼痛知识规范培训体系,分层次对全院医务人员进行理论和实践方面的培训及考核,并对培训内容、方式、频度及考核作出详细的规定。

此外,研究表明过程质量较结构质量对疼痛管理结果质量的影响更大,过程质量的优劣直接影响疼痛管理的结果。因此,医院亟须加强对疼痛管理过程要素的建设,确保落实规章制度和流程,完善疼痛评估、治疗、患者宣教等每一个环节。建议医院成立由相关科室医务人员共同组成的疼痛管理质控小组,以评价指标为指导,持续监控疼痛管理各项规章制度的落实情况及疼痛评估、治疗、患者宣教等各个过程环节的质量。对存在问题的环节,应积极采取应对与防范措施,通过持续质量改进,不断提高疼痛管理质量。

再者,我国医院在进行术后疼痛等急性疼痛管理质量改进时,可借鉴 APS 评价体系,定期调查患者的疼痛控制情况及其对疼痛信息的了解程度,以便及时了解疼痛管理的"结果"是否理想。

(童莺歌、陈佳佳)

第二节 疼痛管理中的常见障碍

【案例导入 11-1】

王某,女,55 岁,腹腔镜下胃全切手术后第 1 天,PCA 静脉镇痛泵使用中,因疼痛严重影响有效深呼吸及咳嗽。护士查房时发现患者对 PCA 泵的使用存在顾虑,该患者认为止痛药会影响手术切口愈合,造成术后排气延迟,甚至会因成瘾造成延误出院。

如果你是该患者的责任护士,你认为这位患者的顾虑是否正确? 该如何解答这位患者的疑问?

多项调查表明,疼痛管理中的障碍来自医疗机构、医务人员和患者三个方面,这些障碍影响了疼痛管理的质量。

一、医疗机构方面的障碍

(一)规范化疼痛管理的治疗指南尚未构建,医院疼痛管理制度欠完善

国内外多家医院已将疼痛纳入第五项生命体征,并以疼痛控制指南为指导,制定了相应的疼痛管理标准。与国外相比,我国疼痛管理的实施标准在国家和学科层面上的要求还相对宽泛,有待完善。在我国,疼痛医学自 2007 年才成为单独学科,起步较晚。随着卫生部对癌痛规范化治疗的倡导,癌症疼痛的治疗和护理逐渐受到各家医院的重视。近年来,国内有关疼痛治疗的药物与措施已全面应用于临床,但仍未构建规范化疼痛管理的标准,医院疼痛管理存在较多薄弱环节,未缓解的疼痛仍普遍存在。较多研究表明目前国内不同医院疼痛护理管理工作差异较大,疼痛护理管理工作亟待规范。

有效的疼痛管理需要多学科合作,由医院制定统一的管理制度才能真正让每位患者享受到同质的、连续的疼痛管理服务。医院需明确各科室的疼痛管理职责,尤其是在一些重要节点的疼痛控制的责任归属问题上。2014 年,由北京大学人民医院张海燕牵头的全国 40 家医院疼痛管理现状调查中发现,建立疼痛相关制度和流程的仅有 23 家(57.5%)。缺乏全院性适用的疼痛管理制度,会造成各科室对疼痛管理职责的不明确。有研究表明仍有相当多的患者术后疼痛没有得到有效缓解,近 75% 的手术患者存在明显的疼痛。术后镇痛质量不高主要是由于传统药物和治疗方法没得到正确应用或管理不当所致。医院药剂科在防范麻醉性镇痛药品滥用给人体带来的危害中起着重要的作用,要确保处方的药物与实际发出药物的数量互相符合,监管剩余阿片类药物的处理,如针剂安瓿的销毁等。麻醉性镇痛药品因监管要求较高,故取用流程会较其他药物复杂,从某种程度上也会延迟给药的及时性。不同等级医院药剂科的操作流程及备用的镇痛药物差异较大,可供选择的疼痛药物种类不同,故疼痛管理中的变异系数较大。

有证据表明,急性疼痛服务(Acute Pain Service,APS)组织的成立,使医护人员能够应

用循证医学的方法进行疼痛管理,不但减少疼痛管理中的变异,而且使镇痛措施的选择更加广泛和灵活。APS 作为一种系统化的管理模式而被许多医院采用,规范疼痛管理,改善了镇痛效果,增加了患者满意度。我国的 APS 管理模式在各家医院的开展尚在起步阶段,尚未广泛推广。各家医院提供的疼痛诊疗范围及服务水平参差不齐可使医院难以按照指南提供疼痛治疗服务;关于疼痛管理知识的及时更新也难以保障。

(二)疼痛管理质控的障碍因素

我国疼痛医学起步较晚。2011 年,卫生部出台的《三级综合医院评审标准(2011 年版)》中首次将"疼痛治疗管理与持续改进"列入评审标准,但未就医院疼痛管理的制度作出具体要求,疼痛治疗管理与持续改进的细则也较为宽泛。文献检索未见我国医疗学术机构或地方行政部门出台的疼痛管理质量评价标准,但有学者尝试自行创建了癌痛规范化治疗和护理的质量指标体系,不过均局限在研究所在医院的小范围应用。国内衡量疼痛管理质量的评价体系有待完善,故大部分医院管理中也未将疼痛管理质量与绩效考核挂钩。目前国内权威性医院疼痛管理质量评价指标体系尚未构建,疼痛管理质量评审的具体细则尚未落实。而遵照权威评审标准开展疼痛管理质量评价是医院完善疼痛管理及开展持续质量改进的前提和必要条件。

目前,医院管理者对疼痛管理日渐重视,国内也有学者借鉴美国护理质量指标国家数据库系统,建立护理质量敏感指标体系,疼痛评估是其中一项指标,但该体系只在部分医院进行监测管理并未推广至全国。

二、与医护人员相关的障碍

(一)与医学院校及医院在职继续教育相关的疼痛管理培训的障碍

目前国内尚未在各医学院校全面开设疼痛护理学课程,仅少数院校(如第二军医大学及杭州师范大学)开设了疼痛护理选修课程。目前,国内除麻醉医生外的医护人员所获得的疼痛管理知识大部分来自在职继续教育。护士在校学习阶段对疼痛知识的学习较少,疼痛知识为非必修课程。在职期间疼痛管理知识相关培训效果取决于医院管理层对疼痛管理的重视程度。有研究表明,工作后是否接受疼痛管理知识教育是影响护士术后疼痛管理水平的主要因素之一。因此,不同科室理念及科室文化、护理人员的工作年限长短、学历的高低、工作环境中是否有学习氛围和平台,将影响护士的疼痛管理水平及患者的疼痛管理及生活质量。有研究调查了全国 40 家三甲医院,发现在新员工的入职培训和护士继续教育中纳入了疼痛护理相关内容的医院仅有 25 家(62.5%)。目前我国尚未建立疼痛专科护士的培养标准,卫生行政机构或国家层面的疼痛护理专业学术机构组织也未开设疼痛专科护士培养项目。再者,我国还缺乏统一的疼痛专科护士培训教材,建议卫生行政部门或学术团体组织专家编写适用的统编教材。

(二)医护人员镇痛药物药理知识匮乏

在临床工作中有医务人员认为使用吗啡会加速患者的死亡,还有医务人员认为哌替啶是治疗中、重度疼痛的首选药物。这些都是其自身疼痛管理知识匮乏的表现。医护人员须充分具备疼痛管理知识(包括正确多维度的疼痛评估、较丰富的镇痛药物作用机制等)、实施及维护复杂镇痛技术(如多模式镇痛及 PCA 技术等)的能力。

当使用阿片类药物的患者出现头晕恶心等主诉时,医务人员通常会考虑为阿片类药物导致,因而直接停用阿片类药物。术后出现恶心呕吐的原因有很多,如患者术后首次起床因体位性低血压导致脑供血不足,患者为恶心呕吐的高危人群等。一些患者的自身因素(如性别、是否吸烟和有无使用阿片类药物后恶心呕吐病史等)、麻醉方式和麻醉药以及手术部位等均可成为术后恶心呕吐的高危因素。因此,面对术后患者出现恶心呕吐不能只想到是阿片类药物引起的,应该具体问题具体分析,找到病因,给予针对性处理。医护人员应全面掌握镇痛药物的作用机制,提前鉴别恶心呕吐高危人群并提前干预防范相关副作用的发生。医护人员错误地认为阿片类止痛药的副作用大,因此只能用于严重急性发作的疼痛;事实上,使用任何一种药物都有潜在的危险,阿片类止痛药潜在的严重副作用不妨碍它们的使用。

阿片类止痛药最危险的副作用是镇静过度导致呼吸抑制,但是治疗疼痛时,只要其剂量适当,一般都不会产生呼吸抑制,这是因为疼痛本身对阿片类药物的呼吸抑制作用具有拮抗性。只要药物的副反应能及时得到观察和评估,阿片类药物照样也可以被安全地用于老年人和儿童等高危人群,并且可以通过调整剂量和间隔时间来避免副反应的发生。故对于老年人及儿童等高危人群在进行镇痛治疗时尽量避免使用阿片类药物这一观念也是错误的。以上情况的出现,是因为医护人员镇痛药物药理知识的匮乏,导致对疼痛管理存在误区。

(三)医护人员对疼痛管理的认识存在误区

目前,我国医务人员普遍缺乏疼痛管理知识且对疼痛管理的认识存在误区。目前国内仅少部分医院已建立疼痛知识规范培训系统;未常规开展疼痛知识培训的医院,因疼痛相关在职教育缺乏连贯性及无法及时更新,会造成医务人员疼痛管理知识的缺乏或知识体系陈旧。

疼痛是一种与组织损伤或潜在组织损伤相关的感觉、情感、认知和社会维度的痛苦体验。因此,患者的主观感受是疼痛评估的重要组成部分,护士要尊重患者的主诉。医护人员需要尊重患者的疼痛主观体验,如实记录患者的疼痛反应。对接受手术的患者而言,医务人员能够对其进行疼痛知识的宣教及心理疏导,并能正确掌握镇痛药物的使用时机及适应证,会使患者出现严重疼痛程度的概率明显减少,促进机体康复。目前,医院的疼痛管理模式已从单独以麻醉医生为主体、医护合作的模式转向以护士为主体的模式,护士被视作疼痛管理的基石。在我国,护士大多数被动地执行医生的医嘱,向医生反映患者的病情变化和患者的疼痛状况,能否及时控制疼痛取决于是否能及时联系到医生及镇痛药物的可及性。但也有研究表明,护士是疼痛的主要评估者、止痛措施的具体落实者,是其他专业人员的协助者,同时也是患者家属的教育者和指导者。

临床上会遇见疼痛患者因各种原因否认其疼痛或者拒绝使用止痛药物,但医护人员从医学观察的角度表明患者此时的确存在疼痛。在这种情况下,首先医护人员须和患者进行一些有效的交流沟通,当然要避免谈及患者否认疼痛的原因,尽量能寻找到解决的办法。正确耐心沟通告知患者控制疼痛的重要性,而并非因患者拒绝而忽略疼痛治疗计划的落实。其次有研究表明,临床医生认为患者疼痛时会出现跛行、皱眉等行为,而不是微笑等行为。如果患者在向医生报告疼痛时面带微笑,那医生就会认为其疼痛控制得较好。因此,医生往往根据"患者是否表现出疼痛行为"来确定治疗方案,而不是基于疼痛的严重程度。这样会误解患者的疼痛行为,甚至有医生会认为疼痛主诉较多的患者是软弱的表现。最后,临床实践中医护人员在疼痛的评估上仍然会受到自身偏见的影响,如患者的性别、年龄、情绪等因素。在疼痛评估工具的使用上,国内缺乏针对不同人群使用不同疼痛评估量表效果对比的相关研究,关于疼痛评估量表的使用与适用条件也尚未有统一规定。疼痛是患者主观感受的反映,全面的疼痛评估不仅包括患者的疼痛病史,还包括患者一般心理状态、对疼痛的耐受程度,以及疼痛的性质、持续时间、疼痛的程度等。

当患者疼痛控制不佳时,患者可能会开始改变他们的行为,并试图说服医生以得到更好的治疗措施。研究发现,疼痛治疗不足易导致患者不诚实。医生会观察到,患者表现出的疼痛行为在医生和家属面前不一致。事实上,如果患者疼痛控制不足,这些怀疑和观察可能是准确的。这时,医生应该自问:"我是否忽略了患者想得到其他疼痛缓解措施的要求?患者现在是否通过改变行为,来说服我提供更好的缓解疼痛的措施?"

医护人员比较常见的错误观念总结如下:如果成年患者能入睡,能通过分散注意力来减轻疼痛,说明他的疼痛不严重;如果患者说不痛,也没有要求止痛,那么他就没有疼痛;假如小孩能睡、能玩、能分散疼痛的注意力,说明他的疼痛程度不剧烈。因而如医护人员没有掌握正确的疼痛评估技巧,会严重影响评估的结果,无法及时发现疼痛的患者,或对镇痛干预错误没有及时再评估,导致疼痛管理效果不佳。

(四)规范化疼痛知识健康教育匮乏

有研究表明,国内医院尚未全面开展住院患者的疼痛知识健康教育。为确保患者能够正确、及时和无顾虑地接受患者自控镇痛等相关镇痛技术,护士有时需要反复解释有效镇痛与术后早期康复、减少并发症的关系;告知患者镇痛技术的安全性;鼓励患者在咳嗽、体位改变、疼痛加剧等情况下正确使用 PCA 泵,鼓励患者遇到问题及时向护士反映。疼痛管理的宣教是连续的过程,要术前、术后多部门连续进行。护士需要掌握关于疼痛评估、镇痛泵使用期间的维护及不同镇痛药物副反应观察的要点等知识,给予患者正确的疼痛知识宣教。

以 PCA 为例的宣教指导工作,国内现有两种运行模式:一是有 APS 组织的医院,由 APS 中的疼痛专科护士对疼痛护理专业小组成员进行 PCA 泵相关知识的培训,再由小组成员对所在科室成员进行培训。该模式的实施效果较好。第二种运行模式是由麻醉科医生负责 PCA 泵的安装及维护,这一模式因人力匮乏及工作重心不同等原因有时难以保证有效的随访及宣教工作。

很多发达国家的医院认为良好疼痛管理与手术的成功同样重要,如果手术成功但患者始终处在剧烈的疼痛中,那么这个手术就只能算一部分成功。良好的疼痛管理离不开患者及家属的配合,术前访视中,医护人员会向患者详细介绍手术方式、术后常见并发症、有效应对策略以及常见的镇痛方法和各自优缺点,给患者自主选择的机会,让患者参与到镇痛计划的制订中,并告知患者开展康复锻炼所能获得的益处。良好的疼痛管理离不开多模式镇痛。阿片类药物或非甾体消炎药联合使用,可节约阿片类药物用量的 20%~50%,尤其是可达到患者清醒状态下的良好镇痛。治疗神经病理性疼痛常需联用抗抑郁药、抗惊厥药和神经阻滞等方法。医护人员要明白多模式镇痛的原理,当患者提出为何使用多种镇痛药物时能做好解释工作。作为疼痛管理的主体,医护人员如果健康教育相关知识匮乏,会导致对患者的疼痛教育存在误区,同样也会将错误的观念传递给患者,成为疼痛管理的障碍因素之一。

当医护人员掌握镇痛药物作用的机制,熟悉镇痛技术的风险防范时就可以给予患者正确的健康宣教。比如说患者害怕止痛药物特别是阿片类药物会影响手术切口愈合、会导致成瘾时,医护人员有义务帮助患者纠正错误的观念,以使患者能做出正确的治疗决定。患者有权利表达疼痛或者拒绝使用止痛药,但前提是患者充分了解到良好镇痛对其康复的重要性。反之,医护人员自身疼痛管理知识匮乏,就会造成疼痛治疗的误区及镇痛计划难以落实。

国内医院缺乏对复杂镇痛技术管理的知识和技能的考核机制。关于疼痛管理的宣教内容及形式相对较国外医院单一,不能满足疼痛患者宣教的需求。疼痛相关的风险防范流程未普及,在疼痛管理中出现相关副作用如无相对应的处理措施或者处理不及时,也会造成疼痛治疗计划的搁浅。

(五)安慰剂使用指征把控不严格

有研究调查了一家教学医院的 60 位医生和 39 位护士,发现大多数医生(78%)使用安慰剂,而大部分护士(82%)对安慰剂的管理不到位。安慰剂的使用有损医务人员的职业道德和伦理要求。安慰剂不能用于评估和治疗疼痛,当患者发现医生对其有所欺骗将会破坏医患之间的信任。在疼痛管理中,参与欺骗性使用安慰剂的法律和伦理责任,包括欺诈责任、医疗事故、违约和医疗过失。1997 年,美国加利福尼亚州局明确表示:"注册护士在疼痛管理中使用安慰剂不符合知情同意原则。"护士应慎重对待自己的操作行为,并遵守相关政策。故在任何情况下,安慰剂均不被推荐使用。尚无文献显示安慰剂的疼痛缓解作用有利于患者。因此,安慰剂的使用剥夺了患者选择更合适的评估或治疗方法的权利。

此外,安慰剂确实能缓解部分患者的疼痛,但原因仍知之甚少。医务人员不能因为患者在接受安慰剂治疗后报告疼痛已缓解就认为患者的疼痛是不真实的。

(刘敏君、蒋小芳)

第三节　疼痛管理中的错误观念

【案例导入 11-2】

王大爷,72 岁,文盲,因前列腺癌骨转移腰部酸胀痛 3 月余入院。护士在询问患者用药史时,患者自诉,白天走路时疼痛剧烈,仅在疼痛剧烈时服用布洛芬,能不吃药就不吃;问及患者有没有服用过阿片类药物时,患者直摇头,说那种药哪能吃,会上瘾的,而且听说吃了之后,会解不出小便,患者说自己本来就排尿困难了,就更不能吃了。

请问这位患者在疼痛的认知上存在哪些误区?你作为护士,如何对他进行宣教?

多项调查表明,在疼痛管理过程中,无论患者,还是医务人员都存在着一些错误观念,这些错误观念导致了患者的疼痛得不到及时规范的治疗。本节就疼痛管理中常见的错误观念展开分析,给出正确的观念,并提出对策。

一、有关"药物成瘾、耐受性、身体依赖"的错误观念

一项对上海市癌痛患者的调查显示:70.42%的患者担心止痛药物会成瘾,60.25%的患

者担心药物耐受。2015 年北京市一项调查显示:50％的医护人员认为阿片类药物会造成药物成瘾。可见,医务人员及患者、家属对药物成瘾、耐受性等方面均存在错误的观念。下文就"药物成瘾、耐受性、身体依赖"3 个概念及它们之间的区别做一描述。

(一)耐受性、身体依赖、药物成瘾的概念

耐受性(Tolerance)指重复剂量给药或同一类药物重复给药后,药物效应降低,有效剂量的追加可减轻或消除影响的一种常见的药理反应。镇痛药物耐受表现为镇痛作用下降,持续时间缩短,需要增加药量和(或)用药次数。

身体依赖(Physical Dependence)是一种生理现象,指长时间连续使用某些神经或精神类药物后机体出现适应状态。如果突然停药或减少给药,生理功能则会紊乱,产生不适感或出现一系列严重反应,即戒断症状,表现为烦躁不安、失眠、肌肉震颤、呕吐、腹痛、散瞳、流涎、出汗等。当患者连续使用阿片类药物 2～4 周,会出现身体依赖。戒断症状实际上指停止使用药物或减少使用剂量或使用拮抗剂占据受体后所出现的特殊心理生理症状群。为了避免戒断症状的发生,在使用阿片类药物的时候,医务人员应该做到规范用药,患者严格遵照医嘱服用药物,不得擅自增减药物的剂量及更换药物的种类;护理人员在进行阿片类药物使用知识的健康教育时,要反复向患者及家属宣教规范用药的重要性,让患者了解不规范用药的危害,提高用药的依从性;患者停用阿片类药物时,要缓慢停药,以减少或避免戒断症状的发生。

药物成瘾(Addiction)又称药物依赖(Drug Dependence),是一种受遗传、心理社会和环境因素影响的神经行为综合征,表现为个体不可控制地想要使用一种物质,即使该物质已经给个体造成了心理或社会的损害,个体仍继续使用它。阿片类药物用于疼痛治疗导致成瘾非常罕见。在一项对 1.2 万例接受阿片类药物治疗患者的大型调查中,仅发现 4 例患者发生了阿片类药物成瘾,患者出现药物成瘾的概率仅为万分之三。因此,完全没有必要因为担心药物成瘾而拒绝使用阿片类药物。长期用阿片类镇痛药进行治疗时,尤其是采用口服制剂按时给药的患者,发生药物成瘾的可能性极微。对阿片类药物产生耐受性或身体依赖并非意味着药物成瘾,也不影响继续安全使用阿片类药物镇痛。阿片类药物采用控、缓释剂型或透皮给药的方式,按时用药可以避免出现过高的峰值血药浓度,从而减少发生药物成瘾的危险。

(二)耐受性、身体依赖、药物成瘾的相互区别

人们往往把身体依赖和药物成瘾等同起来,两者其实完全不同。药物成瘾主要指不能自控的精神(心理)依赖性,患者追求用药后的欣快感,表现为不顾一切的觅药行为;而身体依赖的主要特点是停药后出现戒断综合征,患者因为出现戒断后的各种不适症状,不能忍受而重新用药。耐受性完全是一种药理效应,主要表现为原有的镇痛药物剂量无法控制患者的疼痛,必须通过增加用药次数或者增加药量才能达到原有的镇痛效果。如患者既往较长时间内口服羟考酮 20mg 疼痛控制良好,近 2 周发现疼痛控制不佳,排除疾病进展,该患者可能发生了羟考酮耐受。

二、有关安慰剂的错误观念

即使在治疗疼痛的药物得到快速发展的今天,安慰剂也仍在临床得到较多应用。但是,什么是安慰剂?安慰剂能用于患者疼痛管理中吗?我们在临床工作中要怎样利用安慰剂效

应来更好地做好患者的疼痛管理？下文就这些问题进行探讨。

（一）安慰剂的概念

安慰剂（Placebo）是一种"模拟药物"，是由葡萄糖、淀粉等没有毒副作用的物质制成，其物理特性如外观、大小、颜色、剂型、重量、味道和气味都要尽可能与试验药物相同，但不能含有试验药的有效成分。安慰剂效应是指在治疗中向患者提供安慰剂，由于患者对治疗的期望而造成症状减轻或促进病情好转，其本质是借用暗示疗法，对某些功能性疾病起到治疗作用或减轻一些器质性疾病的症状。应用安慰剂的前提是不能让患者知道所应用的安慰剂是一种没有治疗作用的"假药"，否则就不会起到治疗作用。安慰剂的暗示作用就是有意无意地让患者建立起"我将被'它'治愈"的信念，而真正起到治疗作用的就是这种强烈的信念。

（二）在疼痛管理中使用安慰剂的常见原因分析及对策

（1）在疼痛管理中使用安慰剂的主要原因是医务人员不相信患者有疼痛症状，因而使用安慰剂进行处理。产生这一错误观点的原因是部分患者接受安慰剂治疗后，主诉疼痛症状得到缓解，这样导致医务人员不相信患者在使用安慰剂前确实存在疼痛症状。因此，医务人员在处理患者疼痛时，首要条件是相信患者的疼痛主诉，这样才能对患者的疼痛实施治疗。

（2）在疼痛管理中使用安慰剂的另一原因是医务人员认为安慰剂能治疗患者的疼痛，特别是心因性疼痛。目前主要有两种假说解释安慰剂的镇痛作用：一种是传统的心理暗示作用机制，认为患者的心理期待可以影响安慰剂的效果；另一种即条件反射理论，认为安慰剂促进了脑内啡肽的释放，从而产生镇痛作用，但这两种理论的具体作用机制还有待进一步证实。

（三）正确观念及对策

安慰剂不能用于评估和治疗疼痛。这有悖于医学伦理，一旦患者发现医生对其有所欺骗，医患之间的信任关系会遭到破坏。在临床疼痛管理中，我们医务人员要在科学用药的前提下，根据患者的心理特点，努力创造条件使药物治疗成为一种良好的信息刺激，充分发挥其生理和心理效应，以使药物达到最大的镇痛效果。

三、疼痛治疗中其他常见的错误观念或误区

调查研究发现，患者对疼痛的认知较差，存在很多错误观念和误区；但最近一项调查研究显示，临床护理人员也存在疼痛管理上的误区。疼痛管理中的常见误区主要包括以下几方面：

错误观念 1：患者认为疼痛是疾病的正常过程，因而未能及时向医护人员报告疼痛。

有患者认为，疼痛只是伴随疾病出现的正常症状，是疾病的正常过程，并不把疼痛作为一种疾病来对待；很多人都以为疼痛治疗只是"治标"，只能改善症状，治疗价值不大。虽然大部分患者表示能主动汇报疼痛，但一项调查显示，仍有69.9%的患者认为对于轻、中度疼痛不需要治疗，自己可以忍受，这也是目前疼痛治疗中的一个主要障碍。部分患者认为"轻度到中度疼痛没有必要使用止痛剂"，或者"疼痛难忍时使用止痛剂，镇痛效果更好"，这些观念导致了他们未及时主动地陈述疼痛，从而延误了医护人员进行止痛治疗的最佳时机。正确理念是疼痛治疗与疾病治疗同等重要，越早治疗效果越好。

错误观念 2：患者认为止痛药在痛的时候才服用，因而未能按照治疗计划定时服药。

事实上，对于疼痛患者，及时、按时使用镇痛药才更安全有效，而且所需要的镇痛药剂量

244

也最低。按时给药,能保证体内维持有效的血药浓度,有效控制疼痛。因此患者服用止痛药物时,应该按照治疗计划,规律服用,不得擅自增减剂量。

错误观念 3:疼痛是人变老的自然结果。

疼痛是一种症状而非衰老不可避免的部分。老年患者的疼痛和任何年龄段患者的疼痛一样,需要评估、诊断和治疗。老年人更容易因为各种功能失常而出现疼痛,如关节炎、心血管疾病、骨质疏松和癌症等。此外,外伤如跌倒和髋部骨折在老年人中更常见,而这些都可能导致慢性疼痛。因此,老年患者的疼痛问题不能被忽视。

错误观念 4:假如患者能入睡,或能通过分散注意力减轻疼痛,说明患者的疼痛不剧烈。

没有疼痛的表象并不表示患者没有疼痛。患者可能已经承受了很长时间的疼痛,但患者可能因为怕麻烦医务人员或其他原因,而减少对疼痛的表述。另外,有些患者认为疼痛不能被表露出来,所以他们会采用各种方式分散自己的注意力。因此,不能以患者的行为来判定他是否有疼痛。

错误观念 5:年幼的小孩,特别是婴儿,不会觉得疼痛,婴幼儿的疼痛是没有记忆的。

越来越多的证据表明,婴儿,即使是早产儿也能感觉到疼痛,而且有一些证据说明低龄幼儿比大龄幼儿对疼痛更敏感。研究已经证实婴幼儿对疼痛是有记忆的,这些记忆会变成潜意识。如果新生儿在有创操作(如注射等)后得不到母亲应有的照顾,比如他打针时父母照顾不周,那么他就很有可能对外界产生一种情绪上的抗拒,在成长中会更多地表现为压抑、孤独和在学校中有不良行为。国外大量的研究证实,经历过一次以上创伤性经历的患儿,出现情感角色障碍、社会角色障碍、活力下降的现象比较多。正确理念是婴幼儿的疼痛是个不容忽视的问题,应该受到和成人患者同样的重视。

错误观念 6:镇痛治疗能使疼痛部分缓解即可。

镇痛治疗的目的是缓解疼痛、改善功能、提高生活质量。无痛睡眠是镇痛治疗的最低要求,理想的镇痛治疗除达此目的外,还应争取让患者达到无痛休息和无痛活动,以实现真正意义上提高患者生活质量的目标。

错误观念 7:一旦使用阿片类药物就可能终身用药。

事实上,只要疼痛得到控制,可以随时安全停用阿片类镇痛药或换用非阿片类药物。吗啡日用剂量在 30~60mg 时,突然停药一般不发生意外。但长期大剂量使用阿片类药物的患者,突然停药可能会出现戒断综合征。建议对长期大剂量用药的患者逐渐减量停药。减量时观察患者的疼痛情况以及有无腹泻等症状发生,如果 NRS 大于 3 分,或有戒断症状时,应缓慢减量。

错误观念 8:术后镇痛一定会导致肠胀气和肠蠕动恢复延迟。

导致术后肠胀气和胃肠功能恢复延迟的原因很多,阿片类药物有抑制胃肠蠕动的副作用,但不是导致术后肠胀气的主要原因,更不是唯一原因。相反,硬膜外低浓度局麻药镇痛甚至可通过抑制交感神经,促进胃肠蠕动。

错误观念 9:术后镇痛会影响伤口愈合。

目前并无术后镇痛影响伤口愈合或增加感染的临床试验结论。相反,有研究认为良好的术后镇痛可改善伤口部位的组织氧分压,促进伤口愈合,这可能与镇痛可抑制患者的应激反应,降低体内儿茶酚胺的水平,从而改善伤口部位的血液供应有关。

错误观念 10:疼痛原因不明时一定不可采取镇痛措施,以免掩盖症状。

传统的观念认为镇痛可以掩盖病理性临床症状与体征,但事实上,随机对照临床试验显示,早期给予急腹症患者阿片类药物并不影响医生对疾病的诊断。研究也显示,接受镇痛药物患者的生理变化与不用药者一致。

错误观念 11:只有终末期癌症患者才能用最大耐受剂量的阿片类镇痛药。

阿片类镇痛药的用药剂量,在不同患者之间存在较大个体差异。而且,阿片类镇痛药物的用药剂量无"天花板效应",应视患者个体而定。镇痛药物的最佳剂量应该为达到最大镇痛效果与最小不良反应之间平衡的剂量,对于非癌症患者也是如此。对于任何剧烈疼痛的患者,无论肿瘤临床分期早晚及预计生存时间长短,只要止痛治疗需要都可以使用最大耐受量(Maximal Torlerance Dose,MTD)的阿片类止痛药,以达到理想缓解疼痛的效果。

护士是疼痛患者及家属健康宣教的主要实施者。健康宣教的目的是为了纠正患者及家属关于疼痛治疗的错误观念,让那些不愿报告疼痛、害怕成瘾、担心出现难以治疗的不良反应的患者解除疑虑和担忧,确保疼痛治疗的有效性。

(羊波、董玲娜、陈易、赵云)

第四节　国内外疼痛专科护士的培养和实践

20 世纪初,医学专科化发展及医疗卫生保健发展的需求使得护士的角色向专科护士方向发展。随着护理事业的不断发展,发达国家开始对具备一定条件的护士在某一特定领域进行短期培训,使其成为具有相应能力和资质的注册护士,称为临床经验护士(Experience Nurse),之后逐渐发展为专科护士(Specialized Nurse)。专科护士指在某一专业领域具有突出表现及掌握渊博知识的特色护理人才,在预防疾病、保持健康方面具有高水准的专家型技能,其临床实践聚焦于评估、诊断及治疗个体、家庭和社区现存或潜在的健康问题。专科护士中的"专科"可以指一类人(儿童、老年人或女性)、一个问题(疼痛、创伤或应激)、一个科室(监护室、手术室或急诊科)或者一种疾病(糖尿病、肿瘤)等。美国于 20 世纪 30 年代最早提出专科护理概念并设立专科护士,之后,加拿大、英国等欧美国家在 20 世纪 60 年代也开始实施专科护士制度。

疼痛专科护士属于专科护士的一个分支,随着疼痛医学的发展而出现。疼痛专科护士在多学科的疼痛管理中起着组织、协调、实施和培训等重要作用。当患者因癌症、分娩、手术、头痛等多种原因而经历急性和慢性疼痛时,疼痛专科护士根据其掌握的知识与技能作出护理决策,并与其他医务人员合作,为患者提供全面的护理。本节就国内外的疼痛专科护士培养和实践现状展开介绍。

一、国外疼痛专科护士的认证与实践现状

(一)国外疼痛专科护士的培训和认证现状

为契合疼痛医学的发展和临床疼痛护理工作的需求,美国、德国和日本等发达国家在 21 世纪初开始了疼痛专科护士的培训和认证工作。

美国是较早开展疼痛专科护士培训和认证的国家。早在 2005 年，美国护士认证中心（American Nurses Credentialing Center，ANCC）和美国疼痛护理学会（American Society for Pain Management Nurses，ASPMN）就开展了首轮疼痛专科护士认证考试。该认证中心规定申请者需符合相关学历和资历要求，并通过计算机考试。

德国疼痛专科护士的培养和认证也走在世界前列。2004 年，德国护理质量安全网公布了疼痛护理管理专业标准。同年，德国纽伦堡大学等著名学府的临床教学部推出了培训疼痛专科护士的函授课程。德国疼痛专科护士培训由具备护士从业资格的护理人员自愿、自费参加历时 3 个月、总计 9 个专题的课程培训，以函授的形式完成学习。在完成全部学习后，学员必须参加 2 次讨论形式的口试和 1 份多项选择题形式的笔试，最后结合平时学习成绩和考试成绩评定该学员是否合格。合格者将被授予德国国家函授中心、德国护士职业联盟和德国疼痛研究协会等机构认可的结业证书。

日本于 1995 年开始实施专科护士资格认证制度。由于癌症是威胁日本国民健康的第一大死因，1998 年日本护理协会开始培养癌症疼痛专科护士。培训工作由日本护理协会批准的教育机构承担，每个办学机构需严格按照日本护理协会的规定实施专科护士教育。受教育者需达到认证基本条件并通过专科护士资格认证考试，在提出申请后，经评审委员会评审合格即可得到资格认证证书。专科护士资格认证考试包括口试及笔试环节，每年举行 1 次。日本护理协会还建立了认证护士更新制度，得到资格认证的专科护士每隔 5 年须重新认证。

（二）国外疼痛专科护士的实践现状

美国在高级护理实践方面的发展始于 19 世纪中期，现已建立较为成熟的高级护理实践体系，疼痛管理是其中的一个专科。美国"疼痛管理高级实践护士（Advanced Practice Nurse，APN）"的工作职能包括：

（1）参与并指导临床疼痛护理实践，能够及时发现并解决护理中的问题，承担咨询者的角色与职能；

（2）对临床护士的疼痛护理知识和技能进行培训；

（3）促进疼痛管理的多学科合作，承担起与其他学科专业人员协调合作的职能；

（4）完善疼痛管理的规章制度，开展质量改进工作；

（5）在实践中通过研究解决临床护理问题，开展疼痛护理的临床研究。

疼痛管理 APN 角色中包括了临床护理专家（Clinical Nurse Specialist，CNS）和执业护士（Nurse Practitioner，NP）。他们在急、慢性疼痛管理，老年、儿童等特殊人群的疼痛管理中发挥了重要作用，如在急性疼痛管理领域，疼痛管理 APN 除了能实施新的镇痛技术（如患者自控镇痛、硬膜外麻醉），为病房护士提供信息支持和技术指导等本职工作外，还在组织中扮演着联系和协调的角色，促进麻醉医生、外科医生、心理医生、药剂师和病房护士之间的联系与交流。疼痛管理 APN 的角色功能不仅局限在临床实践，还兼顾了护理教育，承担教育者、咨询者、支持者的角色功能，通过各种方式的培训、建立疼痛护理规程、推广规范化实践等途径，促进床边护士充分发挥在疼痛管理中的主体作用。

此外，在美国、日本、加拿大、澳大利亚等国家，部分疼痛管理 APN 具备开具部分疼痛相关药物的处方权，故要求其对疼痛知识掌握透彻并有着丰富的临床经验，能独立处理复杂的疼痛问题。因此，对认证者的学历、临床工作经历、培养周期要求更高，一般要求认证者具备研究生学历。

二、我国疼痛专科护士的培训和实践现状

(一)我国疼痛专科护士的培训现状

我国疼痛专科护士的培养尚处于起步阶段。目前,我国尚未建立疼痛专科护士的培养标准,卫生行政机构或国家层面的疼痛护理专业学术机构组织也未开展疼痛专科护士培养项目。

在近十年里,我国护理同行通过借鉴国外及国内其他护理领域专科护士培养的经验,结合国情和专业特点,对疼痛专科护士的培训进行了有益的探索。当前,我国开展的疼痛专科护理技能培训以医院举办的为期 2~3d 的继教班形式为主。

(二)我国疼痛专科护士的实践现状

虽然我国尚未开展疼痛专科护士的资格认证工作,业内对疼痛专科护士的角色界定也未达成共识,但有部分医院在疼痛专科护士的角色设立和实践上进行了有益的探究。根据角色的独立性与否,我国的疼痛专科护士可分为下述两类:

(1)兼职的疼痛专科护士:医院将护理单元内的疼痛护理骨干或疼痛资源护士(Pain Resource Nurse, PRN)称为疼痛专科护士。我国多数的疼痛专科护士为兼职的,他们以床边护理工作为主,在此基础上兼任本科室护士的疼痛知识培训和复杂案例的疼痛护理工作。

(2)全职的疼痛专科护士:部分医院通过院内认证的方式,设立了全职的疼痛专科护士,他们是多学科合作的急性疼痛服务(APS)组织中的重要一员,在麻醉科医生的监护下,在急性疼痛管理领域发挥作用。工作内容包括参与疼痛查房,评估患者的镇痛效果和镇痛药物副反应,遵照麻醉科医生的医嘱处理患者的疼痛问题,并对患者开展宣教;在临床工作之外,开展临床护士的疼痛护理知识培训、疼痛管理质量改进和护理科研。

【知识链接 11-1】   **疼痛资源护士(PRN)**

疼痛资源护士(PRN)指由床边护士兼任,在与其他医务人员、患者及家属的交流及传播信息的过程中,通过倡导优质疼痛护理、培训、宣教等行为,促进优质疼痛管理的护士。自1992年美国希望之城国家医疗中心开创了 PRN 角色后,PRN 角色逐渐在美国得到普及,并在加拿大、韩国等国家得到实施。国内外研究证实,设立 PRN 角色能够提高护士的疼痛管理知识水平,并促进护士在疼痛管理中发挥积极作用,是提高医院疼痛管理质量的催化剂。

(童莺歌、刘敏君、成燕)

小 结

疼痛管理质量已成为衡量医疗质量的重要标准之一,是医院核心竞争力的重要体现。本章从疼痛管理质量评审标准、疼痛管理中的常见障碍及错误观念、疼痛专科护士的培养与实践四个方面展开阐述。遵照权威评审标准开展疼痛管理质量评价是医院完善疼痛管理及开展持续质量改进的前提和必要条件。克服医院疼痛管理的障碍因素,需要卫生行政管理部门、医院和医务工作者的共同努力。医院可通过定期举办讲座的形式更新医务人员的疼痛知识和理念,护士可通过对患者及家属开展健康宣教以纠正他们错误的疼痛治疗观念。疼痛专科护士的发展在我国刚刚起步。我国可借鉴国外疼痛专科护理发展的宝贵经验,建

立与我国国情相适应的专科护士培养和实践模式。

（童莺歌）

参考文献

[1] 童莺歌,刘敏君,刘冬华,等.5所三级医院术后疼痛管理质量评价分析[J].中华医院管理杂志,2013,29(1):24-28.

[2] 杨健,柳韡,张元菊,等.国内外疼痛专科护士培训状况的研究进展[J].中华护理教育,2010,7(11):510-513.

[3] 伏鑫,郭彩霞,魏春艳,等.国内外专科护士发展现状及培养策略研究[J].中国医院管理,2014,34(9):76-77.

[4] 童莺歌,叶志弘,章彩芳,等.运用格林模式促进疼痛资源护士职业行为发展的实践[J].中华护理杂志,2013,48(4):319-322.

[5] 童莺歌,刘敏君,叶爱芬,等.以疼痛资源护士为媒介的在职疼痛护理培训[J].中国实用护理杂志,2013,29(20):28-30.

[6] 刘敏君,童莺歌,田素明,等.疼痛护理质量评价体系的研究进展[J].中国护理管理,2014,14(11):1125-1128.

[7] 宋文阁.实用临床疼痛学[M].郑州:河南科学技术出版社,2008.

[8] National Comprehensive Cancer Network. NCCN Clinical Practice Guidelines in Oncology[EB/OL].[2017-05-01]. https://www.nccn.org/professionals/default.aspx.

[9] 周玲君,邱彩锋,李雪玉,等.上海市癌痛控制现况的调查[J].解放军护理杂志,2007,24(2):25-27.

[10] 明星,赵继军.癌症患者及家属对癌性疼痛药物治疗认知的研究进展[J].护理管理杂志,2011,11(8):565-566.

[11] 谢伟乾,曾毅,韦平原,等.癌症患者对止痛药物使用认知度调查及对策[J].中国医药科学,2014,4(16):47-49.

[12] 王茹,程乐森.疼痛、安慰剂的研究进展[J].中国健康心理学杂志,2015,23(8):1273-1275.

[13] 陈佳佳,童莺歌,刘冬华.国内外5项疼痛管理质量评审标准的比较[J].护理学杂志,2016,31(11):56-60.

【练习题】

1.简述耐受性、身体依赖、药物成瘾的概念及区别。

2."当患者疼痛原因不明时,不可采取镇痛措施"这一观念是否正确？为什么？

【在线视频】

二维码 11-1　国外疼痛管理质量评审标准

二维码 11-3　疼痛管理相关障碍

二维码 11-2　国内疼痛管理质量评审标准

二维码 11-4　疼痛专科护士实践之路

参考答案

第一章　绪　论

1.答　疼痛是一种与组织损伤或潜在组织损伤相关的感觉、情感、认知和社会维度的痛苦体验。

2.答　护士是患者疼痛状态的主要评估者,是止痛措施的具体落实者,是其他专业人员的协作者,是疼痛患者及家属的教育者和指导者,是患者权益的维护者。

第二章　疼痛的解剖和生理

1.答　疼痛的传导路径如下:外周组织伤害,局部炎症激活伤害性感受器,疼痛信号经传入纤维传至脊髓背角,经脊髓丘脑束传至丘脑,再经丘脑皮质束传至大脑皮层。

2.答　疼痛分类如下:

按病程分类:急性疼痛(疼痛持续时间小于1个月)、慢性疼痛(疼痛持续时间大于3个月)。

按病理机制分类:伤害性疼痛、神经病理性疼痛和混合性疼痛。

3.答　参与疼痛外周调制的神经递质有缓激肽(BK)、前列腺素、5-羟色胺、组胺、乙酰胆碱、腺苷三磷酸、H^+、K^+、谷氨酸、P物质(SP)、钙降素基因相关肽(CGRP)、甘丙肽(galanin)、胆囊收缩素(CCK)、生长抑素(SOM)、一氧化氮(NO)、神经肽Y(NPY)、去甲肾上腺素、花生四烯酸代谢物、阿片肽、神经营养因子、血管因子、激肽类和胺类等。

4.答　急性疼痛持续存在或中枢神经系统损伤后,中枢神经系统中与痛觉形成和调制有关的离子通道和受体表达发生改变,这种改变称为病理性重塑。一旦病理性重塑达到一定程度,疼痛将不再依赖原发的外周伤害性刺激,患者会出现持久的痛觉过敏、痛觉过度和自发痛等神经病理性疼痛表现。此时,即使原来的外周伤害性刺激已经消失,疼痛仍可持续存在,并可能进行性加重。

5.答　"闸门"学说认为,疼痛发生时,伤害性信号会经A纤维(有髓鞘,较粗)和C纤维(无髓鞘,较细)传至脊髓背角,传递过程中上述两种神经纤维均发出分支与脊髓背角的胶质细胞形成突触连接。A纤维会激活胶质细胞,胶质细胞激活后可抑制疼痛信号向脊髓背角细胞的传入,类似于关闭疼痛信号传入的闸门;C纤维会抑制胶质细胞的活性,导致疼痛信号传入脊髓背角细胞,类似于打开疼痛信号传入的闸门。A纤维、C纤维与胶质细胞形成类似闸门样的结构,调控疼痛信号的传入,让疼痛信号在起到警示组织损伤作用的同时不至于长时间持续存在,从而避免了疼痛引起的过度应激反应。

第三章　疼痛评估

1.答　(1)更准确地判定疼痛特征,便于制订恰当的治疗和护理方案。(2)评价治疗过程中及治疗前后疼痛强度和其他疼痛特征的变化情况,以及时调整治疗和护理方案。(3)疼痛评估的过程也是医护人员和患者交流及开展宣教的过程。

2.答

要素	内容
基本资料	患者的性别、年龄、职业、社会文化背景、心理特征、平常对疼痛的感受及耐受程度、家族史、婚姻史、感染史、肿瘤史、手术史及用药史
疼痛部位	疼痛的原发及继发部位
疼痛性质	疼痛是什么样的,如酸痛、刺痛
疼痛强度	疼痛最剧烈的程度、最轻的程度;当前的疼痛程度、过去24h平均疼痛程度等
疼痛发生的时间特点	疼痛开始时间、持续时间、变化和节律等时间特点
疼痛的伴随症状	当疼痛发作时,是否伴随出现恶心、呕吐及其他症状
疼痛对日常生活的影响	疼痛对患者深呼吸、咳嗽、活动、行走、睡眠和康复锻炼等功能状态,及患者的工作能力、人际关系等方面是否造成影响
其他相关因素	使疼痛加剧或缓解的因素,如弯腰、焦虑、恰当的体位安置 既往疼痛发生的状况、治疗过程、采取的药物和非药物镇痛措施及效果 疼痛发生时的情绪反应及应对方法 镇痛相关知识、观念、期望值等

3.答　FLACC量表由面部表情(Facial Expression)、腿部动作(Legs)、活动(Activity)、哭闹(Crying)、安慰(Consolability)5项与疼痛行为相关的条目组成,每个条目的评分有0、1、2三个等级,总分为10分,得分越高表示疼痛越剧烈。"面部表情"条目包括下列内容:表情自然、微笑(0分)、偶尔皱眉、面部扭歪、表情淡漠(1分),下颌常颤抖或紧咬(2分);"腿部动作"条目包括下列内容:自然体位、放松(0分),紧张、不安静(1分),腿踢动或僵直不动(2分);"活动"条目包括下列内容:正常体位、活动自如(0分),局促不安、来回动(1分),身体屈曲、僵直或急剧扭转(2分);"哭闹"条目包括下列内容:无(0分),呻吟、呜咽、偶尔叫喊(1分),持续哭、哭声大、常抱怨(2分);"安慰"条目包括下列内容:舒适放松(0分)、抚慰、搂抱或对话可使其舒适(1分)、很难抚慰或使其舒适(2分)。

FLACC的分级:总分1~3分为轻度疼痛、4~6分为中度疼痛、7~10分为重度疼痛。

FLACC的适用对象:适用于0~7岁患儿手术后疼痛或其他疼痛的评估。

4.答　BPS适用于危重症患者疼痛评估。该量表只有1个行为维度,包括3个测量条目:面部表情、上肢运动和通气依从性。每个条目根据患者的反应情况分别赋予1~4分,总分为3~12分,总分越高说明患者疼痛越剧烈。"面部表情"条目包括表情放松(1分),部分紧绷(如皱眉)(2分),完全紧绷(如眼睛紧闭)(3分),面部扭曲(4分);"上肢活动"条目包括没有活动(1分),部分弯曲(2分),完全弯曲且手指弯曲(3分),持续回缩(4分);"呼吸机的顺应性"条目包括耐受呼吸机(1分)、咳嗽但耐受(2分)、人机对抗(3分)、无法控制通气(4分)。

5. 答 (1)疼痛评估工具的选择标准:具有良好的信效度,易被重复利用或被多份复制;能应用于不同文化背景的患者;患者易理解;用时短,易于评分和记录。(2)对同一名患者在整个住院过程中,使用同一种自我报告型疼痛评估工具。(3)在同一家医院范围内使用统一规定的、标准化的疼痛评估工具。同时,医护人员在向患者开展疼痛评估工具的宣教时,应使用统一的宣教用语。(4)疼痛评估应持续、动态地开展。

6. 答 由于对该患者应用 NRS 失败,宜采取适合其社会文化背景的疼痛评估方法。该患者年龄大(65岁)且文化水平低(小学文化),可考虑使用 VRS 或 R-FPRS。这两种疼痛强度评估工具的使用方法宣教如下:

(1)VRS:请在下列 6 个词语中选择一个词语表达您的疼痛程度:①无痛;②轻度痛;③中度痛;④重度痛;⑤剧痛;⑥难以忍受的痛。

(2)R-FPRS:这些面部表情代表疼痛的程度。最左边的面部表情代表无疼痛(指向最左),最右边的面部表情代表剧痛(指向最右)。因此,越靠近左边的面部表情代表疼痛越轻,越靠近右边的面部表情代表疼痛越剧烈(从左到右,逐一指着面孔)。请指出哪个面部表情最能代表您的疼痛程度。

第四章 疼痛治疗的常用药物

1. 答 解热抗炎镇痛药又名非甾体抗炎镇痛药(NSAIDs)。NSAIDs 主要通过抑制环氧化酶(COX),从而抑制花生四烯酸转化为前列腺素(PG),减少 PG 和血栓素(TXA)的合成。在炎症部位,前列腺素 I(PGI)使局部血管扩张导致组织充血肿胀,前列腺素 E(PGE)又可使局部痛觉敏化,造成炎症部位的红肿热痛症状。当 COX 酶被 NSAIDs 抑制后,PG 的合成减少,红肿热痛等症状得以改善。

2. 答 (1)胃肠道系统:胃肠道不良反应为 NSAIDs 最常见的不良反应,包括胃部不适、疼痛或胀气等,严重者出现胃溃疡、出血甚至穿孔。(2)呼吸系统:过敏反应较少见。阿司匹林和其他 NSAIDs 可导致支气管痉挛并引起哮喘发作。(3)肝肾系统:一般与剂量大小有关,剂量越大,肝肾功能损伤可能性越大。(4)心血管系统:选择性 COX-2 抑制剂可抑制 PGI_2 的合成,促进血小板聚集,加速血栓形成和动脉粥样硬化进程。(5)神经系统:少见,如头痛、头晕、失眠、眩晕等。(6)血液系统:非选择性 COX 抑制剂可抑制血小板聚集功能,影响凝血功能。(7)皮肤:偶有瘙痒、风疹,罕见致命和严重的皮肤不良反应,例如剥脱性皮炎、Stevens-Johnson 综合征(SJS)和中毒性表皮坏死溶解症(TEN)等。

3. 答 阿片类镇痛药按照镇痛作用的机制和合成来源可分为:(1)阿片生物碱,代表药吗啡、可待因和罂粟碱。(2)半合成吗啡样镇痛药,如双氢可待因、丁丙诺啡、氢吗啡酮和羟吗啡酮等。(3)合成阿片类镇痛药。依据化学结构不同可分为四类:①苯哌啶类,如芬太尼、舒芬太尼和阿芬太尼等;②二苯甲烷类,如美沙酮、右丙氧芬;③吗啡烷类,如左啡诺、布托啡诺;④苯并吗啡烷类,如喷他佐辛、非那佐辛。(4)阿片受体拮抗剂,常用的有纳洛酮和纳曲酮等。

4. 答 以下情况慎用阿片类镇痛药:(1)有药物滥用史。(2)颅内压升高。(3)低血容量性低血压。(4)胆道疾病或胰腺炎。(5)老年人。(6)严重肾衰竭。(7)严重慢性阻塞性肺疾病。(8)严重肺源性心脏病。(9)严重支气管哮喘或呼吸抑制。(10)婴幼儿。

5.答 卡马西平和加巴喷丁。

第五章　疼痛的非药物治疗

1.答 音乐疗法、心理疗法、冷疗、热疗、意象法、经皮电刺激疗法等。

2.答 (1)禁止放置于心脏起搏器的位置,尤其是永久性心脏起搏器。(2)禁止放置于颈动脉窦表面(颈部和喉部的两侧),因其可能会引起迷走神经反射而引起低血压。(3)禁止覆盖于眼睛上。(4)尽量避免放置于脑血管疾病或癫痫症患者的头部和颈部,这些患者若应用则应严密监测。(5)禁止放置于烧伤或开放性伤口之上(电极可以放置于附近)。(6)避开受损的皮肤。

3.答 冷疗的适应证:(1)继发于骨骼或神经系统病变的肌肉痉挛,如关节退行性病变、椎间盘病变、神经根刺激症状等。(2)急性但创伤不严重的疼痛,如会阴部的急性手术创伤、轻微的运动损伤。推荐在受伤后4～48h内使用。(3)外科术后疼痛,如髋关节、膝关节、肩关节、肌腱修复、骨移植或骨折术后,可防止术后疼痛或肿胀的发生。(4)关节炎发作时的僵硬关节部位,类风湿关节炎发作的急性阶段。(5)亚急性肌肉损伤治疗性锻炼阶段,尤其是运动损伤。(6)头痛、脑水肿。(7)瘙痒。

冷疗的禁忌证:(1)血液循环障碍者。常见于大面积组织受损、休克、周围血管病变、动脉硬化、糖尿病、神经病变、水肿等患者。(2)组织破损或有开放性伤口处,慢性炎症或深部的化脓病灶。(3)对冷过敏者。(4)慎用冷疗法的情况:昏迷、感觉异常、年老体弱、婴幼儿、关节疼痛、心脏病、哺乳期产妇胀奶等。(5)冷疗的禁忌部位:枕后、耳郭、阴囊处、心前区、腹部、足底。

4.答 痛症治法以症候为依据,辨证为立法的前提,立法的原则有:协调阴阳;发表攻里,越上引下;寒热温清;补虚泻实。

5.答 推拿治疗疼痛的手法有按法、揉法、摩法、推法、拿法、滚法、拍法、扳法和拔伸法。

护理应该注意:(1)推拿治疗时保持室内光线充足、空气流通、温度适宜。(2)治疗时应评估患者病情。操作者的推拿力度、间隔时间、治疗流程应根据患者的身体状况及时调整。(3)操作者手法要轻重适宜,指甲应修剪清洁,冬天须保持双手温暖。操作时一般取酒精、滑石粉之类的润滑剂为介质,并可根据患者的病情随时调节手法以增强疗效。治疗时,患者可能会抗拒治疗,操作者应耐心解释或运用其他方法吸引其注意力。手法治疗后应嘱患者注意避风,忌食生冷食物。(4)做好患者的宣教:治疗前嘱咐其排空大小便;治疗中嘱其放松身体,帮助患者摆好体位及姿势;治疗结束后,嘱患者起身动作宜慢,防止体位性低血压而致头晕等状况的发生。(5)推拿禁忌证:①皮肤疾患、皮肤破损处。②患有急性传染病、重要器官损伤严重、骨折、创伤性出血、急性外科手术的患者。③精神疾患、神志不清的患者。④孕妇、妇女月经期的腰骶部、臀部及腹部。

第六章　疼痛与心理

1.答 影响疼痛的心理社会因素包括社会文化、人格特征、情绪、经验和预期、学习和情境、注意和记忆。

（1）社会文化：不同民族、不同文化背景的个体由于受礼仪、习俗、宗教信仰、家庭环境的影响，对疼痛的感知、耐受和行为反应存在差异。

（2）人格特征：外向的人比内向的人更容易表达他们的疼痛。做事勇敢、意志坚定、自尊心强的个体对疼痛的耐受性较强。个性内向、情绪不稳定、神经质的个体对疼痛更敏感。

（3）情绪：积极愉快的情绪会减轻疼痛的敏感性和反应性；相反，焦虑、恐惧、抑郁、悲伤等消极情绪可以使疼痛的感觉增强。

（4）经验和预期：个体以往的疼痛经历和疼痛的应对经验可以影响个体对疼痛的预期，从而影响疼痛的感知和反应。如果个体对即将发生的疼痛无法预测，会导致焦虑情绪的产生，从而增加疼痛敏感性。对疼痛存在灾难化认知的个体对疼痛信号过分关注，导致个体过度警觉，加重疼痛。预期与信念有关，那些认为自己病情严重、坐以待毙的个体所经历的疼痛往往比相同受伤程度者重得多。

（5）学习和情境：疼痛行为可以通过学习获得，如儿童可以通过观察和模仿大人对其疼痛表达和疼痛行为的反应来决定维持或放弃原先的疼痛表达方式或疼痛行为，如仅在家人在场时出现疼痛行为而获得关注。不同情境下，人们对疼痛的反应不同，如运动员在运动场上负伤之后的疼痛感知并不明显，甚至对疼痛视而不见；而个体在得知自己被怀疑患胃癌以后，平日轻微的胃部不适便变为明显的疼痛并继续加剧。

（6）注意和记忆：伤害性刺激会自动吸引个体的注意，使个体产生回避反应。同时，疼痛体验也受到注意过程的调控。越是关注和注意疼痛，疼痛的感知越明显，而通过注意力转移或分散则可以不同程度地缓解疼痛。

2. 答 恐惧—回避模型是基于认知行为理论发展起来的疼痛心理干预模型，其核心是疼痛恐惧导致了患者对疼痛的不同反应和行为，其中典型的行为是"回避"和"对抗"。采取"对抗"策略的患者随着疼痛的消退而恢复身体功能和社会活动；而采取"回避"策略、对疼痛保持高度警觉的患者，因为对疼痛的恐惧而产生夸大甚至灾难化的认知，由此进一步加重疼痛和病弱状态。目前的恐惧—回避模型在早期概念的基础上拓展了疼痛知觉和体验的认知及情感结构。该模型认为，当因损伤感觉到疼痛时，个体的特质信念会决定个体在多大程度上把疼痛解释为伤害还是危险；疼痛的消极解释（如灾难化）会导致个体生理、认知和行为方面的恐惧反应；恐惧情绪增加、认知的改变会影响知觉（如注意狭窄），进一步导致灾难化的评价和回避行为。

3. 答 以操作性条件反射为理论基础的慢性疼痛管理的核心要素，包括建立行为等级，定时服药，并给予社会强化。

（1）建立行为等级，逐渐增加活动和锻炼。通过躯体评估建立患者活动的基线水平及可以耐受的水平。最初的锻炼目标要略低于患者可耐受的水平，然后根据患者的实际情况逐渐增加活动量，同时通过言语的鼓励不断强化患者的积极行为。

（2）定时给药。为打破服用药物和疼痛行为之间的联系，大多数的行为管理项目会按计划定时给予药物，而不是按需给药。因患者必须在一天中特定的时间服药，经过一段时间后，患者服药行为逐渐减少。具体的操作方法如下：首先，向患者介绍药物服用时间设置对疼痛行为管理的重要性。取得患者合作之后，设置药物摄入基线。将药物加入患者喜欢的糖浆或果汁中让其服用，然后在患者没有意识到的情况下每天减少服用剂量，直到停止服用药物。

(3)社会强化。社会强化即改变社会环境系统,通过奖励积极的行为和减少对疼痛行为的强化,达到疼痛治疗的目标。在取得患者、配偶或其他家属的理解和合作的基础上,鼓励家庭成员在患者取得进步和表现出非疼痛行为时,给予注意和赞扬等积极强化,而对呻吟、痛苦以及不活动行为不予理睬,即进行消退处理。家庭成员的行为同样需要监督和强化。

4.答 疼痛的心理干预技术包括一般心理护理技术和心理治疗技术。一般心理护理技术包括提供安静、舒适、温暖的休息、睡眠和康复环境。将患者对疼痛刺激和伴随的负性情绪转移到其他刺激上,以分散其注意力。用言语或非言语对疼痛患者进行暗示或指导患者进行自我暗示。心理治疗技术主要包括支持性心理治疗、行为治疗、认知治疗、认知行为治疗、精神分析治疗和家庭治疗等。

基于上述治疗方法,护士在帮助患者学习疼痛应对技巧时,要训练患者放松技术,教会他们制订愉快活动的计划,改变他们考虑疼痛的方式,将注意力转移到其他刺激上。教育患者疼痛和疼痛相关行为、心理和生物学方面的知识,提高患者对疼痛的认知,使其理解疼痛与心理之间的关系等,目的在于让患者相信使用一些疼痛的控制技术是必要的且可以学会的,鼓励患者重新定义自我在疼痛管理中的作用,由被动接受到主动管理,让患者学习如何控制自己的思维、情感和行为来改变不良的认知,从而减少疼痛行为,将患者取得的进步和成功归于努力的结果并给予积极强化,增加患者的自我效能和积极应对能力,同时消除对维持疼痛和减少正常活动的因素的强化,如长期的卧床行为、运动时过分保护和小心翼翼、谈论和抱怨疼痛,以及不恰当地服用止痛药物等。

5.答 (一)该案例中,还需要收集患者的以下资料:

(1)社会文化背景:了解患者的文化程度、经济状况、职业和宗教信仰等。

(2)社会支持系统:了解患者的婚姻关系、家庭关系、同事关系、朋友关系等,具体包括患者的婚姻满意度、家庭结构、患者在家庭中的角色和地位、家庭成员间的互动方式、家庭成员之间有无冲突,有没有亲密挚友,有无参加支持性社会团体等。

(3)情绪和行为:评估患者当前有无焦虑和抑郁等情绪,以及焦虑抑郁情绪的程度;进一步收集患者当前的疼痛行为和日常功能状态,包括:每天卧床的时间是多少? 如何表达疼痛? 家人对其表达疼痛的反应如何? 日常生活由谁照料? 自己能够做些什么? 是否参加兴趣活动? 疼痛有无导致睡眠和行为紊乱?

(4)对疼痛的认知、期望值、信念:询问患者早年的疼痛经历,以及周围他人对疼痛的反应、患者对当前疼痛治疗的期望值。

(5)个性特点和应对方式:了解患者的个性人格特点。患者通过何种方式应对疼痛?有哪些因素可能会导致患者疼痛行为的维持和强化?

(二)可采用下述方式收集患者的资料:

(1)观察法:护士可通过观察法了解患者的非言语信息,如患者的穿着打扮、身高、体重、面部表情、姿势体态、语音语调、行为举止,以及与医护人员的交往方式等。

(2)访谈法:护士通过深入访谈,了解患者对当前疼痛的态度和疾病体验、患者当前的情绪和感受等。

(3)个案史:从患者的健康档案、日记或从父母、配偶处了解患者的既往慢性疾病史、物质滥用史、精神疾病史,以及个人疼痛史等。

(4)借助心理测量工具进行心理社会评估:如用艾森克人格问卷了解患者的个性倾向;

用焦虑和抑郁量表评定患者当前的情绪状态；用生活事件和社会支持问卷了解患者有无应激的存在以及社会支持系统是否良好；运用医学应对方式问卷可了解患者主要的应对方式是屈服、回避还是争斗；用疼痛态度问卷来测量患者控制信念、获得支持信念、医疗救治信念、生理损伤信念、情绪信念、药物信念和失能信念等。

第七章　急性疼痛的护理

1.答　急性疼痛会给呼吸系统、循环系统、肌肉骨骼系统、消化系统、内分泌和代谢系统、免疫系统、认知功能、心理和行为等带来不利影响。此外，急性疼痛若控制不好，还可能进展为慢性疼痛。

2.答　(1)护士是患者疼痛治疗和评估权利的倡导者和维护者。(2)常规、动态地评估疼痛。(3)制订疼痛护理计划。(4)避免加重或激发疼痛的因素，提供舒适护理。(5)恰当地实施药物镇痛措施。(6)指导患者采取非药物镇痛措施。(7)患者及家属宣教。(8)做好相关记录。

3.答　评估及控制活动性疼痛，对术后早期功能活动的开展、减少手术并发症、改善手术效果和预后起到促进作用。

4.答　需同时评估呼吸状态，包括呼吸频率、幅度，呼吸是否规则及是否打鼾。具体内容见下表：

LOS 评估法分级标准

LOS 分级	临床表现
0	清醒,反应敏捷
1	有些昏昏欲睡,但容易唤醒
1S	正常入睡状态
2	频繁昏昏欲睡,容易唤醒,但不能持续处于觉醒状态
3	难以唤醒,不能处于觉醒状态

5.答　PCA 的给药途径有静脉、硬膜外、蛛网膜下腔、区域神经阻滞和皮下等。

PCA 技术参数有负荷剂量、单次给药剂量、锁定时间、最大给药剂量、持续背景输注、药液浓度、总按压次数：有效按压次数。

6.答　与阿片类药物及局部麻醉药物相关的副作用主要有镇静、呼吸抑制、恶心、呕吐、瘙痒、血压过低、心动过缓、尿潴留、局麻药毒性反应等；与硬膜外腔穿刺和置管相关的并发症有椎管内血肿、穿刺部位浅表组织感染、硬膜外腔脓肿、硬脊膜穿破后头痛等。

第八章　慢性疼痛的治疗及护理

1.答　疼痛持续时间超过 3 个月,造成急性疼痛的组织损伤或疾病已愈合或痊愈,疼痛仍然持续存在时,被称作慢性疼痛。慢性疼痛潜在的病理机制是中枢神经系统的病理性重塑。

2. 答 (1)疼痛部位：疼痛的原发部位及其他疼痛部位，有无放射性疼痛及牵扯性疼痛。

(2)疼痛性质：①神经病理性疼痛大多表现为烧灼样痛、电击样痛、穿透样痛、闪电样痛、痒刺样痛、麻刺痛、轻触痛、撕裂痛、爆裂痛、钻痛、刀刺样痛、刀割样痛、束带样痛、摩擦痛、放射痛、冷痛等。②躯体疼痛大多表现为刺痛、尖锐痛、针刺样痛、刺骨痛、钻痛、压痛、跳痛或酸痛。③内脏器官的疼痛常表现为挤压痉挛样疼痛、绞痛、尖锐痛、胀痛、牵拉痛、钝痛、游走性痛。

(3)疼痛强度：可选择视觉模拟评分量表(VAS)、词语分级量表(VRS)、数字评分量表(NRS)、脸谱疼痛评定量表(FPRS)、行为评分法等疼痛强度评估工具进行评估。

(4)疼痛发生的时间：包括疼痛的起病时间、每次疼痛发作的持续时间、变化和节律等。

(5)疼痛的诱发和缓解因素：如特殊体位、活动、受冷或受热等。

(6)疼痛的伴随症状：当疼痛出现时，是否出现恶心、呕吐等其他症状。

(7)疼痛对日常生活的影响：疼痛对活动、行走、睡眠、工作等的影响。

(8)既往的止痛治疗、效果和副反应。

3. 答 常用于慢性疼痛治疗的药物有阿片类药物、NSAIDs、抗抑郁药、抗惊厥药或抗神经病理性疼痛药物、骨骼肌松弛药、局部用药。

4. 答 伤害性或炎症性疼痛：NSAIDs、阿片类药物。神经病理性疼痛：抗惊厥药、抗抑郁药。

5. 答 慢性疼痛药物治疗的护理要点如下：

(1)用药前评估患者的状况。

(2)正确给药，及时正确执行用药医嘱。

(3)用药后疼痛的观察。

(4)药物不良反应的观察与处理。

(5)风险防范与安全管理。

(6)麻醉药品的管理。

(7)患者健康教育。

6. 答 慢性疼痛多学科联合康复治疗的主要内容如下：

(1)躯体康复治疗。

(2)运动锻炼疗法。

(3)强调增强自我管理的认知重建，自我效率提升，激发自身能动性。

(4)行为治疗(如放松疗法)。

(5)指定地点的职业康复训练。

(6)必要的药物治疗(尽可能地减少阿片类药物用量)。

7. 答 既往的研究未发现任何一种单一的疼痛治疗方法可以充分地缓解疼痛、改善躯体功能和情绪状态，因此，在慢性疼痛治疗时要坚持多学科联合治疗和多模式镇痛。

8. 答 常见的慢性疼痛的微创和介入治疗包括：

(1)针刺疗法(如"扳机点"针刺疗法、针灸疗法、小针刀疗法和密集银质针疗法等)。

(2)神经阻滞治疗、脉冲射频调制、神经毁损治疗(如连续射频、酒精、酚甘油或阿霉素等神经阻滞治疗)。

(3)脊髓或外周神经电刺激、鞘内药物输注系统、脊柱经皮椎体后凸成形术、放射性粒子植入术和脊柱椎间盘相关微创介入治疗等。

9. 答 针刺治疗术后应注意：

(1)穿刺点局部要保持干燥,可采用热敷缓解疼痛,但是如有皮下出血现象时禁止热敷。

(2)针刺治疗后可感到治疗部位酸痛和无力,一般 2～3d 后缓解,严重者可口服 NSAIDs。

(3)针对涉及肌肉行拉伸治疗,患者自行拉伸和康复锻炼,以加速症状缓解和疗效巩固。

10. 答 腹腔神经丛阻滞术后护理要点为：

(1)穿刺点的护理:穿刺毕,穿刺点消毒,贴上透明贴膜。注意观察穿刺点有无渗血、渗液。保持穿刺部位敷料干燥,一般无需更换敷贴,2d 后可揭去敷贴。

(2)ECG 和 SpO_2 持续监测 24h,1 次/h,平稳后改 1 次/4h。24h 后,血压正常后可停止监测。注意观察有无腹泻、出血、感染、气胸、脏器损伤、截瘫等症状,并做好急救准备。

(3)术后俯卧 1～1.5h,平卧 12～24h 后可起床活动。

(4)术后禁食 4～6h,饮食宜清淡,易消化,高营养,避免刺激性食物;体质较差或容量不足患者尤其应注意及时补充液体和电解质。

(5)术后动态评估并记录疼痛分值,术后 48h,1 次/4h,夜间睡眠时不评估。之后每天 1～2 次进行疼痛评估,了解 NCPB 治疗的疗效。

11. 答 鞘内药物输注系统植入术后护理要点为：

(1)病情观察:了解手术过程,监测生命体征;观察手术切口有无肿胀、渗血、血肿、感染等。

(2)一般护理:妥善固定药物输注通道外露部分,防止受压、折曲、脱落,保持管道的通畅和密闭性;嘱患者着宽松、柔软的棉质衣服,避免压迫和摩擦药物输注通道的体表皮肤。切口愈合后,腹部输液港连接针头处和蝶翼针常规每周换药一次。埋入式输注系统不可用含肝素的生理盐水冲洗,尽可能使用生理盐水溶液 0.5～1ml 进行冲洗。

(3)预防切口与椎管内感染的护理:注意体温的变化,观察腹部切口有无渗血、渗液,保持切口的清洁干燥,避免切口感染。严格执行无菌操作原则,每次加药要严格无菌操作,注入时使用精密药液过滤器,接头处用无菌透明敷贴密封防止细菌沿管道侵袭,严防椎管内感染。

(4)药物不良反应的观察及护理:使用阿片类药物后常见的并发症主要有便秘、恶心、呕吐、嗜睡、呼吸抑制、排尿困难等,在护理中要注意多观察。

第九章　癌症疼痛的护理

1. 答 调查表明,癌痛管理中的障碍主要源于医务人员,药品供应及管理,患者,家属及社会 3 个方面。医务人员方面的障碍因素有:①对癌痛及镇痛治疗工作重视不够。②对癌痛评估不足,未常规使用疼痛评估工具。③对癌痛镇痛药物及辅助用药知识不足。④在癌痛的评估和治疗上存在误区。药品供应及管理方面的障碍因素有:①镇痛药品种还不能充分满足临床需要。②患者获取阿片类镇痛药不够方便。③镇痛药品的费用较高,不少患者无法承受长期镇痛治疗的药品费用。④部分临床常用镇痛药,包括强阿片类镇痛药,未列入医疗基本用药及医疗保险基本用药范围。患者及家属在癌痛治疗上存在较多错误观念,如

因缺乏癌痛及镇痛治疗知识,担心过早使用镇痛药,今后无镇痛药可用;误认为疼痛意味着癌症已发展至晚期;误认为接受强阿片类药治疗就意味着开始吸毒及放弃抗癌治疗;认为应该忍受疼痛。

2. 答 常规评估原则、量化评估原则、全面评估原则、动态评估原则。

3. 答 口服给药、按阶梯给药、按时给药、个体化治疗、注意具体细节。

4. 答 提供舒适的休养环境、安置舒适的体位、冷热敷、推拿、针灸、经皮神经电刺激、转移注意力、放松、音乐疗法、心理治疗。

5. 答 疏泄和安慰、正确引导、死亡教育、家庭教育、家庭和社会支持。

第十章　特殊人群的疼痛护理

1. 答 (1)老年人认知和应变能力下降。随着年龄的增长,老年人反应迟缓、听力下降、理解能力差,有时较少诉说疼痛感觉,常不能清晰地描述疼痛。(2)多种疼痛性疾病同时并存。(3)对药物反应敏感:老年人组织器官功能衰退,止痛药剂量较年轻人少。(4)疼痛多源于退行性疾病:老年人的疼痛多由不可治愈的退行性疾病引起,治愈率低、复发率高。(5)疼痛与心理因素相互影响:老年人由于机体功能衰退,常感力不从心,甚至失去生活自理能力,加之躯体疼痛的折磨及孤单寂寞,常伴有焦虑、抑郁,焦虑、抑郁又可加重疼痛。

2. 答 QUEETT 是儿童疼痛评估的原则之一,包括:提问问题(Question the Child,Q),使用疼痛测评工具(Use Pain Rating Scale,U),评估行为及生理改变(Evaluate Behavioral and Physiologic Changes,E),鼓励父母参与(Encourage Parents' Involvement,E),考虑疼痛的原因(Take Cause of Pain into Account,T),干预并评价效果(Take Action and Evaluate Results,T)。

3. 答 (1)新生儿的评估:行为评估、生理指标评估、综合评估。(2)新生儿术后疼痛评估:GRIES 量表。(3)早产儿疼痛评估:PIPP。(4)婴幼儿疼痛评估工具:FLACC 量表。(5)学龄前儿童的疼痛评估工具:Wong-Baker 面部表情量表、Hester 扑克牌评分法、Eland 颜色工具评估法、5 指距评分法。

4. 答 (1)新生儿期:新生儿神经系统虽尚未发育成熟,但是痛觉传导功能发育已经完善。因缺乏良好的抑制机制,新生儿对传入的刺激会产生痛觉过敏反应。此外,新生儿不会自述,只能通过生理指标和行为指标对其进行疼痛评估。(2)婴幼儿期:18 个月的婴幼儿开始会用语言描述疼痛,医护人员虽无法完全了解婴幼儿的疼痛感受,但可以借助父母的"翻译",了解婴幼儿的疼痛程度。父母可以通过心理干预来缓解婴幼儿的紧张、恐惧和疼痛。(3)学龄前期:此期儿童可以用语言表达疼痛,然而有些儿童因为恐惧打针刻意隐瞒自己的疼痛,医护人员需对他们进行指导及教育,并让父母及家庭成员积极参与,必要时可以采取情景模拟的方式,让患儿明白干预疼痛的目的和益处。这样有助于消除患儿的恐惧,促进疼痛评估的顺利开展和疼痛的有效干预。(4)学龄期:此期儿童能够明确表达自己的疼痛程度,并能明确地描述疼痛的部位、性质、程度、持续时间。医护人员可应用心理方法和语言沟通技巧提高儿童的自我表达能力。(5)少年儿童期:此期儿童发育已经接近成人,能清晰表达自己的疼痛,并能积极配合治疗。

5. 答 (1)心理护理:积极开展孕期教育,改变孕妇"分娩必须痛"的错误认识。入院后,医护人员应态度和蔼,热情接待,主动与孕妇交谈,详细介绍产房环境并讲解临产前各种征象和发展的过程,使孕妇有安全感,消除不必要的顾虑。在分娩过程中使用握手或抚摸肩部等非语言沟通技巧分散产妇注意力,给产妇以精神支持。(2)创造温馨环境:为产妇创造温馨舒适的分娩氛围,以产妇为中心,提供全方位的优质护理,强调产妇配偶在产妇分娩中的重要性。(3)分娩镇痛的用药护理:使用镇痛药时,应科学评估产妇对镇痛药的反应及效果,全产程进行胎心电子监护,监测产妇的血压、脉搏、呼吸、血氧饱和度,严密观察产程进展及宫缩情况,一旦出现不良反应及时处理。对于镇痛泵使用者,助产士应注意观察麻醉穿刺部位有无渗出,告知产妇活动时不要牵拉镇痛泵的管道,防止导管从体内脱出。胎儿娩出后重新开启镇痛泵并追加一次给药,至伤口缝合完毕时停止镇痛泵给药。(4)非药物镇痛:在护理过程中,教会产妇减轻分娩疼痛的办法,如深呼吸法、音乐放松法、想象放松法和按摩放松法。(5)加强休息和饮食:鼓励产妇多饮水,进营养丰富、易消化饮食,让产妇在分娩间歇期充分休息,以保持体力。

第十一章　疼痛管理质量

1.答　概念:耐受性指重复剂量给药或同一类药物重复给药后,药物效应降低,但通过有效剂量的追加可减轻或消除影响的一种常见的药理反应。身体依赖是一种生理现象,指连续使用某些神经或精神类药物一段时间后机体出现适应状态。如果突然停药或减少给药,生理功能则会紊乱,产生不适感或出现一系列严重反应,即戒断症状,表现为烦躁不安、失眠、肌肉震颤、呕吐、腹痛、散瞳、流涎、出汗等。药物成瘾又称药物依赖,是一种受遗传、心理社会和环境因素影响的神经行为综合征,表现为个体不可控制地想要使用一种物质,即使该物质已经给个体造成了心理或社会的损害,个体仍想继续使用它。

区别:药物成瘾主要指不能自控的精神(心理)依赖性,患者追求用药后的欣快感,表现为不顾一切的觅药行为;而身体依赖的主要特点是停药后出现戒断综合征,患者因为不能忍受戒断后的各种不适症状重新用药。耐受性完全是一种药理效应,主要表现为原有的镇痛药物剂量无法控制患者的疼痛,必须通过增加用药次数或者增加药量才能达到原有的镇痛效果。如患者既往较长时间内口服羟考酮20mg疼痛控制良好,近2周发现疼痛控制不佳,排除疾病进展,该患者可能发生了羟考酮耐受。

2.答　该观念是错误的。传统的观念认为镇痛会掩盖病理性临床症状与体征,但事实上,随机对照临床试验显示,早期给予急腹症患者阿片类药物并不影响医生对疾病的诊断。研究也显示,接受镇痛药物治疗后,患者的生理变化与不用药者一致。

后　记

　　杭州师范大学医学院是国内最早开展护理专门化教育的学校之一，建校早期就拥有自己专门的附属医院供学生进行临床护理技能学习，这使我院护理教育自创立伊始就有着起点高、严格正规、专业系统的特点。长期以来，学院致力于优秀护理人才培养，并因此先后承担卫生部（现为国家卫生和计划生育委员会）和世界卫生组织（WHO）联合规划的中国护理教育改革项目，被列为卫生部全国护理教学改革试点单位，1995 年成为联合国计划开发署（UNDP）的护理发展项目师资培训中心，在国内外护理教育界享有很高的声誉。已为全国各省各级医疗单位输送了万余名合格的毕业生，成为各家医疗单位的护理骨干，其中有国际南丁格尔奖获得者、中央领导的保健护士。

　　为适应社会发展对护理人才的需求，强化学生综合能力和创新思维的培养，本学科专业积极更新教学理念，构建了基础护理、临床护理、人文护理和特色社会护理服务 4 个课程教学模块，组建了护理学基础、健康评估、母婴护理、儿童护理、成人护理、急救护理、危重症护理、形体训练、中医护理、康复护理等实验室，先后形成了"护理学基础""母婴护理""健康促进""老年护理""康复护理"等省市级精品课程。探索改革教学内容，加强师资队伍建设，拓展社会服务功能，2004 年成为浙江省社区护士岗位培训中心挂靠单位，2006 年获护理学硕士学位授予权，2009 年成立浙江省老年护理实训中心，同年获批杭州市特色专业建设，2010 年获批省级实验教学示范中心建设，2012 年获批浙江省重点学科建设，2015 年获批浙江省一流学科建设，从而为杭州师范大学护理学专业在全省乃至全国扩大影响力奠定了良好的基础。

　　为了鼓励教师及时更新教学内容，将最新的学科发展成果融入教材，2015 年初组织各个学科方向的一线教师编写以数字化融媒体为特色的《护理学专业创新人才培养系列教材》，并邀请了多位浙江大学的著名专家、教授和浙江大学出版社的专家进行指导，力争出版的教材能很好地反映多年来的教学和科研成果，争取出精品、出名品。现在丛书的首批教材终于付梓出版了，在此我们感谢为该丛书编写和出版付出辛勤劳动的广大教师和出版社的工作人员，并恳请读者和教材使用单位对该丛书提出批评意见和建议，以便今后进一步改正和修订。

2016 年 7 月 20 日

图书在版编目(CIP)数据

疼痛护理学 / 童莺歌,田素明主编. —杭州:浙
江大学出版社,2017.11(2024.8 重印)
ISBN 978-7-308-17537-1

Ⅰ.①疼… Ⅱ.①童… ②田… Ⅲ.① 疼痛－护理学
Ⅳ.①R473

中国版本图书馆 CIP 数据核字(2017)第 252585 号

疼痛护理学

童莺歌　田素明　主编

策划编辑	阮海潮(1020497465@qq.com)
责任编辑	阮海潮
责任校对	陈静毅　丁佳雯　王安安
封面设计	续设计
出版发行	浙江大学出版社
	(杭州市天目山路 148 号　邮政编码 310007)
	(网址:http://www.zjupress.com)
排　　版	杭州青翊图文设计有限公司
印　　刷	杭州杭新印务有限公司
开　　本	787mm×1092mm　1/16
印　　张	17.75
字　　数	443 千
版 印 次	2017 年 11 月第 1 版　2024 年 8 月第 9 次印刷
书　　号	ISBN 978-7-308-17537-1
定　　价	49.00 元

ZHEJIANG UNIVERSITY PRESS
浙江大学出版社

互联网+教育+出版

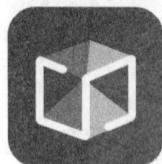

立方书

教育信息化趋势下，课堂教学的创新催生教材的创新，互联网+教育的融合创新，教材呈现全新的表现形式——教材即课堂。

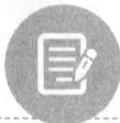 轻松备课　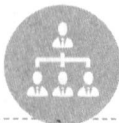 分享资源　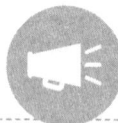 发送通知　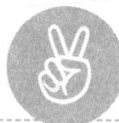 作业评测　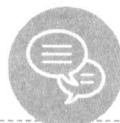 互动讨论

"一本书"带走"一个课堂"　教学改革从"扫一扫"开始

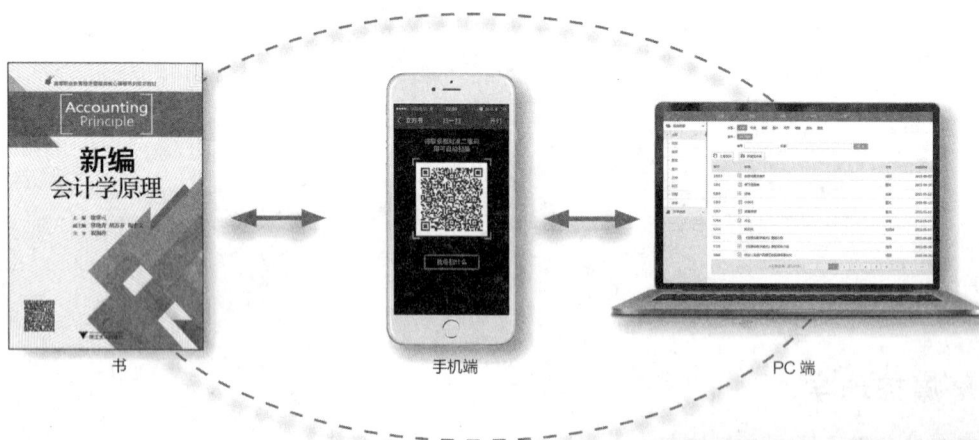

书　　　　　　　　手机端　　　　　　　　PC端

打造中国大学课堂新模式

【创新的教学体验】

开课教师可免费申请"立方书"开课，利用本书配套的资源及自己上传的资源进行教学。

【方便的班级管理】

教师可以轻松创建、管理自己的课堂，后台控制简便，可视化操作，一体化管理。

【完善的教学功能】

课程模块、资源内容随心排列，备课、开课，管理学生、发送通知、分享资源、布置和批改作业、组织讨论答疑、开展教学互动。

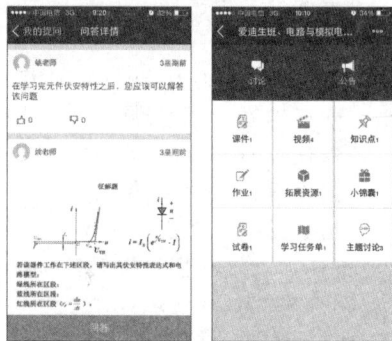

扫一扫 下载APP

教师开课流程

➡ 在APP内扫描封面二维码，申请资源

➡ 开通教师权限，登录网站

➡ 创建课堂，生成课堂二维码

➡ 学生扫码加入课堂，轻松上课

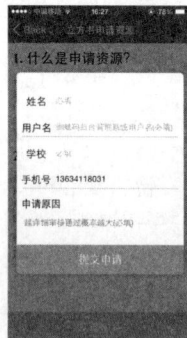

网站地址：www.lifangshu.com
技术支持：lifangshu2015@126.com；电话：0571-88273329